非常中医

历经数千年检验的人体生命医学

李时昌／著

四川科学技术出版社

图书在版编目(CIP)数据

非常中医——历经数千年检验的人体生命医学/李时昌
著.—成都:四川科学技术出版社,2011.6(2022.1重印)
ISBN 978 – 7 – 5364 – 7200 – 6

Ⅰ.①非… Ⅱ.①李… Ⅲ.①中医学:临床医学 – 经验 –
中国 – 现代 Ⅳ.①R249.7

中国版本图书馆 CIP 数据核字(2011)第 119724 号

FEICHANG ZHONGYI

非常中医
——历经数千年检验的人体生命医学

著　者　李时昌

出 品 人　程佳月
责任编辑　戴　林
版面设计　康永光
责任出版　欧晓春
出版发行　四川科学技术出版社
　　　　　成都市槐树街2号　邮政编码610031
成品尺寸　210mm×146mm
　　　　　印张10.5　　字数270千
印　　刷　成都市新都华兴印务有限公司
版　　次　2011年6月第1版
印　　次　2022年1月第3次印刷
定　　价　98.00元
ISBN 978 – 7 – 5364 – 7200 – 6

作者简介

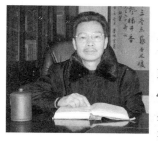

　　李时昌　1943年生,四川泸州市人,执业中医师,现任新华医疗,泸州市李时昌中医医院院长,新华医疗特聘专家、中医药顾问。幼承家学,从医40余年,20余年每日门诊逾百人,年处方量超20万剂,是典型的家传师承派著名中医。1999年曾两次婉辞外籍医学院校的出国讲学邀聘,诚守本土,植根基层,不离临床。治学倡导"人体正气中心"说,临床善用"收敛固涩法""理气理血法"治疗各科疑难怪病。诊余撰写中医论文、杂文百余篇,十余篇在省级、国家级刊物上发表。并多次由国家有关部门推荐到国际学术会议上宣读交流。1998年应中国古医籍出版社邀请任《中华名医专家创新大典》编委。医术称誉一方,医名数十年不衰。

序

  李时昌先生是巴蜀名医。悬壶济世，忽忽已近半个世纪。古人论医，推崇大医习业、大医精诚。前者是指医术，后者是指医德。高明的医术和高尚的医德，是为医者不可或缺的基本素质。时昌先生是两者融合的楷模。

  作为中医世家，时昌先生幼承庭训，耳濡目染，打下了坚实的医学基础，加之他又善于学习，广采博收而匠心独运，融以百花而自成一味，其医术在川内特别是川南口碑载道。记得上世纪 80 年代，我到泸州出差，刚巧路过他的诊所，其时已是中午，但候诊者依然是排着长龙。数十年间，时昌先生不知为多少患者解除了病痛。不少疑难重患，大医院无能为力，但在他手下却能收到回春之效。《非常中医》可称是时昌先生多年行医实践经验的总结，它的付梓，无疑会受到杏林的高度重视，是当代中医科学的一个重要成果。时昌先生又是一个医德高尚的人，慈悲为怀、济贫救困是他一贯的风格。下面一段"夫子自道"可略见一斑：

  昌，庶医也，位卑而学浅，若欲著书诲人力所不逮也。然植根临床四十余年，从未有过懈怠。见过千万病人疾苦，叹息无数医疗深渊；陪患者同流过泪，与病家共开过颜；知中医传承之苦，怀振兴中医宏愿；欲拂中医尘秽，回报养我沃土；故不自贬身份，用实效为中医扬名。

  这真是文如其人。大医精诚的情愫令人感动！就我所知，在平时，时昌先生也是一个仗义的人。别人有难，他总能慷慨襄助，广结善缘。在世风萎靡，不少人汲汲于一己私利之争的时候，这种风格是弥足珍贵的。时昌先生又是一个情感十分鲜明的人。他热爱中医，热爱民族文化。当一些人大放厥词，对中医滥施攻击之时,时昌先生如骨鲠在喉,不吐不快,对种种谬论痛加批驳,从理论和实践上令人信服地证明了中医的科学性和博大精深,以及中医在当代医学中的重要意义,读之神旺,痛快淋漓!我希望中医的反对者也读读这样的文字,以消除鄙吝的心理,多少接受一点中医文化的熏陶。

我和时昌先生是中学同学,一起度过了六年的时光。当时他就给我留下了少年才俊的印象。他曾先后任过语文和化学的科代表,文理素质兼优,还有"诗人"的雅号。但是在左风横行的年代,这样的才俊不可能得志,甚至被褫夺了高考的权利,令人扼腕。好在时昌先生化苦难为动力,百战人生,砥砺精进,终于有今天的大成,可喜可贺!自古医文同道同宗。《非常中医》的上编"人文医学·哲理医学·生命医学",既慎思明辨,又文采飞扬,融哲思、理性与激情于一炉,科学思维和文学美感相互渗透,这在同类的著作中可称发唱惊挺;下编"绿色医疗·普适医疗·特色医疗"对中医的具体阐释和医案的分析,既是经验之谈,又能独辟蹊径,并上升到理论的高度,构建了一个宽阔的中医语境。我想无论是医学工作者,还是普通读者,都能从中获益。严沧浪云,读书要取法乎上,我想《非常中医》是属于这一类书的。

时昌先生正值盛年,我谨对《非常中医》的出版表示衷心的祝贺,也希望时昌先生再接再厉,有更多更好的作品问世!

四川省文艺评论家协会主席
全 国 茅 盾 文 学 奖 评 委
国 务 院 特 殊 津 贴 获 得 者
何开四
己丑春于成都

自　序

中医学凡两千多年来即以较完整的理论体系,浩瀚的典籍记载,丰富的临床经验,长久不懈地为中华民族的繁衍昌盛作出贡献。它是国人赖以生存、不可或缺的人体生命医学,是炎黄子孙足以引为自豪的宝贵民族文化遗产。然而,中医在背负民族生息重任和自身吐故纳新、演绎完善、传承脉络的升华历程中,却还要遭受种种误解、歧视、冲击和诋毁。两千多年的沧桑浮沉,中医学的发展传承之路任重道远而又坎坷不平。

一百多年前,当列强用坚船利炮轰开中华国门后,随之涌入的外来经济、文化、宗教、医药模式刺激了民族虚无主义思想的无限膨胀,催生了尊西崇洋者对中华传统文化进行不遗余力的斗争和批判。由于中医学是中华传统文化的重要组成部分,因此,首当其冲遭到无情打击。1929 年余云岫提出《废止旧医以扫除医事卫生障碍案》,是这一时期消灭中医的典型事件。虽然最终遭到民众的强烈抗议而失败,但是,其谬误流传扭曲了几代人对中医文化内涵的认同。更让人扼腕痛心的是,极大影响了中医学的传承。

新中国成立初期,卫生部有位领导竟提出,中医是封建医学,应随封建社会的消灭而消灭。他们在搞学术政治迫害的同时,还利用行政手段实施逐步消灭中医的图谋。由于毛泽东和党中央对中医的保护,始作俑者被撤销职务,又一次动用国家行政力量消灭中医的阴谋遭到失败。

2006 年 2 月,中南大学某教授利用网络发表"告别中医中药"的万言征询意见稿,提出"废止中医药"。4 月又在《医学与哲学》2006 年第 4 期上刊出修改正文。10 月还在网络上煽动"促使中医 5 年内退出医疗体制"的言论,并发起网上万人签名"取消中医",其言论极尽污贬之词,攻击中医和国家中医政策,气焰甚嚣尘上。该教授的反中医言行,由地下转到地上,由虚拟传媒转到现实生活,由学说话题发展成社会问题。

卫生部坚决反对攻击中医的言论和做法。2006年10月10日,卫生部新闻发言人在新闻发布会上指出,"中医药既是国粹,又是我国卫生事业不可分割的组成部分,是我们的特色和优势所在。历史上中医药作出了不可磨灭的贡献,几千年来中华民族的繁衍生息依赖的就是中医药……签名活动是无知的表现,是对历史的无知,也是对中医在现实生活中发挥重要作用的无知和抹杀。"国家的严正表态和支持,使"取消中医"的闹剧再一次以失败收场。

国家对中医药的保护和支持极大地振奋了全国人民对中华传统文化及中医学的热爱。一些学者积极撰文"把脉中医药事业",揭示中医药面临的发展困境,阐述了重建中医药重大战略地位的重要性和紧迫性。内容翔实,数据准确,论证中肯,建议周全,说出了中医人的心里话,激发了大众的共鸣;有的医学泰斗,年逾古稀,心系中医,大胆建言,为中医事业的发展身先士卒;有的商业巨子,大力弘扬祖国民族文化,从产业介入,整合资源,打造国际销售渠道,为中医药走向世界领军开路;有的知识财富成功人士,愿为传统文化出力,引领学习中医新潮流。还有很多对中华文明自觉肩负责任的同胞,他们言行铿锵有力,掷地有声,同国家送来的春风一起汇成了一派祥和的振兴中医的暖流,温暖着、也叩击着每一个中医学人的心扉。

中医好在哪里?中医的特色优势在哪里?中医的文化内涵在哪里?中医的科学性在哪里?……有关中医的问题,很多人知之甚少或知之不详。正因为如此,才会有少数人兴风作浪的机会,造谣惑众的角隅。

没有亲历破茧的挣扎,便不懂生命的灿烂;没有承载沉浮与迂回,便不知汇流的浩瀚。毛泽东在《实践论》中也说:"真正亲知的是天下实践着的人。"而不是那些道听途说、一知半解的"知识里手"。门诊时也有很多病员问我:"为什么不为中医说点什么?"民众的诘问终于撞开了我沉寂已久的心扉。

昌,庶医也,位卑而学浅,若欲著书诲人力所不逮也。然植根临床四十余年,从未有过懈怠。见过千万病人疾苦,叹息无数医疗深渊;陪患者同流过泪,与病家共开过颜;知中医传承之苦,怀振兴中医宏愿;欲拂中医尘秽,回报养我沃土,故不自贬身份,用实效为中医扬名。

　　老子《道德经》曰:"道,可道,非常道;名,可名,非常名。"数千年荣辱兴衰与四十年心路感悟萌发出一条思路:医,可医,非常医……意犹未尽,已然著笔,撰成《非常中医》。拙作谨求文恳而例实,举一斑而见全豹,若能情动读者,理得认同,我自释然矣。

李时昌

戊子冬于四川泸州

目　　录

上编　人文医学·哲理医学·生命医学

引　言 …………………………………………………………… 1

第一章　中医创伤知多少 ………………………………………… 2

　第一节　远古医籍遭毁佚,医史断源三千年 ………………… 2

　第二节　古医家惨遭杀害,济世术含恨断臂 ………………… 3

　　一、挑战巫术情洒四千里 …………………………………… 3

　　二、志在济民血沃故乡土 …………………………………… 4

　第三节　近代中医多污损,百年死生留衰痕 ………………… 5

　　一、旧政当局对中医的绞杀 ………………………………… 6

　　二、新中国成立以来中医学的浮沉 ………………………… 7

　　三、当前中医事业发展中存在的问题 ……………………… 9

　　　(一)国家卫生资金偏衡投入,中医临床基地面临失落 … 9

　　　(二)教育制度西化,中医事业委顿 ……………………… 10

　　　(三)师承教育不再,脉络传承断绝 ……………………… 11

　　　(四)现行法规制约传统中医的生存 …………………… 12

第二章　中医的脊梁 …………………………………………… 15

　第一节　仁贤之士,无欲则刚 ………………………………… 16

　　一、仁布天下,血溅咸阳 …………………………………… 16

　　二、义薄千秋,血沃许昌 …………………………………… 18

　　三、德布人间,虽死犹生 …………………………………… 20

　第二节　仁德之医,富贵不移 ………………………………… 21

　　一、张仲景挂冠隐遁著《伤寒》 …………………………… 21

　　二、孙思邈屡拒帝请写《千金》 …………………………… 23

　　三、李时珍放弃科举编《本草》 …………………………… 25

　第三节　节义双全,威武不屈 ………………………………… 26

　　一、张从正重操守节不侍完颜 …………………………… 27

二、张介宾解甲从医悬壶济世 ……………… 27

三、傅青主节义双全甘居清贫 ……………… 28

第四节　社会呼唤，传统津梁 ……………… 31

第三章　中医究竟是什么 …………………… 32

第一节　中医是民族文化长城 ……………… 32

一、伟岸的历史文化典籍 …………………… 33

二、和谐的科技人文精神 …………………… 34

第二节　递给世界的科技文化名片 ………… 35

一、古圣贤谱写的不朽篇章 ………………… 37

（一）扁鹊两千年前绝巫术 ………………… 37

（二）张仲景领先千年创汉方 ……………… 37

（三）皇甫谧针灸巨著惠全球 ……………… 37

（四）葛洪传染病学领风骚 ………………… 38

（五）孙思邈科学用药早先行 ……………… 38

（六）钱乙儿科专著添贡献 ………………… 39

（七）李时珍《本草纲目》铸辉煌 …………… 39

二、中医学创新继往开来 …………………… 39

（一）誉满全球的"神针" …………………… 39

（二）非洲人民的福音 ……………………… 41

（三）非典（SARS）肆虐的克星 …………… 43

（四）艾滋病患者的希望 …………………… 45

（五）癌症病人的坦途 ……………………… 47

三、中医传递了光明 ………………………… 50

第三节　领先两千年的医学模式 …………… 51

一、西医模式曲折前行 ……………………… 52

二、中国"医道"争鸣领先 ………………… 53

三、中西模式汇流有时 ……………………… 64

第四节　成熟的人文医学科学 ……………… 69

一、医学学科的科学内涵 …………………… 70

二、中西两医的科学地位变迁 ……………… 72

（一）同是科学殿堂发光的烛 ……………… 72

（二）中西医学地位的消长 ………………… 74

三、真正意义的人文医学科学 ……………………………… 76

    （一）丰富的民族文化内涵 …………………………… 77

    （二）真正科学的人体生命医学 ……………………… 81

    （三）人文人体科学和谐构建 ………………………… 84

第四章　视角造成的盲区 …………………………………… 86

第一节　阴阳学说的来龙去脉 …………………………… 87

  一、什么是阴阳 ……………………………………… 87

  二、阴阳概念从哪里来 ……………………………… 87

  三、《周易》怎样用阴阳 ……………………………… 88

  四、道学怎样用阴阳 ………………………………… 88

  五、中医怎样用阴阳 ………………………………… 89

    （一）人体组织结构的阴阳归属 ……………………… 89

    （二）人体生理功能的阴阳依存 ……………………… 89

    （三）人体发病与阴阳的关系 ………………………… 89

    （四）四时阴阳对人体生命的影响 …………………… 90

    （五）用阴阳定四诊基础 ……………………………… 90

    （六）用阴阳定治疗原则 ……………………………… 90

    （七）用阴阳归纳中药性能 …………………………… 91

  六、仁智说阴阳 ……………………………………… 91

  七、古之贤哲用阴阳 ………………………………… 92

第二节　五行学说贯通自然规律 ………………………… 93

  一、五行特性与运动规律 …………………………… 93

    （一）五行的特性 ……………………………………… 94

    （二）五行的运动变化 ………………………………… 94

  二、五行的功能和应用 ……………………………… 96

    （一）五行学说一统自然 ……………………………… 96

    （二）为四诊提供理论依据 …………………………… 98

    （三）为临床奠定辨证论治基础 ……………………… 98

    （四）五行学说的运用法则 …………………………… 99

第三节　"气"为何物 …………………………………… 100

  一、气存在否 ………………………………………… 100

  二、"气"的概念 …………………………………… 102

    （一）大自然的物质之气 ……………………………… 103

（二）人体内的物质功能之气 ················ 103

三、气的内涵 ······························· 105

（一）气的物质特性 ······················· 105

（二）气的运动变化特性 ··················· 106

（三）人体医学理论的起点 ················· 106

第四节 浅识精神、魂魄、意志 ··············· 108

一、精气神是人体生命的基础 ··············· 109

二、精神魂魄意志的物质属性 ··············· 110

三、精气神理论的唯物性和神的物质定位 ····· 112

下篇 绿色医疗·普适医疗·特色医疗

引 言 ····································· 115

第五章 浅谈辨证施治与循证医学 ··········· 116

第一节 辨证施治的特色和精粹 ············· 117

一、辨证施治的创立和概念 ················· 117

（一）辨病与辨证 ························· 118

（二）治疗原则与常用治法 ················· 120

二、辨证的思路和特色 ····················· 126

（一）辨超越形态结构之证 ················· 126

（二）辨不能量化之证 ····················· 127

（三）辨多维变化之证 ····················· 129

第二节 初会循证医学 ····················· 130

一、浅识循证医学 ························· 130

（一）循证医学的起源与基本概念 ··········· 130

（二）循证医学的思想工作方法 ············· 130

二、中医的不足和循证医学的优势 ··········· 131

（一）怎样修复中医的不足 ················· 131

（二）循证医学的优势在什么地方 ··········· 132

三、循证医学与辨证论治的碰撞 ············· 132

（一）以人为主体作临床疗效评价 ··········· 132

（二）不能量化的指标是临床的重要指征 ····· 133

（三）"金标准"的局限性 ················· 133

（四）经验是不灭的人类工作法源泉 ………………… 133

（五）个体差异难循证 ………………………………… 134

（六）偏颇的间接评价法 ……………………………… 135

第三节　辨证论治一路走好 …………………………… 137

一、发扬特异治疗优势 …………………………………… 138

二、守住中医学的根本 …………………………………… 142

三、立足临床，植根本土，走向世界 …………………… 143

第六章　宏伟的减毒增效"工程" …………………… 145

第一节　中医减毒增效第一招 ………………………… 147

一、中药炮制的历史文化积淀 ………………………… 148

（一）战国以前的炮制文籍 …………………………… 148

（二）汉代炮制方法逐渐丰富 ………………………… 148

（三）魏晋南北朝时期炮制目的得以深化 …………… 148

（四）唐代是炮制学术发展的重要历史时段 ………… 148

（五）宋、金、元时代，炮制进一步发展 …………… 149

（六）明代炮制技术又向前发展一步 ………………… 149

（七）清代炮制传承有制未有创新 …………………… 149

（八）现代炮制的继承与创新 ………………………… 149

二、中药炮制的传统理论依据 ………………………… 149

（一）四气五味引导中药炮制 ………………………… 149

（二）升降浮沉影响中药炮制 ………………………… 150

（三）归经理论指导中药炮制 ………………………… 151

三、中药炮制的科学性 ………………………………… 151

（一）炮制对含生物碱类药物的影响 ………………… 152

（二）炮制对含苷类药物的影响 ……………………… 152

（三）炮制对含挥发油类药物的影响 ………………… 152

（四）炮制对含树脂类药物的影响 …………………… 153

（五）炮制对含有机酸类药物的影响 ………………… 153

（六）炮制对含油脂类药物的影响 …………………… 153

（七）炮制对鞣质类药物的影响 ……………………… 153

（八）炮制对含多糖类药物的影响 …………………… 153

（九）炮制对蛋白质氨基酸类药物的影响 …………… 154

（十）炮制对含无机成分药物的影响 ………………… 154

第二节　中药配方的奥秘 …………………………………… 154

一、中药配方的意义及理论依据 …………………………… 155

（一）爆发力与组装增量 …………………………………… 156

（二）性味归经与多分子多靶点 …………………………… 157

（三）整体系统论是指导配方的理论基础 ………………… 159

二、药方的内涵 ……………………………………………… 160

（一）方药组合的相关元素 ………………………………… 161

（二）方的配伍架构 ………………………………………… 170

（三）方的配伍技巧 ………………………………………… 175

第三节　打造中药制剂精品 ………………………………… 180

一、不同药性创造不同剂型 ………………………………… 181

二、疾病的复杂性导致剂型多样化 ………………………… 182

三、中药剂型简介 …………………………………………… 183

（一）液剂 …………………………………………………… 183

（二）丸剂 …………………………………………………… 183

（三）膏剂 …………………………………………………… 184

（四）散剂 …………………………………………………… 185

（五）酒剂 …………………………………………………… 185

（六）片剂 …………………………………………………… 185

（七）条剂 …………………………………………………… 185

（八）针剂 …………………………………………………… 186

第四节　中药怎样精煎细熬 ………………………………… 186

一、常规要求 ………………………………………………… 187

（一）煎药锅具 ……………………………………………… 187

（二）煎药用水 ……………………………………………… 187

（三）煎药火候 ……………………………………………… 187

（四）煎药方法 ……………………………………………… 187

二、精煎细熬 ………………………………………………… 188

（一）中药每煎一次应当熬多长时间 ……………………… 188

（二）一剂中药煎几次更好 ………………………………… 189

（三）煎药取汁时留不留残液 ……………………………… 189

（四）一剂药总煎出量多少才好 …………………………… 189

（五）一剂药怎样分服更好 ………………………………… 189

非常中医——历经数千年检验的人体生命医学

三、纠错提示 ··· 190
（一）骨胶类药物的烊化 ······························· 190
（二）骨质类药物的吞服 ······························· 190
（三）芳香类贵重药的单味吞服 ···················· 191
（四）普通药物的吞服 ··································· 191
四、病例举隅 ·· 191
第五节　服药凭着感觉走 ··· 193
一、常规服药法 ··· 194
（一）服药时间 ··· 194
（二）服药温度 ··· 194
（三）服药量次 ··· 195
（四）服药姿势 ··· 195
二、调和服药法 ··· 196
（一）药温调节 ··· 196
（二）药味调节 ··· 196
三、特殊服药法 ··· 197
（一）开关法 ··· 197
（二）偷关法 ··· 197
（三）闭关法 ··· 198
（四）障眼法 ··· 198
（五）强制法 ··· 198
（六）呕吐病人服药法 ··································· 199
（七）催吐药服用法 ····································· 199
（八）泻下药服用法 ····································· 199
四、病例举隅 ·· 200
第七章　"治未病"——积极的宏观疾病防治理念 ········ 203
第一节　治未病的基本概念 ······································ 203
第二节　治未病的理论基础 ······································ 204
一、经络是疾病的传变通道 ······························· 204
二、五行揭示五脏病邪横传 ······························· 206
三、阴阳失衡为病传机理 ···································· 206
第三节　治未病的基本内容 ······································ 208

一、未病先防 ···················· 208
　（一）调养防病 ·················· 208
　（二）摄生防病 ·················· 210
　（三）养生悖论 ·················· 211
　（四）调摄应用 ·················· 213
　（五）养生运动三大原则 ············ 216
　（六）注重卫生，避免染病 ·········· 218
　（七）妇女养生从日常做起 ·········· 218
　（八）幼儿养生从胎孕开始 ·········· 219
二、已病早治 ···················· 222
　（一）"亚健康"防治 ·············· 222
　（二）初病早治 ·················· 223
三、既病防变 ···················· 225
　（一）六经传变的防治 ············· 226
　（二）《金匮要略》病证的未病治疗 ···· 228
　（三）温病的未病治疗 ············· 229
四、瘥后调治 ···················· 231
　（一）慢性病的瘥后调治 ··········· 231
　（二）急性病的预后治疗 ··········· 232
五、治未病的特色和意义 ············ 233
　（一）超前的预防医学思想 ········· 233
　（二）高起点的医学防治理论 ······· 234
　（三）临床干预的至高境界 ········· 235
　（四）不可企及的学说高峰 ········· 235

第八章　中医的疗效优势 ········· 237
　第一节　慢性炎症的疗效优势 ······· 238
　一、现代医学治疗慢性炎症的临床简析 ·· 238
　二、中医治疗慢性炎症的辨证机理 ····· 239
　三、慢性炎症病案举隅 ············· 240
　第二节　慢性疼痛的疗效优势 ······· 241
　一、现代医学治疗慢性疼痛的临床简析 ·· 241
　二、中医治疗慢性疼痛的辩证机理 ····· 241
　三、慢性痛证病案举隅 ············· 243

（一）功能性腹泄腹痛（五更泻）治疗病例 ············· 243

（二）肢体疼痛（热痹）治疗病例 ················· 243

（三）糖尿病并发末梢神经炎（历节病）治疗病例 ······· 244

第三节　功能性失调疾病的治疗优势 ················· 245

一、现代医学治疗功能性失调疾病的临床简析 ··········· 245

二、中医治疗功能性失调疾病的辨证机理 ············· 246

三、功能失调性疾病病案举隅 ··················· 247

（一）慢性肾功能衰竭（癃闭）治疗病例 ············· 247

（二）尿失禁（遗尿症）治疗病例 ················· 248

（三）肝硬化（臌胀）治疗病例 ·················· 249

（四）原发性不孕（肾虚不孕）治疗病例 ············· 250

第四节　病毒性疾病的治疗优势 ··················· 253

一、现代医学治疗病毒性疾病的临床简析 ············· 253

二、中医治疗病毒性疾病的辨证机理 ··············· 253

三、病毒性疾病病案举隅 ····················· 254

（一）病毒性感冒（暑温风寒）治疗病例 ············· 254

（二）重症肝炎（瘟黄）治疗病例 ················· 254

（三）带状疱疹（水蛇丹）治疗病例 ··············· 255

第五节　泌尿系统疾病的治疗优势 ················· 257

一、现代医学治疗泌尿系统疾病的临床简析 ··········· 257

二、中医治疗泌尿系统疾病的辨证机理 ·············· 258

三、泌尿系统疾病病案举隅 ··················· 259

（一）急性肾功能衰竭（关格）治疗病案 ············· 259

（二）系统性红斑狼疮性肾炎（虚劳水肿）治疗病案 ······ 260

（三）肾病综合征（虚劳黄肿）治疗病案 ············· 261

第六节　血液系统疾病的治疗优势 ················· 263

一、现代医学治疗血液系统疾病的临床简析 ··········· 263

（一）针对病原的治疗措施 ···················· 264

（二）药物治疗措施 ······················· 264

（三）输血治疗措施 ······················· 265

（四）手术支持治疗措施 ····················· 265

二、中医治疗血液系统疾病的辨证机理 ·············· 265

（一）贫血类疾病的辨治 ····················· 266

（二）失血类疾病的辨治 ············ 267

（三）肿瘤、特异性疾病的辨治 ·········· 268

三、血液系统疾病病案举隅 ·········· 269

（一）急性单核细胞白血病（M5 型）（热扰动血）治疗病例 ······

··············· 270

（二）血友病（虚劳出血）治疗病例 ·········· 270

（三）再生障碍性贫血（小儿虚劳）治疗病例 ······ 271

第七节　妇科疾病的治疗优势 ·········· 273

一、现代医学治疗妇科疾病的临床简析 ······ 273

二、中医治疗妇科疾病的辨证机理 ······ 274

三、妇科疾病病案举隅 ·········· 275

（一）习惯性流产（滑胎）治疗病例 ······ 275

（二）不孕症（肾虚不育）治疗病例 ······ 276

（三）功能失调性子宫出血（血崩）治疗病例 ···· 277

第八节　高热疾病的治疗优势 ·········· 278

一、现代医学治疗高热临床简析 ······ 278

二、中医治疗高热的辨证机理 ·········· 279

三、高热病案举隅 ·············· 280

（一）流行性脑脊髓膜炎（春温发热）治疗病例 ···· 280

（二）流行性乙型脑炎（暑温发热）治疗病例 ···· 281

（三）伤寒（暑伤气血）治疗病例 ·········· 282

第九章　中医的临床作为 ·········· 285

第一节　保守疗法的中医空间 ·········· 285

一、保守治疗褒贬议 ·········· 285

二、中西外科有多大差异 ·········· 286

三、中医保守治疗病案举隅 ·········· 288

（一）误食异物治疗病例 ·········· 288

（二）肠粘连伴梗阻（肠痹）治疗病例 ·········· 289

（三）颅脑损伤（头部内伤）治疗病例 ········ 291

第二节　手术后遗留疾病的中医用武之地 ········ 293

一、手术后遗留疾病的形成 ·········· 294

二、手术后遗留疾病的中医破解之法 ······ 296

（一）祛瘀疗法 ·································· 296
（二）调气疗法 ·································· 299
（三）利水消肿疗法 ···························· 300
三、手术后遗留病证病案举隅 ···················· 301
（一）产后粘连（血胀）治疗病例 ·············· 301
（二）脑挫裂伤（头部瘀阻）治疗病例 ·········· 303
（三）前列腺术后疼痛（血淋）治疗病例 ········ 303
第三节　非手术类外科疾病的中医治疗 ············ 305
一、中医内科治疗的延伸 ························ 305
二、丰富多彩的外科病治法 ······················ 306
（一）外科内治法简介 ························ 306
（二）外科外治法简介 ························ 307
三、非手术治疗外科疾病病案举隅 ················ 309
（一）脓疱型银屑病（松皮癣）治疗病例 ········ 309
（二）慢性溃疡（臁疮）治疗病例 ·············· 310
（三）脚气感染（黄水疮）治疗病例 ············ 311
后　记 ·· 313

上　编
人文医学·哲理医学·生命医学

引　言

　　东方人用勤劳和智慧赢得了西方学者的赞叹。美国科学史专家乔治·萨顿说:"不要忘记我们的灵感多次来自东方","光明从东方来。"毛泽东说:"中国医药学是一个伟大的宝库,应当努力发掘,加以提高。"钱学森博士预测:"21世纪医学的发展方向是中医。"2007年8月美国食品药品管理局发布一份指导性文件认为,中医是一门有着完整理论和实践体系的独立科学体系。由于中医的人文、哲理、生命医学具有深刻内涵,所以受到了国人和世界的首肯。

　　本编将开启中医宝库的大门,让您亲览那蕴涵的璀璨和辉煌……

第一章　中医创伤知多少

中国医药学是世界传统医学的杰出代表,由于她具有完整的理论体系、丰富的临床实践、深厚的文化内涵和浩瀚的典籍,所以才能独别于其他传统医学而能在两千年后放射光芒。追忆往昔的辉煌,抚慰历史的旧创,借古鉴今,让我们更能珍惜今天的机遇,把中医事业发展得更好。

第一节　远古医籍遭毁佚,医史断源三千年

中医典籍是中国伟大医学宝库中的瑰宝,是历代劳动人民长期与疾病作斗争的实践积累;是几千年去粗取精,去伪存真,整理总结成的中医文化精华;是指导临床、发展中医、传承脉络的"医宗根本"。早在新石器时代,原始人就能运用砭石(石针)治病,开始从事原始医事活动。到了远古时期,"三世医学"已经有了史迹传世,并用于指导临床为古人类的健康服务。三世医学——《黄帝针灸》《素女脉诀》《神农本草经》为后世中医学的发展提供了良好开端。

公元前5～3世纪(春秋战国时期),中国历史上曾经出现了一个"诸子蜂起,百家争鸣"的文化繁荣时期。三世医学在这一时期发展成为以《黄帝内经》为代表的医经七家,计典籍二百一十六卷。从经络理论入手,运用独特的箴、石、汤、火外治人体诸疾;以《妇人婴儿方》为代表的经方十一家,计典籍二百七十四卷,从调剂处方理论用药,内治人体疾病。至此中医学的理论体系、临床体系已初步形成。

秦王朝建立后,秦始皇实行残酷专制和严刑苛法强化统治,并焚书坑儒,毁灭中华民族文化,中医远古典籍遭遇空前浩劫,三世医学及其"医经""经方"佚逸殆尽。所幸者,《黄帝内经》《神农本草经》的远古遗意偶得残存,后经古代众多医家抢救修订而成"医宗巨著",中医方有"一脉"传承。然而,最让人扼腕

痛心的是,与《黄帝内经》相并列的《黄帝外经》等医经、经方几百卷全部佚亡!

第二节 古医家惨遭杀害,济世术含恨断臂

在中国医学发展史上,曾经出现过无数卓越的医学大家。他们医术高超,医德高尚,是中华民族历史上不可多得的文化精英。他们植根民间,为病人愈疾痊疴不辞劳苦;他们勤求古训,为中医承前启后历经艰辛。他们用毕生精力去实践、研究、开拓、发展传统文化,献全部心血来积累、验证、捍卫学说尊严。他们是挑战疾病的斗士,他们是孕育文明的功臣,然而他们不能为强权所容,终于为中医事业献出了宝贵生命。

一、挑战巫术情洒四千里

公元前5~4世纪,齐国人氏、战国著名医学家扁鹊(秦越人),是我国中医发展史上一位承前启后的重要医家,是传统医学发展的千古功臣。他的医学理论成书为《难经》,既显《内经》奥义,又补《内经》未发,是中医学经典文献,与《内经》名垂千古。

临床上他首创望、闻、问、切四大诊法,建立了比较科学完整的诊断体系;治疗中他执行内、妇、儿、五官等临床分科,增强了治疗疾病的专业性;剂型方面他创造了膏、丹、丸、散、汤五大中药剂型,为发挥中药性效开拓了新的里程。他名满天下谦逊谨慎,被后世医家尊为"中医祖师"。

在上古时期,神权高于一切,巫术盛行。扁鹊为了捍卫中医的科学性和纯洁性,大胆挑战巫术,明确宣告:"信巫不信医"是疾病的"六不治"之一,并游历各国四千华里以上,行医救人,用高超医疗技术揭穿巫术治病的骗人把戏,为使中医学抛弃巫医巫术、走上科学发展道路作出了卓越贡献。

为了捍卫中医学的尊严,他不惜豁出自己的生命。当时,秦武王面部有疾,素闻扁鹊大名,急召扁鹊来治,但都受到干扰。

一天，太医令李醯会同一班文武大臣出面劝阻秦武王，提出大王之病，处于耳前眼下之要害处，扁鹊未必能治，万一出了差错，将使耳不聪，目不明，武王犹豫。这时，扁鹊听了，气急中把手中用于针刺的砭石一摔，对秦武王说：大王同我已经商量好了，却又允许一班蠢人从中捣乱，假使你治理国政也这样，那就一定会亡国！秦武王终于接受了治疗，病情化险为夷。太医令李醯自知技不如扁鹊，忌恨在心，使人暗下毒手，杀害了扁鹊。

虽然扁鹊惨遭杀害，但他却为广大人民所崇敬和爱戴，后人尊之为"神医"，并永远怀念这位中医学巨匠。为寄托哀思，人们在扁鹊庙前刻下"谁知造物者，祸福相倚伏。平生活人手，反受庸医辱。千年庙前水，犹学上池绿。再拜乞一杯，洗我胸中俗"的诗句，以表怀念之心。

巨星殒毁，万众痛心，扁鹊的过早离世，致使中国医学理论与临床实践的文史积淀和传承均蒙受了巨大的不可挽回的损失。

二、志在济民血沃故乡土

华佗，字元化，沛国谯县（今安徽亳县）人，东汉末年著名医学家。他精通中医各科，犹以外科见长，是世界上用麻醉法进行开腹手术第一人。开中医外科手术先河，是中医外科学"鼻祖"。

东汉末年的三国初期，正是军阀混战、水旱成灾、疫病流行、民不聊生的年代，人民处于水深火热之中。华佗目睹了这"出门无所见，白骨蔽平"（王粲《七哀诗》）的社会，非常痛恨罪恶多端的封建豪强，十分同情颠沛流离、饥寒交迫的受苦百姓，不慕高官厚禄，宁愿扛着金箍铃，不辞劳苦，走村下户，奔走于病人中间，为百姓解除疾苦。

奸相曹操和华佗是同乡，患头痛风疾，经很多医生治疗都不见效，久闻华佗医术高明，急召华佗医治。华佗只给他扎了一针，疼痛立止。曹操恐其病发，强留华佗在自己身边作侍医，供个人使唤。华佗气节清高,不慕功利,不愿仆侍奸相,借口回家乡采药,脱身不返。奸相投信遣使催还,华佗托妻病重不返许昌。曹操雷霆大怒,急派人调查,并令要是有所"虚诈,就逮捕治罪"。结果,华佗被抓到许昌,曹操令其为自己治病。华佗诊断后对曹操说:"丞相的病已经很严重,针灸已不奏效了,还是要服麻沸散,剖开头颅,施行手术,才能去病除根。"曹操一听,恨惧交加,勃然大怒,厉声叱斥:"头剖开了,人还能活吗?"他以华佗犯谋害之罪,把华佗关进牢房,准备斩杀。一谋士请求说:"佗方术实工,人命所悬,宜加全宥。"曹操拒绝,说:"不忧,天下当无此鼠辈耶?"下令斩杀华佗,临死前,华佗在狱中把整理好的医著文稿交给牢头说:"此可以活人。"没有想到,千金贵重之医著书稿被牢头"烧矢"。不久,华佗被奸相曹操杀害于许昌。曹操的罪孽灭绝了几千年中医外科学史料及其传承。这或许就是人们传说中的凝聚了华佗毕生心血的医学著作《青囊经》,可惜没有流传下来。中医断臂千年,外科一蹶不振,国人无不含恨,曹操实为千古罪人。

华佗被害已一千七百多年了,但人民永远怀念这位高风亮节的中医外科"鼻祖"。为纪念华佗,在沛县华祖庙有一副对联:"医者剖腹,实别开岐圣门庭,谁知狱吏庸才,致使遗书归一炬;士贵洁身,岂屑侍奸雄左右,独憾史臣曲笔,反将厌事谤千秋。"以示深切怀念。

第三节　近代中医多污损,百年死生留衰痕

政治权力对自然学科的制约性和人类社会对自然学科的依赖性,都无一例外地烙印在中医发展史上。极端的当权者虽然能凭借其禀性和自身需要去扼杀中医的发展,但是,广大人民对医疗服务的客观需求和理智选择必然要推动中医学的深入研究和传承。在中华民族的文明史上,两汉、晋唐、宋元和明清时期都曾出现过中医各家学说自由争鸣和推陈出新。在理论、治法、药物、方剂、养身、针灸和外治技术等各方面,中医药学体系日臻

完善,硕果累累,创造了历史的盛举和繁荣。

然而,近代百年,正逢中华民族内忧外患,苦难深重:国内反清浪潮风起云涌,外国列强入侵肆无忌惮。满清皇朝风雨飘摇,日薄西山;民间社会哀鸿遍野,风雨如磐。由于人们对黑暗时代的憎恨,对国力羸弱的失望,对民族文化的彷徨,对自身前程的迷惘,致使社会各阶层民族虚无主义和盲目崇洋、自贬民族文化的思潮泛滥。在洋教、西医传入的状况下,由于人们对西医的新奇和无知,以及对中医的误解和求全,致使中医在各个层面均受到莫名的歧视、排斥、污辱和迫害。

一、旧政当局对中医的绞杀

回顾近代历史,令人扼腕痛心。从清末维新运动西医逐渐传入中国开始,到中华人民共和国成立这段时期,北洋政府、民国政府的教育行政部门和卫生行政部门都一直奉行抑制中医、排斥中医、取缔中医的政策。民国政府就曾两次正式取消中医。1912年7月,北洋政府举行教育会议,参照日本学制,制定《中华民国教学新法令》,否定中医教育列入新法。1925年,北洋政府教育当局以中医"不合教育原理,未便照办"为由,废止中医纳入教育系统。1929年,中华民国政府卫生部成立,召开第一届中央卫生委员会会议。当时,没有让一个中医人员参加会议。会上余云岫提出《废止旧医以扫除医事卫生之障碍案》提案:"旧医一日不除,民众思想一日不变,新医事业一日不能向上,卫生行政一日不能进展。"余云岫的留日同学汪企张叫嚣"用行政手段,仿照日本当时取缔汉方医办法,将中医拼绝消灭。"提案一出,全国民众同中医药界同仁群情激奋,强烈抗议。这一事件,就是中国医药史上有名的"三一七"事件。提案妄图通过立法为西医在中国成为主流医学扫除障碍。这是中国近代史上毁灭民族文化、取缔消灭中医的罪恶行动纲领。1933年,南京民国政府拟订"国医条例(草案)"时,汪精卫站出来极力反对中医,他说:"国医言阴阳五行不重解剖,在科学上实无根据,至国药全无分析,治病效能渺茫。"主张"凡属中医不许执业,全国中药店,限令歇业。"以后在汪伪汉奸政权中,行政院长褚民谊,教育总署督办周作人等一批留日官员都是废止中医的急先锋。虽然由政府出手扼杀中医,但是由于有悖民情,有违民意,遭到人民大众及中医药界的强烈反抗,终至"废案"未能实施。尽管如此,民国政府废除中医的初衷一直未变,最后把公开取缔转变为逐步消灭,其用心十分恶毒。在这样恶劣的生存环境下,中医事业日渐衰颓。

二、新中国成立以来中医学的浮沉

中华人民共和国成立后,党中央和人民政府非常重视民族文化遗产,以辩证唯物主义和历史唯物主义原理,正确评价中医学的科学性和长期以来中医对人民大众保健事业所作出的重大贡献。尤其是毛泽东主席深谙中医文化底蕴,深明国情民意,早在红军时代就主张用中西两医治病。新中国成立以来,更是一如既往重视支持中医事业的生存和发展。当中医在几乎被消灭的关键时刻,毛泽东主席及时做出"中国医药学是一个伟大的宝库,应当努力发掘,加以提高"的重要批示,并提出"中西并重"和中西医"长期并存,共同发展"的医药卫生工作方针,将"发展传统医药"写入中华人民共和国《宪法》。在这样好的政治环境下,1954~1958年,中医迎来了本世纪第一个春天。但是就半个世纪而言,毛泽东主席和党中央的方针政策,共和国《宪法》的基本精神并未得到很好贯彻,中医仍然不断受到打压、排斥、改造和消灭,中医的学术地位持续下降,中医药学的发展和传承面临困境。

新中国成立初期中医的处境没有得到改善。卫生部门没有认真落实毛泽东主席关于要"团结全国的中医,并帮助中医提高技术"的指示,反而倒行逆施。中医受到很多限制,中医工作处境越来越困难。根据1954年10月26日中央文委《关于改进中医工作问题给中央的报告》反映,当时中医工作存在七个方面的问题:①1951年卫生部门公布的有关文件规定了一些要求过苛、不合实际的办法,不适当地限制了中医的作用;②实行公费医疗制度中,完全没有考虑发挥中医的作用,中医走不进医院的门,吃中药不报销,这使中医的业务大为缩小;③办中医进修学校,主要是教授简单的新的诊疗技术,片面地鼓励中医改学西医,实际上起了逐渐消灭中医的作用;④各高等医学院校中,没有考虑设立讲授中医中药的课程;⑤中华医学会是全国医学界的群众性学术团体,却完全不吸收中医参加;⑥对中药的产销无人管理,盲目地取缔中药成药,甚至有一些为群众欢迎又确能治病的成药也被取缔了;⑦把中医称为"封建医",把中医中药知识看成封建社会的"上层建筑",应该随封建社会的消灭而被消灭,这种论调得到支持并到处流传,成为有些干部实行排挤和逐步消灭中医的理论依据(摘自《中国中医药报》2003年12月29日"毛泽东关键时刻保护了中医")。如此等等,中医学连生存余地都没有了,还谈什么发展?这时,中医命运已成倒悬。1954年上半年,毛泽东主席对当时卫生部门轻视、排斥和消灭中医的一揽子做法提出了严厉批评,及时撤销了当事人卫生部副部长贺诚、王斌的职务,并对中医的继承和发扬提出了一系列的指示和措施,要求"西医学习中医"。至此中医才幸免于被消灭的命运,但是,从时间而论,中医只迎来一个"小阳春"。中医学仍然在沉浮中艰难维持。

1966年5月16日,中国政坛风起云涌,史无前例的"文化革命"如急风骤雨席卷中华大地。被中央文革一伙阴谋家野心家蛊惑教唆起来的"红卫兵"如疯癫狂人,打着誓死捍卫党中央、保卫毛主席的旗号,以破四旧为借口,不分黑白,不辨忠奸,掘土扬尘,断金毁玉,极尽破坏之能事,把中国的正常生活秩序砸了个稀巴烂!妄图瘫痪共和国的国家机器,实施乱中夺权。在那疯狂的日子里,他们口头上喊毛主席的话一句顶一万句,实际上一句也不顶!一切正常的事物都变成了"封、资、修"的残余,都在横扫之列,都是砸烂的对象。一场史无前例的大破坏,把中国搅得乌烟瘴气,人仰马翻。传统文化,首当其冲。一场浩劫降临到中医头上。

中医药学是中华传统文化的重要组成部分。"文化革命"(以下简称"文革")年代,一切传统文化都被确认为是封建文化,是封建社会的残余,都应当被砸烂,被消灭。所以全国范围内,凡属中国古代人文建筑、医家塑像、庙宇、牌坊、匾额等均遭砸毁破坏,古医书籍被没收销毁,名老中医被批斗受迫害。

改革开放之后,中国社会进入政治昌明、经济振兴的时期,"文革"期间的创痕日渐修复,各行各业百废待兴,中国跨入了一个尊重自然规律,尊重经济规则,更理智、更务实的社会发展阶段。

三、当前中医事业发展中存在的问题

(一)国家卫生资金偏衡投入,中医临床基地面临失落

根据中医科技信息研究所"中医药发展战略研究"课题组在2003年10月完成的国家软科学计划项目《中医药战略地位研究总报告》显示:1995年部(局)级综合医院年院均差额拨款数为中医医院的2.29倍,专项拨款数量是中医医院的1.37倍。2000年综合医院年院均差额拨款为950.9万元,中医医院为479.4万元,综合医院年院均差额拨款是中医医院的2倍。国家医院在医改中属"非营利性医疗机构",是要靠国家"养"的。对中医医院的资金投入严重偏少,造成的现状有三个方面:其一,中医药人员的增长与全国人口增长和医疗需求增长严重失衡。据卫生部统计资料显示:1949年全国中医人员27.6万人,2001年为33.4万人,增加21%,而同期全国人口增加了两倍。1949年全国西医人员8.7万人,2001年增长到175.1万人,增加了19倍。中西医人员比例严重不平衡。其二,中医医院资金不足,必须设法应对。改换门面、改变营利手段成为它们的最佳选择。根据"中国医药企业竞争力研究课题组"对中医的调查显示,"目前全国2 800多家等级中医医院中,没有一家是真正

的中医医院"，全都挂上了"中西医结合医院"的招牌，"合法"地运用西医的诊疗检测设施和西药追求经济利益最大化。中医临床人员同时为病人开双方，用西药。据一份2001年全国等级中医医院药品收入的统计资料显示：中药只占40%，西药占到60%。所以说，国家卫生资金投入的偏衡，直接导致中医队伍萎缩，临床诊疗西化，临床基地濒临失落。

（二）教育制度西化，中医事业委顿

中医院校在教育模式、课程设置、学时安排、考测内容等方面，不管是中医专业还是中西医结合专业，都重西医知识课程，轻中医知识课程。尤其不重视强化中医基础理论，不提倡研读中医经典医籍，不强调训练中医望、闻、问、切的临床诊疗方法，挂名中医，实则以西医方法临床。正如"把脉中医药事业"一文所说，这些学生"毕业后，学生普遍不会用中医思维看病，多半人转行西医，或名行中医实以西医为主。不少中医硕士、博士不会用中医理论与技能临床看病"。

中医文化处险而命运倒悬，早已令众多学人忧虑。湖北中医药学院陈国权教授警语撼人："我们的中医药院校不能培养出合格的中医！早已不能，数年内也不能！"此话绝非耸人听闻，只要从现在中医药院校的教学过程中即可得到印证。从课程设置看，中医专业的西医课程设置约占30%，公共课占28%，中医课仅占42%，课程设置全而不专，中医课的份额不足一半，与中西医结合专业大体相当，能培养出合格的中医师吗？从学时安排看，医古文课与英语课，同是文化工具类学科，中医专业的医古文课只安排学一期，学生字句尚且咬口，一学期的时间转眼已过，而英语课则连学四期，并且考核训练有时，学习扎实。学中医，医古文与英语孰轻孰重，教授们心知肚明，学生连古文句读尚且不通，怎能学经典医籍？怎能怨得中医语言艰涩难读，理论深奥古朴？从教材编写来看，中医脉学十分精要，专讲专训不足尚且难得要领，何况脉学内容又编写在《中医诊断学》中，内容过于"精练"，学时又少，外加老师讲授时只是轻描淡写，让

学生误为可以略去,临床时诊脉已成样子,有的干脆省去脉诊。一位学生在感叹老中医对脉诊的重视时,语气凝重地说:"我们在校上课时,老师说诊脉不好言传,只能意会,让我们自己体悟。教学时基本上照本宣科,没有什么训练。老师都不能把脉,我们自然就不会了。"扪心想来,教学都如此,何谈继承中医四诊,不就灭了一诊么? 照此下去,怎不失传。所以从事中医教育30年的著名老中医李今庸老师哀叹自己在"培养自己的掘墓人"。中医教育西化如此,发展传承怎么不面临断代之危? 如果说"十年浩劫"全国21所中医学院被撤并达10所之多,使中医教育招致灾难性的摧残而元气大伤的话,那么近10多年医改中的中医院校西化中医教育的做法给中医事业的发展传承带来的更是灭顶之灾。全社会都必须警醒:中医的根不能在自己的土地里败变。

(三)师承教育不再,脉络传承断绝

任何一门学科的产生、发展和传承都有一套适合自身的、系统的、合理的生存方法。这种方法不是由某个人主观设定的,而是在本学科形成过程中不断实践总结出来的,并能接受实践反复检验最终成为本学科的一大特色和生存根本。这根本,如果一旦被刻意丢弃,则必然给此学科造成拔根之痛,带来毁灭之灾。

中医学的"师承家教"方式,正是中医培养学科传人的最有价值的方法,是中医的一大特色。几千年来,中医依靠了师承教习,出名医高徒,保脉络永继。一代又一代师承家教,源远流长,保健生灵,承前启后,培育了无数让中华民族引为自豪的名医名师,靠他们创作了汗牛充栋的名著经典,让几千年文籍巨典辉煌,点缀了中华民族文化的晶莹璀璨。

新中国成立后,在毛泽东中医政策的指导下,1956年批判了卫生部门过去对中医的错误政策以后,国家对中医师承带徒学医作出了肯定,并制定了"1956~1962年全国带徒弟的规划(草案)",大大地激发了全国中医的积极性,开创了师承教育新

局面,促进了中医阶段性发展。但是其后社会的变革,言传身教的师徒制被西化的学院制取代,已得不到国家的广泛承认而逐步走向消亡。虽然《中华人民共和国执业医师法》第二章第十一条有"以师承方式学习传统医学满三年或者经多年实践,医术确有专长的,经县级以上人民政府卫生行政部门确定的传统医学专业组织或者医疗、预防、保健机构考核合格并推荐,可以参加执业医师资格或者执业助理医师资格考试。"但是其中"师"级的资格界定被卫生行政部门解释为"省级以上名中医"。可以肯定地说,真正够资格的、被政府评定为省级名中医的能有几人?有这种从师门路的学生,完全可以从其他途径报名参考,何必跨这道高门槛?这一设定,限制了民间真正有医疗专长的传统中医学徒报考执业医师,断了他们从师学医的生路,只能走院校西化的独木桥。报名的门槛又高,同时还要参加西化的中医执业医师资格考试,师路只能向西走,传统道路又不通,《执业医师法》的精神条文已是名存实亡,所以中医学人,如邓铁涛教授等忧心如焚地叹道:"以前有实实在在的师徒班,现在这种关系反而不被承认了,也就根本没有了这种师徒教育制度,丧失了一种最有价值的中医传承。"

(四)现行法规制约传统中医的生存

我国不少师徒传承的民间中医,水平高,收费低,效果好,深受群众欢迎,是宝贵的中医力量。1988 年卫生部、国家中医药管理局定性"个体医疗卫生机构是社会主义公有制卫生事业的补充",其公共医疗服务功能得到国家肯定。2000 年国家医疗改革作出重大决策,提出把医疗机构划分为营利性和非营利性两大类,定性后的两类医疗机构管理上有天壤之别:非营利性医疗机构免征各项医疗服务税费,而营利性医疗机构不但要按规定征收各项税费,如营业税、城建税、教育附加费等,而且还要依法向卫生局、工商局、医药局、物价局等部门交纳各种规费。同一片天地,在同等的医疗服务大前提下,民间中医不但被否定了其传统的悬壶济世的公共服务性质,而且还被作为纯商业性、纯赢利性来监管。比较那些非营利性的医疗机构,在国家给政策、给补贴、给投资、免征各项医疗服务税,而且又高收费的前提下都亏损,那么民间诊所,尤其是中医诊所还有什么生存余地?在这种窘迫情况下,为了吃饭,为了求生存,很多中医诊所只好废医存药或中西医结合,购置仪器、设备和西药,增加医疗卫生服务收费以维持其生存,所以现时民间中医只能带病营运、苟延残喘,面对被毁和自毁的绝境。

1988年卫生部、国家中医药管理局联合发布"医师、中医师个体开业暂行管理办法",明确提出"个体开业医师、中医师依法从事医疗卫生工作受国家法律保护"。这一规定肯定了个体开业医师、民间中医师的合法医疗服务性质,方便了群众就医,缓解了看病难,为保护群众健康发挥了积极作用。但是,1998年颁行的《中华人民共和国执业医师法》,实行医师执业注册制度后,那些1988年以前取得合法开业执照,已经行医几十年的个体医师、中医师很多都通不过执业中医师要求考西医知识的难关,领不到现行合法的执业证书,不能从事医师执业活动,不能公开合法行医,此前的行医执照遭到取缔。如2002年,有一省辖市的卫生行政部门发文一次取缔执业助理医师以下的个体开业诊所几百家,使上千人失去基本生活依靠,千人含泪,苦不堪言,群众大哗。后经民医们多次上访,多方呼吁,如实反映情况后,经市委、市政府出面协调,变通解决,才扭转了尴尬局面,安定了群众。这只是全国的一个缩影,解决办法也只是权宜之计,"此法"如悬在民间医师头上的剑,令人人提心吊胆,生存岌岌可危。

"沉舟侧伴千帆过,病树前头万木春。"中医虽然历经艰辛艰难,但是凭借其丰富独特的理论及临床的有效性,加之几千年深厚的文化积淀,独特的民族特色,使她能独立于世界之林,能应对任何挑战。更重要的是又终于迎来了一个中华民族期待已久的、正在构建的、改革开放、政通人和、经济繁荣、科技昌明的时代,所以中医将大有作为。

　　越是民族的,就越是世界的。近年来,世界对中医的认识在改变,在加深,需求在增大。中医将渡过难关,加快发展,立足中国,走向世界。所以20世纪80年代,钱学森院士就曾预言:"21世纪医学的发展方向是中医。"中医走向世界,世界向我走来。我们深信,中医一定会在21世纪得到更大的发展。

　　五千年历史,与民族同辉;两千年断臂,载日月跋行;披遍体鳞伤,抗断代存亡;聚炎黄睿智,发医学辉煌。这是中医的精神,这是中医的脊梁。

第二章 中医的脊梁

中医学从两千年前走来，一路坎坷、一路沧桑、一路浮沉，但还是完满了背负民族生生不息、繁衍昌盛的重任，走完了剥茧抽丝、传承脉络、吐故纳新、演绎完善的升华历程，终于成为中华民族"一个伟大的宝库"，一座不朽的科学文化丰碑。

世界上每一个民族都无一例外地创造过自己的传统医学文明，都拥有过自己民族的骄傲和辉煌。然而，纵观历史长河，不仅古巴比伦、古印度、古埃及的文明早已源枯泉竭，而且，其创造的医学成就虽然稍早于中国；但是，它们都不能源远流长到今天，已先于中国文明而断流消亡。即便是作为西医学鼻祖的古希腊医学，也在近代尘埃落定被彻底否决。世界上只有中华文明才不曾间断地传承延续到现在。也只有中医学，从两千年前诞生时起，就一直完整地、不间断地发展积淀到今天，并仍然完整系统地保持着自己独特的理论体系，至今仍在临床得到广泛运用并取得卓越疗效。这恰恰就是中医作为世界古代传统医学弥足珍贵的地方。

我们可以诘问历史，中医为什么能历经几千年巫魅、神权、暴政、强权的灭顶之灾而能全身自保后继有人？可以肯定地回答是，中医除了她具有真正揭示天地间人类繁衍生存的广泛规律和理论体系外，还具有指导人类适应自然、保护自己的较为完整的应用技术和技能。同时，更为可贵的是，她还拥有一大批能前仆后继、披肝沥胆、百折不挠，用中华民族的道德观和价值观哺育出来的中华儿女。是他们用铁的脊梁，用自己的血肉筑成了这一道不朽的中华民族文化长城。

那么，中医的脊梁在哪里？在烙印着几千年古医家足迹的汗牛充栋的史籍里，在那些以人为本的中医理论和医疗实践里，在那些代表了中医与病人面对面的医生的言行举止里。

第一节　仁贤之士，无欲则刚

孔子曰："仁者，人也。""仁者爱人。"贤者，德才之谓也。老子认为，俗人多欲。如人能无欲，则其心自静，其性自正，这样便无所不正。故曰："不欲以静，天下将自正。"并且认为，道、德、仁、义、礼这五者是治国齐家、修身立命的大道本始，也只有德才兼备的人，才有仁爱之心性。

中医学吸纳了古代各家学说思想的道德价值观，并且由其学说传人终生实践。古医家中，有很多医学圣人，他们学识渊博，医术高明，在当时，本可以随俗世道，享尽富贵。但是，他们即怀仁爱之心、以济世之术，摒弃俗念，不畏战乱、不惧刀斧，置生死于度外，捍着金箍铃，为天下苍生解除疾苦。同时，为了创造一门完整恒久的医学，有的医学家还献出了自己宝贵的生命。他们不正是中医的脊梁么？

一、仁布天下，血溅咸阳

扁鹊，姓秦，名越人，中医学祖师。年轻时从长桑君学医，领授《禁方书》，能"以此视病，尽见五脏癥结"。在诊断上，以"四诊"切脉、望色、听声、写形，针药并用而名扬天下。《史记·扁鹊仓公列传》记述了他用脉诊诊断赵简子的病，用望诊诊断齐桓侯之疾，即可见其诊治技术之高超。

有一次，扁鹊到了晋国（今山西、河北、河南一带），正遇到晋国卿相赵简子因突然昏倒已五天余，急忙诏扁鹊诊治。扁鹊诊脉后，对惊惶失措的大夫们说："病人有脉搏跳动，都不必惊慌，不出三日，他就会康复。"果然，过了两天半，赵简子便苏醒了。此病在今天，诊治不足为奇。可是在两千年前，是十分了得的。著名历史学家司马迁高度赞扬说："至今天下言脉者，由扁鹊也。"

又一次，他路过齐国，见到了国君齐桓侯气色不好，就直言不讳地对他说：你有病在肤表，如不快治，就会加重。桓侯坚决否认自己有病。扁鹊走后,他还对左右的人说:凡是医生都是贪图名利的,他们没有本事,就把没有病的人当有病的来治,以显示本领,窃取功利。五天后,扁鹊二次见桓侯,又劝道:你的病到了血脉,不治会加重的。桓侯很不高兴,扁鹊只好辞出。再过五天后,扁鹊三见桓侯,严肃真诚地告诫:你的病进入胃肠之间了,再不治,就没救了!桓侯更加气恼。第四次扁鹊又去见桓侯时,只瞥了一眼,就慌忙跑开了。再过五天后,齐桓侯果然病危,派人诏请扁鹊。扁鹊因见桓侯病已深入骨髓,用汤熨、针灸、酒剂,已不能治愈,只好离开了齐国。桓侯因贻误病机而死。扁鹊只需望色便可诊断疾病的轻重浅深,这就是中医望诊的精妙之处。

扁鹊的"入虢之诊"闻名天下,确能体现他闻诊、问诊的过硬本领。有一次,扁鹊与弟子子阳、子豹等路过虢国。当时,虢国正在举行全国性祈祷活动。扁鹊一问,方知虢太子死过半日。据太子侍从官讲,是太子中邪,邪气发泄不出去,突然昏倒就死了!扁鹊又进一步问清楚了太子中邪过程,就胸有成竹地对侍从说:你去通报虢君,就说我能救活太子!侍从不但不信,反而讥讽扁鹊骗人,扁鹊为了揭穿鬼邪致病的胡言乱语,耐心地对侍从说:"老实告诉你,我不等切脉、望色、听声,审察病人形态,就能说出太子的病情。如不信,你去试试看一看,太子的耳朵此刻会鸣响,鼻翼会扇动,大腿到阴部也还是温热的。侍从中庶子惊得目瞪口呆,不敢怠慢,马上报告虢君。虢君惊喜交加,急诏见扁鹊,请求诊治。扁鹊诊太子病乃"尸厥"(类似今时的假死)。于是,令弟子用砭石针太子头顶百会穴。不一会,太子便苏醒过来。再用药熨治两胁,不久,太子就能坐起来了。再服20天汤药,虢太子就完全康复。虢君喜从悲生,流涕长潸地对扁鹊说:先生路过我这小国,幸亏主动来救助,这实在是寡人的幸运!有先生救助,我儿就能活命;没有先生救助,就只有把他的尸体埋在山沟里了。

就从本病案而言,救治太子并不难,难在扁鹊只用闻、问,却已知病情根底,并不用今时之科学仪器所作出的判断。治亦简捷,外治内服,药到病除。

扁鹊当时生活的年代,正是中国历史上诸侯割据,战乱不息,疟疾频发,民不聊生的时期。各类社会、民族矛盾错综复杂,各种斗争残酷尖锐。从以上病案可以看到,他治愈皇亲贵胄之疾不在少数,完全可以不冒风险而受庇强权,偏安一隅,坐享人生富贵太平。然而,他秉仁贤之德操,行中医之仁术,有济世活人、救民倒悬之心愿,决心通过传播医道,斗争巫术,惠泽人民。所以,他情愿受劳苦饥寒,涉艰难险阻,坚持游历民间,行医救人。

扁鹊死后,他的著作《难经》对后世医学发展作出了贡献。他的传人,子阳、子豹、子容、子明、子越、子游、阳仪诸弟子继承扁鹊遗志继续行医民间,为大众解除病痛疾苦。

扁鹊的鲜血虽然洒在暴秦吮血的土地上,但是,他的精神、业绩和他所捍卫的中医学,一代又一代,用铁的膀背,扛着千钧压力,为中华民族的健康作出了不可磨灭的贡献。他流的血已化为火,烙印了中华民族的历史。他的名字与中华民族同辉。

二、义薄千秋,血沃许昌

华佗(?—208),字元化,沛国谯县(今安徽亳县)人。东汉末年著名医学家,中医外科学"鼻祖"。

三国时期,华佗冒战乱烽火,游历民间,为人民治病疗伤,其医术医德名扬天下,被人民尊为"神医"。

华佗临床上精通内、外、妇、儿和针灸各科,学说上大胆创新,是世界上应用麻醉法(中药麻沸散)进行开腹手术第一人,并将外科手术的范围空前扩大,首开中医外科学先河,被历代医家推崇为"外科鼻祖"。养生学方面,他创"五禽戏",通人血脉,助其消化,锻炼身心,强健体魄,是中医体育疗法的创始人。华佗在医学上的造诣和高尚的人格,对后世产生了深远的影响。他治学严谨,善于创新,医术高超,名震天下。

三国名将关羽,水淹七军大败曹军,擒于禁、斩庞德、乘势攻打樊城。曹仁放毒箭射伤关羽右臂,致其伤势沉重,病情危急,广求良医伤不见好。一日,华佗驾舟自江东而至,运用麻醉、刮毒疗伤手术为云长治病。其时,云长露右臂、振精神。手术时,他谈笑自若,饮酒、食肉、下棋,不惊不惧无所痛苦。而华佗下刀、割皮、削肉、刮骨悉悉有声,缝线、敷药、包扎须臾告成。云长站起身,伸伸胳膊,大笑道:这胳膊已复原,先生真神医也。余时,云长力挽先生在营中久住,并赠以千金酬谢。华佗再辞,不取分文,云长长揖而送,众人欷歔不已。

华佗拒侍曹操,惨遭迫害,被打入死牢。他利用生命的最后15个月,倾一生心血和经验,写成医著《青囊经》。他将此书托付给狱卒张明三说:"此书可以活人。"希望留给后世,济世活人。但是,张明三之妻惧怕曹操强权迫害,暗中将此书付之一炬。可惜啊,华佗的心血和医学结晶,从此化为灰烬,中医外科学说经验没有流传下来。华佗除了著书立说,治病活人外,还十分重视培养学生。他的很多学生,继承了他的另一部分医学经验,也取得了很大成就。如针灸出众的樊阿,著有《吴普本草》的吴普,著有《本草经》的李当之等都出类拔萃,为中华民族的健康作出了贡献,为中医的传承作出了贡献。之后的《华佗中藏经》虽为宋人所著,但书中明显残存了华佗当时的著作内容。由此可见,华佗的精神和医学经验还是没有完全被湮没,还在为人民作贡献。华佗不愧为中华民族的功臣,不愧为中医的脊梁。

从以上事例可以看清,华佗不但医术精湛、医德高尚,而且爱憎分明、痛恨豪强。他不求名利、不慕富贵、义薄云天、心系天下苍生,乃仁义之医也。他不惧杀身之祸、不为富贵折腰、不向刀斧低头的正义骨气,真是可歌可泣,正义千秋啊!

当前,人民怨看病贵、看病难,国家在花大力气整改,这是我们的政府的仁政行动。但是,上有政策、下有对策,制度也可能约而不束。如果没有执业者的医德良心的回归,要彻底改变医疗卫生中的腐败现象谈何容易?要体现为治病而手术,创造病人与医生的和谐是非常不容易的。所以,传统价值观、道德观的回归太重要了。学习中医先贤的德操,可以增强我们的阅世洞察分析能力,能从先贤们的足迹中汲取精神力量,使将来在执业中视野更宽广,心胸更开阔,品行更端正,学问更广博,收获更辉煌。

三、德布人间,虽死犹生

李杲(1180—1251),字明之,晚号东垣老人,宋金时期真定(今河北正定县)人。他深研《内经》《难经》,传张元素之学。独阐脾胃内伤学说,是中医"补土派"代表,为著名的金元四大医家之一。

他的学术思想影响深远,临床适用。《明医杂著·医论》称:"外感法仲景,内伤学东垣。"他著有《脾胃论》三卷,阐发脾胃内伤;《内外伤辨惑论》三卷,辨证寒热阴阳;《兰室秘藏》三卷,注重饮食劳倦。三书鼎足而立,论述脾胃内伤病机证治,形成一个独创的"补土"系统理论。东垣的著作,在浩如烟海的古医籍中占有重要的位置,既独树论治脾胃一帜,又对后世影响巨大,是东垣老人留给我们的宝贵财富。

宋淳祐七年(公元1247年),年近七旬的东垣老人,已是劳碌老衰,带病济世,已精力不济。但他目睹了当时社会战乱不断,人民生活极度贫困,精神忧恐交加,劳役永无休止,百姓疾病缠身,生活在水深火热之中。然而当时一般庸医抱残守缺,执古不化,不能掌握治疗脾胃内伤的辨证施治规律,生搬硬套仲景伤寒外感诸方,以治内伤各证,重损胃气,造成很多诊断治疗上的错误。东垣深感于此,决心拼力著述,把自己毕生的学说经验留给后人。但是,病体不支,奈何?最后他凭着"精力衰耗,书成而死,不愈于无益而生乎?"的信念,呕心沥血,全力以赴,置生死于度外,终于在完成了《内外伤辨惑论》后,奋笔疾书,在淳祐九年(公元1249年)完成了《脾胃论》的写作。灯干油尽,东垣余愿已了,在"两论"成书后仅两年便与世长辞。

写到这里,敬从悲生,感老人赴死著书之举,内心战怵。东垣老人图的是什么啊？人生一世,物欲生不带来,死不带去。一不靠升职晋级,二不求卖书挣钱,命将不再,有何欲求？但是东垣老人以"书成而死,虽死而益于生"的仁德之举,悯天下之苍生,济世之病人,真乃大义凛然,死而后已之壮举。我们正当感佩、敬重、传承、仿效之。然而再看当今之时,有一些学人,学风浮躁、见利是图、蜂拥而上、算尽机关、用尽手段,犹如饿虎扑食,既不怕丢面子,又不畏失身份,使出浑身解数,把那些升职、晋级或某种评选场所,当成了争名夺利的战场。较之东垣老人的德操,我们应当感到羞愧。

其实,名医不用去争,去抢。我们不是为了当名医才上班看病,才写作著文。学中医的人,总应该学到点传统德操吧？有点做学问的样子吧？病人心中的名医,才是真正的名医。

老子《道德经》曰:"名,可名,非常名。"那些用嘴说出来的名,并不是真正的名。让我们大家共勉吧。

第二节 仁德之医,富贵不移

《礼·礼运》曰:"仁者,义之本也,顺之礼也,得之者尊。"义承仁后,仁义存于心,用于行,是古代情操道德观标准。

中医学以人为本,尊重生命、尊重人性、保护人体。中医治病时将人作为一个活生生的个体来看待,注重人文因素在发病过程中的影响,将治病与救人融洽地结合在一起,尽量减少对病人机体的刺激,减轻病人的思想和精神压力;尽可能减少病人家庭的经济负担,提高减毒增效水平;尽力体现治病的简、便、效、验特色;大力提倡悬壶济世,以医德为先,德术并重,真正体现了工具理性与价值理性的巧妙结合而首重价值理性。中医创造的是病人和医生之间的和谐。所以说,中医乃仁贤之医,而仁术者,当有仁义之德也。

一、张仲景挂冠隐遁著《伤寒》

张仲景(150—219),名机,东汉南阳郡涅阳(今河南省南阳县)人,中国古代伟大的医学家。

仲景生活在动乱的东汉末年,连年混战,民弃农业,良田荒芜,黎民百姓颠沛流离,饥寒困顿,瘟疫暴发,疫情严重,"家家有僵尸之痛,室室有号泣之哀"。仲景目击心伤,发奋学医。从师名医张伯祖而尽得其传。由于仲景志坚勤奋,刻苦钻研,青出于蓝而胜于蓝。《襄阳府志》赞叹:"仲景之术,精于伯祖。"

汉献帝初年,仲景举孝廉。建安年间,官居长沙太守。他做官时时刻刻不忘临床,不忘百姓疾苦。因官身吏制,不能入民宅,不能随便接近普通百姓。他就择定每月初一和十五两天,大开衙门,不问政事,在大堂上为百姓患者挨个治病。后来人民为了感念仲景公堂诊病之德,通常把在药铺里坐诊的医生称"坐堂医生"。

仲景身在官衙,心在民间。他既感当时伤寒病致死人命的严酷和惨状,又叹当时医生不求进取,墨守成规,治病敷衍的恶行。目睹当时的社会状况,他叹曰:"君疾可愈,国病难医。"据《得汉医学丛属·丛桂偶记》记载:挂冠遁去少室山,专门总结经验,著书立说。经过几十年的奋斗,他"勤求古训""博采众方",又结合自己的临床实践经验,于公元 200 ~ 210 年间,著成中医史上第一部集中医理论、经验总结和临床实践为一体的不朽著作《伤寒杂病论》。它熔理法方药为一炉,开辨证论治先河,创建了中医临床医学的基础。书中创配了三百余首方剂,历经千百年临床实践的检验,疗效较高,为中医方剂学提供了发展的依据。为此,仲景被誉为"众方之宗,群方之祖""如日月之光华,旦而复旦,万古常明"。自唐代以来,仲景学说传播到世界各地,在国际医学界享有崇高声誉。如日本、韩国、朝鲜、越南、蒙古等国人民均称其为医学"先师"。由于张仲景在中医诊断和治疗学方面的杰出贡献,被后人尊称为"医圣",故有"医门之仲景,儒门之孔子"之说。

仲景的生平和成就,不禁让我驻笔思忖:仲景官居太守,却不思趋势攀迁,走官跑官,大展宏图;反而退研方术,坐堂行医,自贬身价，为官场不齿。当然，如果我们以小人之心，去揣度仲景之行，真是令人不可思议。就如仲景在《伤寒杂病论》序中所称，当时的官场和社会，"竞逐荣势，企踵权豪，孜孜汲汲，惟名利是务"者不乏其人，而仲景欲著千古不朽之巨著，也只能反道而行，用心向下，不趋炎附势，不恃官而傲，必须体恤民情，遍访民间，静研学问，勤求古训，博览名著，收采验方才能实现自己做人、做事、做学问、仁民爱物的崇高理想。

仲景取得的成就绝不是偶然的。仔细阅读《伤寒杂病论·序》就不难得出结论。他少年时，博览群书，潜乐道术。在《伤寒杂病论·序》的结束语中，他引用了孔夫子"生而知之者上，学则亚之，多闻博识，知之次也"的教导勉励自己。由此可以看出，他信奉儒家"仁者爱人"的道德修养观，是一位有良好学养理念和高尚儒家情愫的儒医。他做学问善于勤学博采，传承发扬，所以又吸收了道学的"不欲以静"的价值观。做人，修养道德，仁民爱物，律己求严；做事，勤恳务实，守职敬业，不谋私利；治学，博古厚今，不询功利，精研苦学。这样仁德之操愫，自然能达到崇高的学说殿堂，创造千年不朽的辉煌。

二、孙思邈屡拒帝请写《千金》

孙思邈（581—682），世号孙真人，隋末唐初时期京兆华原（今陕西耀县孙家塬）人。

他七岁就学，目诵千言，有"神童"之称。12 岁通晓诸子百家学说，"善论庄、老"，好释典籍，精医药，通炼丹，兼阴阳，是唐代杰出的医学大家，世人尊称为"药王"。

他从 18 岁开始志于学医，终身不怠，正如《千金要方·自序》所说，"青衿之岁，高尚兹曲。白首之年，未尝释卷。"经毕生长期刻苦钻研，精勤不倦，写成了《备急千金要方》和《千金翼方》两部中医学巨著。《千金方》内容极为丰富。分医学总论、妇人、小小婴孺、七窍、诸风、脚气、伤寒、内脏、痈疽、解毒、备急诸方、食治、平脉、针灸等，共计 232 门，收方 5300 首。他集当时和前代医学之大成,在我国医学史上具有极其重要的地位。他第一个主张把妇科、儿科从内科中独立出来,并根据妇女、儿童疾病的特殊性赋予相应实用的内容,为此后中医内、妇、儿分科作出了贡献。他第一个突破了《伤寒论》一病一方体例,书中首创"复方"治病。他灵活变通仲景"经方",有时他把多个经方合为一个复方,以增强治疗效果;有时又把一个经方分成几个单方,以突出治疗某种疾病。这是对中医学的重大建树,是中国医学史上的重大创新。他力倡医德规范,认为"人命至重,有贵千金,一方既之,德逾于此"。他视人的生命高于一切,把治病愈疾作为自己积淀人生品德的过程。他又是著名炼丹家,其所撰写的《丹经内伏硫黄法》,最早记录了黑火药的配方,说明他可能是我国古代黑火药的发明人。在《千金方》中,他首重食物疗法,并最早述及预防医学与医疗卫生。最值得称赞的是,孙真人一生淡泊名利,不求富贵。隋唐年间,隋文帝、唐高宗两帝曾经屡次下旨征召其入朝为官,欲将其收为己用,均被固辞不就,誓不侍君,坚持在山野调研种植采集中药时节和方法供人参照。他一生热衷深究医学,为广大百姓治病疗疾。

伟哉,孙思邈!敢拒前后两朝开国君主而不侍,真大勇也;无论厚薄,能舍高官厚禄荣华富贵而不就,真大仁也。

医德是中医学人真诚严肃对待病人生命的态度和行为的要求,古今医家都十分重视。早在《内经》和《伤寒论》中就有关于医德警示的论述,后世医家在著述中都有记载。而孙氏更是首重医德规范的医家。在《千金方》篇首就列有"论大医习业""论大医精诚"等有关医德的内容,他说:"凡大医治病,必当安神定志,无欲无求,先发大慈恻隐之心,誓愿普救含灵之苦。若有疾危来求救者,不得问其贵贱贫富,长幼妍媸,普同一等,皆如至亲之想。亦不得瞻前顾后,自虑吉凶,护惜生命,见彼苦恼,若己有之,深心凄怆,勿避险巇,昼夜寒暑,饥渴疲劳,一心赴救,无作功夫形迹之心,如此者可为苍生大医。反此则是含灵巨贼。"这些教戒对后世医生医德素养的培养有莫大教益,对他们放弃名利追求,孜孜不倦,勤进学问,对推动中医的传承和发展都作出了很大贡献。

孙思邈,真仁德之师也。

借古鉴今,学有所长。今世之人,搞科研写论文,著书立说,大多带有功利性。有的为争取资金、有的为晋升职称、有的为工资级别。他们本身学说水平就达不到层次,硬要千方百计拼凑文字,偷偷摸摸剽窃成果,破财花钱收买论文等等,不一而足。所以,这些年来,所谓科研成果不少,医学论文也很多,但就是质量低,个人目的达到,论文就成了废纸,能真正产生效益,能发挥作用的确实不多。而对于中医临床有用,对病人有利的技术技能的研究,方剂配伍的深层内涵探讨,中药解毒增效的合理应用等方面,有真正价值的内容不多。总之,以病人利益为出发点的,以发展传承中医大局为出发点的学说动机太少了!不为医生本人私利,不为医院经济创收,不为名利,不为金钱的学说动机太少了。

三、李时珍放弃科举编《本草》

李时珍(1518—1593),字东璧,号濒湖,明·蕲州(今湖北蕲春)人。明代卓越的医药学家,也是当时世界上伟大的科学巨匠之一。著作有《本草纲目》《濒湖脉学》《奇经八脉考》。

李时珍家世代业医,祖父是"铃医"。父亲名闻,号月池,是当地名医。古时,民间医生地位低下,常受官绅欺侮。父亲为了改变家庭社会地位,一心让李时珍读书应考,希望一朝功成,出人头地。时珍14岁中秀才,后来3次未第。李时珍自幼体弱多病,志在学医。23岁时,他决心放弃科举做官的打算,专心学医,于是请求父亲:我今年23岁了,老是考不上,您还是让我学医吧!"并且表示:"身如逆流船,心比铁石坚。望父全儿志,至死不怕难。父亲被感动了,同意了时珍的请求,并精心教导于他。不几年,时珍果然成了很有名望的医生。38岁时,由武昌楚王诏请,任王府"奉祠正",管理良医所事务。3年后,被推荐上京任太医院判。但时珍志不在功名,只任职1年,辞太医院职,回乡行医。

时珍虽登"天子堂",但他志不在功名做官,而一心想以医惠泽万民,决心编纂一部本草书籍。他"穷搜博采","长耽嗜典籍,若啖蔗饴","读书十年,不出户庭,博学无所弗睹"。这时期,他为了充实自己,读了八百余种、上万卷医书和很多历史、地理、文学名著及经史巨作。同时,李时珍还认识到,要"读万卷书",更要"行万里路"。于是他"搜罗百氏","采访四方",穿上草鞋,背起药筐,远涉深山旷野,遍访名医宿儒,搜求验方,采集标本,辨识真伪,亲校查验。历经约30年的艰苦实地调查,辨识清楚了许多医药疑难问题,终于在公元1578年完成了《本草纲目》的编写。此书是我国药物学的空前巨著。它纠正了前人很多错误,在动植物分类学方面有突出成就。达尔文都称赞它是"中国古代的百科全书"。

打开历史的简册,从秦汉年间到明清时期,从秦越人、张仲景到傅青主、叶天士,凡是在历史上有重大建树的医学家,凡是为中华民族医学事业作出过贡献的学人,真的还没有找出几个落第文人。大有人在的倒是那些不为名利、不图富贵、弃官从医、悬壶济世的中医脊梁。不过,李时珍确是曾经3次落第后,才决心弃举子业而学医的。但是李时珍能下"身如逆流,心比铁坚"的决心弃科举,研医术,这才真正是其志高远的地方。他能穿草履行万里,背药筐采四方,最终完成本草巨著的编写,这不正是比"范进中举"更光彩,更有益于民族吗?

第三节 节义双全,威武不屈

"节义",是中华民族的传统操守。《史记·东书》说:"大礼与天地同节。"曹植《王霸赞》云:"壮气凌云,挺身奋节,所征必拔,谋显垂惠。"义者,众所尊戴,扶持正道也。《说卦》传:"立人之道,曰仁与义。"《容斋随笔》曰:"人物以义为名。"可见,自古仁人志士,均把重节义看成是治国、齐家、修身、立命的基本道德准则。历史上那些有修为的大医家，无一不是志向高远，德养高尚才成就了大作为。先贤们，大，不失节于国家民族；小，不失义于天下百姓。他们以铮铮铁骨，顶天立地，守持终身，真不愧为中医的钢铁脊梁。

一、张从正重操守节不侍完颜

张从正（1156—1228），字子和，号戴人，宋、金时期睢州考城（今河南兰考）人。

子和早年师从刘从益学医，后私塾刘完素之学，治病善用寒凉，大倡攻邪之论，娴于攻邪之法，并自成攻邪一派，是著名的金元四大医家之一。

子和青年时代医术就已名闻天下，其学说著述亦多，唯《儒门事亲》一书，对汗、吐、下三法，从理论到实践，论述详细，书中验案适用。他继承和发展了《内经》《伤寒杂病论》及刘完素的学说，为中医治法理论的创新作出了很大贡献。

金朝兴定时期（1217～1222），金宣珣宗完颜征召张氏入太医院，但张氏不久便固辞归家，他不愿侍官，而是游医民间，著书授徒，既守持名节，又惠泽人民，乃一位节义之师也。

中国历史上，当民族灾难来临之时，一些人为了保全自己丰衣足食、荣华富贵而投降变节，奴侍敌主，做了遗臭万年的汉奸。子和能抛弃功名富贵，不侍完颜，心系民众、心系医学，真不愧为一代节义双全的仁贤之师。

二、张介宾解甲从医悬壶济世

张介宾（1563—1640），字会卿，号景岳，别号通一子，明末山阴会稽（今浙江绍兴）人，祖籍四川绵竹。张氏早年随父学医，14 岁从师京畿名医金英（梦石）而尽得其传。他通易理、天文、历象、兵法、文学，尤精医学，是明代杰出的医学理论家和临床家、大学问家。他著有《类经》《类经图翼》《类经附翼》《质疑录》，晚年集成《景岳全书》，学术思想对后世影响很大。

景岳祖上有军功,世袭绍兴卫指挥使,食禄千户,家境富裕。他壮年从戎,官至参军幕府。因其家乡贫困,使景岳尽弃功利之心,解甲归隐,潜心于医道,并专事临床诊疗和著书立说,服务民众。张氏文武全才,医术高超,名噪一时,被时人奉为仲景、东垣再生。

景岳为官宦世家,富贵羡人,自身又文武全才,多才多艺,是当时社会的既得利益者;但他有仁爱之心,能自然无为,善体恤民众疾苦,故能毅然辞功名富贵而研医术为民并取得很大成就,十分难能可贵,令后人钦敬。

三、傅青主节义双全甘居清贫

傅青主(1607—1684),名山,字青竹,号石道人,山西阳曲(今太原)人,明末清初著名的大学问家,杰出的医学家。

傅青主博学多才,文韬武略。他在经学、先秦子学、佛经道藏、医学、武术、书法、绘画、音韵、训诂等方面都有很深造诣。他的知识面涉猎之广,创变之好,著述之多,成就之大,世所罕见,在清初诸儒之中,无出其右者。所以,其时已是名满天下的思想家。学者顾炎武也曾三次拜访青主,将其当做自己的老师,赞曰:"萧然物外,自得天机,吾不如傅青主。"

傅青主在诗、文、书、画、武学诸方面,皆能善学妙用,精研细究,发展开拓。他的诗,据《淮安府志》记载:"山诗名遍天下,淮人求诗字,门限几断。"他的书,从颜真卿,又创出自己的特色,"正极奇生,归于大巧",不媚不滑,朴正直率,被时人尊为"清初第一写家"。他的画,艺术境界高,精妙卓绝,近八大山人风格,但另有一种山雨欲来风满楼的肃杀之气和灵动飞扬韵味。《图绘宝鉴》评述道:"画出町畦之外,丘壑迥不犹人,其才品海内无匹,人不能尽识也。"《画征录》赞:"傅青主画山水,皴擦不多,丘壑磊砢,以骨胜,墨竹也有气。"均赞誉青主的山水画突破传统技法风骨,卓绝于世。他的武艺,刚柔相济,相似太极,但又隐韧动荡,搏击准稳,为醉拳宗始,成就拳学新派,著《傅山拳法》,丰富了我国武术宝库。

傅青主世代通医,明亡以后即以医问世,悬壶于太原三桥街,以医济民。他是明清一位医学奇才,精通中医理论,重视结合临床,用药轻灵巧变,处方简效廉验,善治各类疑难杂症,其中尤以妇科学名扬天下,医学遗著有《傅青主女科》《傅青主男科》《傅氏幼科》等中医学名著,丰富了中医学宝库,当时即被广大民众尊称为"仙医"。

傅青主在中医妇科学方面,贡献颇丰,其遗著《傅青主女科》为内容丰富的中医妇产科名著。此书"谈症不落古人窠臼,制方不失古人准绳,用药纯和,无一峻品,辨证详明,一目了然。"书中详细论述了经、带、胎、产四个方面,分列了调经、种子、崩漏、带下、妊娠、小产、临产等九项病证,其理、法、方、药有常有变,内容广泛,分类明确,易于掌握,切合实用,既继承了前代医家的学说精华,又结合了临床经验,并提出了自己很多独特的学术见解,至今还指导着中医妇科学的临床实践。

傅青主的仁和义世所罕见。崇祯九年,老师袁继咸被山西巡按御使张孙振诬陷入狱,29岁的青主率领书院100多名同学进京告状,"山徒步走千里,伏阙讼冤。孙震怒,大索山。山敞衣褴褛,转徒自匿,百折不回,继咸冤得白。当是时,山义声闻天下。"后继咸官复湖广武昌道,邀青主谢之。青主以"违老母久"婉言谢绝。《马文甫义士传》比之裴瑜、魏邵。此青主师生之义也。

明末清初,朝政腐败,清兵南侵,天下大乱,民不聊生,疫病流行。青主仗义行医走天下。行医治病时,"贵贱一视之",不因病人尊卑贵贱而差别对待。他每到一地,路见不平,挺身而出,为民解冤,深得百姓爱戴。《淮安府志》载:山"屡为淮民脱冤,人德之。"史家称青主为"性任侠"。此青主仁者之义也。

青主能"友爱诸季。先人遗产,弟荡费强半,终身无怨色。弟殁抚遗孤过于己子。"青主青年丧妻,"失偶时年二十七,子眉甫五龄,旁无妾媵,誓不复娶。"真至情至性之奇男子也。妻逝哺子,父子情深 60 年。后子眉殁,遗两孙。时青主老矣。因一生淡泊清廉,身无聚财,已知自己将不久于人世,于是低首托孤朋友:"家门不幸,两孙失依,内外眷属无可缓急者……特遗此书,求加护持。"此青主亲情之义也。

傅青主,明忠孝之大义,尽忠孝之至情。明灭清兴,满人入主中原后,青主即"绝意进取,弃青衿为黄冠,号石道人"。青主以道士装,不续婚娶,意在绝不剃发,蓄留宗根,保持气节。同时,青主还积极参加民间反清抵抗运动。后来,青主被逮捕入狱,受尽严刑拷打,"抗词不屈,绝粒九日几死",表现出高尚的民族气节。后来,康熙皇帝下诏"举博学宏词,廷臣交章荐山,山坚以老病辞。"康熙皇帝感青主之学问,又下旨:"傅山文学素著,念其年迈,特授内阁中书,著地方官存问。"按惯例青主应向皇帝磕头谢恩,但年迈的青主倒在地上,绝不磕头谢恩。后"遂得放归,归愈淡泊,志甘僻居,远屯不入城府。"青主不但忠于民族,大节大义大孝亦为其秉性。他对父母孝顺,侍奉入微,故人们称"山性至孝",能"孝通神明",赞誉青主忠孝两全。

傅青主 78 岁时辞世。逝世后,"远近会葬者数千百人"。一个山野道人,有几千百姓自发前来送葬送行,实在是他人生成功的盖棺定论。傅青主这个名字,永远铭刻在人民心中。

傅青主已故去三百余年,今读青主之绩操,使我由衷振奋,让我心酸欲泣。同时,我还真的有点理解"壁立千仞,无欲则刚"的含义了。试想,在那种战乱世道,如果没有无私无欲、心系民族民生的胸怀,怎能在"著述无时又无地"的恶劣环境下取得这样大的成就,创造出不朽的奇迹?那么,傅青主的胸怀又是怎样形成的呢?是中国传统的道德观和价值观确立了傅青主的思想品格和不朽人生。

中医是传统医学,它的字里行间烙印着传统思想操守。中医中的人文精粹,对人民是有好处的,对社会是有益的,我们应当发扬光大。传统道德不是虚拟的,忠孝仁义、礼信廉德、智勇慈善都不是空话。而是要用时空、要用生命来实践的。中医学人,要传承中医学问,不能有浮躁,不能有太多的贪欲。否则,胸中哪能容得下学问?最多也就是做做表面文章了。

第四节　社会呼唤,传统津梁

古之贤良,即是中医的脊梁。是他们共同创造了中医文化的辉煌。他们留给后人的,不仅仅是一方一术、一技之长,同时,还留下了实践传统道德节操的榜样。那些远去了的仁、义、礼、智、信等道德标准,也正是我们现在社会、学术界所缺失、久违了的思想品格。它不仅仅是学中医的人需要,人民也需要,构建和谐社会也需要啊。

传统道德并不都是坏东西。对传统要客观分析,包容取舍,善意传承。共产党人是不反中医不反传统道德的。在老一辈革命家的身上,我们就能嗅出传统书香之气。例如他们提出"为人民服务",不就是有孔子"仁者爱人"的思想源流吗?提倡"大公无私",不就是有老子"圣人无私",无私无欲的思想脉络吗?构建和谐社会,不就是施仁政于民吗?回归传统,重新审视传统文化是必要的。

说到传统文化中的礼义廉耻,不单中国人要,世界也要,即所谓越是民族的,就越是世界的。比如俄罗斯数学家格里戈里·佩雷尔曼,他因为解决困扰人类百余年的庞加莱猜想奠定了最重要的基础而蜚声世界数学界,是 2006 年获本届全球数学最高奖——菲尔茨奖的得主之一。他不但拒绝了斯坦福大学、普林斯顿高等研究院等著名学府的聘请,而且在颁奖前夕,从媒体视线中消失,隐遁于俄罗斯圣彼得堡附近的森林里找蘑菇。他潜心研究,淡泊名利,多么类似中国的传统价值观。相对于当今那些为了名利不惜学术造假的做法,他确实给当今浮躁的学界树立了榜样。

社会呼唤传统道德的回归,而中医恰是回归传统文化的津梁。有人问,中医是什么?你看,那柳暗花明处最灿烂的地方……

第三章　中医究竟是什么

中医像一位矍铄的老人，每天都与我们面对面，让人感到既那么熟悉，又那么陌生。熟悉的是，它的医学概念、临床术语、治疗实效都已渗透到我们生活的各个空间，甚至已能耳熟能详；陌生的是，为什么从"五四"新文化运动以来，就屡遭诟病、任人贬污？中医究竟怎么了？

1937年7月，毛泽东在《实践论》中批评那些在知识和科学问题上，既不诚实又不谦逊的人说："世界上最可笑的是那些'知识里手'，有了道听途说的一知半解，便自封为'天下第一'，适足见其不自量而已。"毛泽东的批评，对于那些不懂中医而对中医大放厥词甚至诬蔑中医的人是一记再响亮不过的耳光了。

那么中医是什么呢？1958年，毛泽东在批示卫生部党组提出的《关于西医离职学习中医班总结报告》时，以一个政治家的理念，表述了他对中医学的真知灼见，发出了最强音："中国医药学是一个伟大的宝库，应当努力发掘，加以提高。"

毛泽东在《实践论》中说："真正亲知的是天下实践着的人，……一切真知都是从直接经验发源的。"

中医究竟是什么学问，还是让我们中医学人细细地讲述吧。

第一节　中医是民族文化长城

刘力红博士说："中医是人类文明史中的长城，而只有当我们看到它的整体结构，看到它那富有力量和气魄的完美理论，看到它那不可思议的实际运用，我们才会体会到它的真正意义。"我很赞同刘教授这一观点。

我们要完整地探讨中医药学，才能真正了解，它不但是中华民族的医药科学，而且还是中华民族优秀传统文化中的重要组成部分。它不但承载了中医药学自身数千年的文明史和光辉史，而且还承载了传统文化的兴衰与传承，同时还关乎了中华民族的文化复兴和国际交流。纵观中医药学,它的历史空间,有如长城之悠久;它的发展历程,有如长城之起伏蜿蜒;它的整体结构,有如长城之坚韧伟岸;它的文化内涵,有如长城之气魄深远。它——中国医药学,是我们中华民族当之无愧的民族文化长城。

一、伟岸的历史文化典籍

中医学著作,上下几千年,纵横几百家,文才流溢,汗牛充栋,筑成了一道伟岸的书籍长城。它自从有文字记载以来,已经有连续数千年历史,综合了中华民族长期和疾病作斗争的丰富经验,并且早在两千年以前即已上升到有较完整的理论体系阶段。以后在整个发展过程中,历时久远,上下一脉相承,并且经不断演绎、不断补充、不断深化、不断完善,终于构成了今天这样丰富多彩的中医药学。最可贵的是,它的文字记载虽然有大量散佚,但是,仅就保留到今天的中医学文字资料,能广见于各经、史、子、集、小说、笔记及道藏佛书中的已经十分浩瀚,更不用说其专著典籍。至清朝末年为止,已经有书目记载的,按最保守计算,当在六千种以上。至1978年全国图书馆会议统计中医药学著作总数已超出一万种以上,居世界第一。可以说,上下几千年,纵横千百部,都有一定局限,所以只能用汗牛充栋来比喻了。这是多么巨大的一份文化财富啊!如果以其年代的久远,时间与空间的连续不断,理论的广博完整,实践成果的丰富多彩而言,都是任何民族无可比拟的。

再有,中药宝库也是极其丰富的,它也同中医学术一样,历史悠久,品种繁多,考证翔实,典载明确。从公元1~2世纪时起,药物学已经积成专著《神农本草经》,载药365种。继后经历代中药学家不断扩充到1 746种。公元1578年,伟大的中医药学家李时珍又撰成《本草纲目》一书,载药达1 892种。公元1765年,赵学敏著成《本草纲目拾遗》一书,载药已达2 608种之多。延至公元1977年,《中药大辞典》已收载临床应用中药5 767味。这又是一个多么巨大的药物群体,一个多么珍贵的自然物品(药物)宝库啊！世界上任何民族的药品库都不能与我们的绿色药品宝库同日而语。

中医的方剂,1979年从长沙马王堆三号汉墓中发现的《五十二病方》,是早于《黄帝内经》和《神农本草经》的我国现存最古老的一部"方书"。东汉末年,经"方书之祖"张仲景的勤求博采,创方剂74首。晋代方剂学发展很快,葛洪著的《肘后救卒方》简便切用。唐代孙思邈大胆开拓,创新立意,著《千金方》共计30卷232门,收方5 300首。宋代《太平圣惠方》载方16 834首。《圣济总录》载方近2万首。明代《普济方》广搜博载已达61 739首。近年出版的《中医方剂大辞典》收方已达96 592首之多。医学在发展,临床在实践,方剂的开拓如雨后春笋,在抗御现代疫病方面又有很多创新。仅以2000年江苏科学技术出版社出版的《抗癌中药大全》计算,抗癌中药已达700味,抗癌方剂高达2 800余首。

总之,中医方剂是中医学的精华,后世医方"不下百万"之巨,医方之多举世罕见。这是多么厚重的一份中医科技学说宝贵资料和遗产啊!

二、和谐的科技人文精神

中华民族具有五千年光辉文明史。由于有了三千年以上的文化积淀,到了春秋战国时期,中国社会进入了一个大变革时期:经济大发展和生产力的解放,由此带动了思想文化和科学技术的发展和解放。在中国历史上,出现了一个"诸子蜂起,百家争鸣"的学术发展高潮,各种学术思想都达到了一定的高度,各种学说专家以及各类学术潮流相继涌现,汇成了先秦至汉时期的民族文化洪流。这一潮流的兴起,正好为中医学的形成和发展创造了良好的社会基础,使中医药学说能成为当时文化洪流中的一大支流。

"海纳百川,有容乃大。"中医学是一门包容性很大的学科。在汹涌澎湃的文化潮流中,它成功地吸纳了当时经济、文化、哲学、科技、地理、气候环境以及儒、墨、道、法、名、阴阳、纵横、农、杂诸家中各类先进优秀的成分来充实完善自己的学说理论。尤其是把古代哲学思想与儒家、道家的道德价值观和社会经济观直接融入学术思想理论和中医学人的行为操守之中，甚至作为自己学说的指导思想。受儒家思想"仁者爱人"的影响，产生了孙思邈的医德规范和医学见解；受道家"恬淡虚无"的思想影响，产生了王冰的养生学说；受时行的运气学影响，产生了刘完素、张元素的六气脏腑病机学说；受"格物致知"的理学思想影响，产生了朱丹溪的降火滋阴摄生保精理论；受《易经》的影响，产生了明代孙一奎、赵献可、张景岳的命门学派。

历史上的中医大家们，正如"中医的脊梁"一章中所述，他们最可贵的是能穷其一生去精研医学和实践崇高的人生价值。由于有他们的坚持和他们的血肉奉献，才提升了中医学的精神和思想，才筑成了为世界瞩目的中国文化长城。

中医药文化凝聚了中国传统文化的精华。它像万里长城一样历史悠久，伟岸坚强、蜿蜒坚韧。它增强了我们的民族自豪感和爱国热情。传承和发展中医文化有助于培养科学精神与人文素养，有助于促进文化进步和经济繁荣，有助于推动中医药学术和产业的发展。

总的来说，中医理论是前瞻的，药种是广谱的，治法是巧变的，方剂是无限的。古往今来，抗拒过多少灭族疫病，护卫了几千年历代苍生，并且还将肩负着中华民族繁衍昌盛的重任长征到永远。

第二节　递给世界的科技文化名片

今天，中国商品已经遍布世界各地，在那些繁华的国际大都市的大商场里，随处都可以见到琳琅满目、价廉物美的"中国制造"。尤其是在非洲广袤的大地上，飞驰着的多是中国品牌的小汽车。比起当年只能用猪鬃、猪肠衣换取可怜的外汇，这简直是翻天覆地，天上人间；但是在西方人的眼中，"中国制造"仅仅是廉价商品的代名词,是没有自己民族文化底蕴的产品,仅仅是普通意义上的来料加工。

当然,闭关自守、故步自封会自取灭亡,引进先进文化是民富国强的一种措施。就像东洋人,他们满世界搜索好东西,舶来就用,拿过手就是自己的;但是,他们在疯狂掠夺别民族的同时,绝不丢弃自己民族的东西,绝不会用别人的文化来打击否定自己的民族文化。

一个国家如果其文化传统是苍白的,要依赖舶来文化去支撑、养育,甚者用以消灭自己的民族文化,这种民族就会随文化的消亡而毁灭。任何一个民族复兴的前提就是文化的复兴,所以文化是一个民族与其他民族区别的根本标志。从公元1840年以来,我们民族很多识别标志都被毁掉了。任何一个民族如果要放弃自己的标志是要付出生存代价的。

上世纪末,哈佛大学著名考古学家张光直教授提出:世界文明的形成有两种方式,一种是中国式的;一种是西方式的。中国式的文明特点是连续性、持续性;西方式的文明特点是突破性、断裂性。中国的文明形态具有世界性。

中医是中国古代文明的杰出代表,它堪称世界上保存完好的一份古代医学文化遗产。它既是属于中国的,也是属于世界的。在信息社会到来的今天,世界文化出现了两大新的发展趋势:一是多元文化的共同发展;二是东学西渐的日趋兴盛。如今我们国家的综合国力正在增强,我们的民族正在复兴和崛起,21世纪将是中国的世纪。

人文精神不是一句空话,它是需要依托在具体的,能够体现民族文化传统、民族精神,甚至是民族尊严的某些载体上,而中医学就是这样的载体。要为推出国家形象,建立世界认同价值表征作努力,中医学是当之无愧的能当重任的递给世界的一张科技文化名片。

一、古圣贤谱写的不朽篇章

从长沙马王堆三号汉墓出土的《五十二病方》和我国现存最早、最系统、最完整的中医典籍《黄帝内经》来推论,中医药学远在公元前 5～3 世纪的春秋战国时期,就已经发展成为有完整理论基础的医学体系。虽然它是前几千年文明的积淀和总结,但是,它是同希腊希波克拉底学说同时代、同一水平线上的文明。《黄帝内经》是我们古代先辈递给世界的第一张重量级的科技文化名片。以后中医学人在之后的两千多年中,连续不断地推出辉煌,向世界递出了一张又一张领先世界的中医名片。

(一)扁鹊两千年前绝巫术

扁鹊,中国医圣,四诊之祖。在两千年前那个神权高于一切,巫术占统治地位的时期,《黄帝内经》已开始以"法天地,象日月,治汤针,绝巫术"的治学思想抵制神巫迷信。扁鹊则是亲身实践医巫分离、不容巫医的第一人。他向世人宣告"信巫不信医"是六不治之一,公开反对巫术治病的谎言。

(二)张仲景领先千年创汉方

张仲景,医中之圣,医方之祖。他创著《伤寒杂病论》,创中医方剂 300 余首,对国外都有深远的影响,尤其是对日本、韩国、朝鲜、越南、蒙古等国的影响很大,早在公元 751 年的唐代就已传入日本。在日本有很多专宗仲景学说的古方派医家。直至今天,日本一些著名中药制药厂,如小太郎、内田、盛剂堂等制药公司出品的中成药(浸出剂)中,伤寒经方(或伤寒衍化方)占 60%以上。由此可见张仲景的学术思想和学术成果对日本医学界的影响极其深远。

(三)皇甫谧针灸巨著惠全球

皇甫谧,中医针灸学之祖。他所著《针灸甲乙经》十卷,计一百二十八篇。内容包括脏腑、经络、腧穴、病机、诊断、治疗等内容。它矫正了腧穴等穴位 654 个,记述了各部穴位的适应证和禁忌,阐明了各种操作方法。以此书为基础,于公元 1027 年间,北宋铸成的针灸铜人,依照十四经络的分布,确定了全身针刺穴位,是世界最早的医学教学工具,是我们的国宝级文物。可惜这一历史文物于公元1900年为日本帝国主义劫掠而去,至今尚存于日本东京国立博物院。《甲乙经》是世界最早一部理论联系实际,有重大价值的针灸学专著,是中医必读的古医学典籍之一。1 600多年来,它对针灸的临床治疗及理论发展都具有不可替代的指导作用,是世界独一无二的科学技术,至今在世界上正享有越来越高的威信。

(四)葛洪传染病学领风骚

葛洪,中医学家、古化学家、中医"传染病学专家"。约在公元283年后,葛洪著《肘后救卒方》。它是一部简、便、效、廉的方书。书中十分详尽地记载了沙虱病的发病、病症、诊法、治法和预防,连传染途径、发病地区都十分准确。他发现沙虱病是由一种形似小红蜘蛛的恙虫幼虫(恙螨)做媒介而散播的一种急性传染病,流行于东南亚一带及我国台湾和东南沿海各省。国外发现恙虫病的病原是一种比细菌小得多的"立克次体",当西方弄清携带病原的小红蜘蛛生活史后,已经是20世纪20年代以后了。葛洪早在1 600年以前,在没有显微镜的情况下,就已经把它的病原、病状、发病地域、感染途径、预后预防了解清楚得与今天临床竟无二致,实属世界传染病学的奇迹。

葛洪,创造了应用狂犬的脑髓贴敷被狂犬咬伤的创口之处,以治疗狂犬病的方法。一直到19世纪法国巴斯德才作出狂犬大脑中含有抗狂犬病物质的"科学"发现。遗憾的是,这一发现已经延后了1 600多年。

葛洪通过炼丹术制成了硫汞化合物——红色的硫化汞,这是人类最早用化学合成法制成的化学产品之一。除此之外,他还用炼丹法制成了多种有医疗价值的化合物和矿物药用于治病。

(五)孙思邈科学用药早先行

孙思邈,中医药王。他十分擅长治疗足气病。治疗中常选用防己、细辛、犀角、蓖麻叶、蜀椒、防风、吴茱萸等药。尤其常用楮树皮煮汤调粥服用以预防，这一点，即使从西医角度看，在世界医学史上也是非常先进的。西医认为，足气病是人体缺乏维生素 B_1 引起的，而孙思邈所用之药全都富含维生素 B_1。欧洲人开始研究并认识此病及治疗时，已经晚到公元 1642 年，相比之下，他们已经晚了整整 1 000 年。

（六）钱乙儿科专著添贡献

钱乙，中医幼科鼻祖。所著《小儿药证直诀》是我国现存的第一部儿科专著，它第一次系统地总结了对儿科的辨证施治法则，使儿科自此发展成为一门独立学科，为儿科医学的形成和发展作出了巨大贡献。同时，这一专著是世界最早的儿科学专著。

（七）李时珍《本草纲目》铸辉煌

李时珍，伟大的中医药学家。所著《本草纲目》是我国乃至世界药物学的空前巨著。它不但在中药学方面，而且在动物、植物分类学等许多方面也有突出成就。同时对其他有关的学科，如生物学、化学、矿物学、地质学、天文学等也都作出了贡献。本书在世界自然药物领域占有极重要的领先地位。

中医人才济济，硕果累累，古圣贤们用他们的聪明才智和太医精诚在中国医学领域创造了领先世界的奇迹，铸就了中华民族文化辉煌，让世界为之瞩目，为之惊叹。

二、中医学创新继往开来

中医学是我国在世界上为数不多的领先学科之一。近年来，由于中国的和平崛起以及中医学人的不断创新和不懈努力，向世界推出了众多医学成果，让世界为之瞩目，使中医在全球获得了更加广泛的欢迎和重视。当前，世界上很多发达国家，已经把看中医当做一种时尚，甚至看成是一种社会地位的象征。

（一）誉满全球的"神针"

针灸疗法是实践中医经络学说的一种独特治病方法，是中医非药物疗法百花园中的一枝奇葩。它取材简便、收效迅速、不服药饵、副作用小，真正体现中医简、便、效、廉特色，深为众多患者喜爱，在广大人民中享有很高的威信。在国际上，不但东方各国，就连中亚、非洲的国家以及欧美众多国家都在从事针灸疗法的研究。

早在17世纪，法国就出版有中医书籍，并使用针灸治病。上世纪，由于"经络探测器"的发明和应用，剖解中医经络学说的奥秘出现了新一轮曙光。针灸学这一门独特的医疗治法的科学内涵和真正价值从此展现在世界人民面前。可以肯定，它将在世界医学领域中放射光芒，将为世界人民的健康作出更大的贡献。

1970年，美国总统尼克松访问中国。中国政府在北京向美国代表团实体演示了针刺麻醉下的开心手术，那血淋淋的神奇场面，将参观的美国专家们惊得目瞪口呆。访问还没有结束时，《纽约时报》的一名随行记者，因患急性阑尾炎急诊入院。按当时西医专家的诊治要求，应当急行手术治疗。但是，北京的医生们却为他采用了保守的针灸治疗，病人很快痊愈。回国后，该记者将自己在华的亲身经历和感受中国针灸治疗的神奇效果作了详尽的公开报道，立即引起了当地社会的轰动，顿时激起了广大公众对中国神奇医术的兴趣。1996年4月30日美国政府正式批准针灸治病合法化，注册执业针灸师达11 290人，中医诊所7 000多个，有的针灸诊所还被列入医疗保险定点单位。现在，中医在美国已渐入主流，在全美48个州和一个特区均以不同形式允许针灸治病，中医诊所已经遍布美国各地。

在德国，中医已经进入了主流医院。据不完全统计，现在将中医作为不可分割的一部分的主流医院已有近30家之多。当然，非药物治疗的针灸疗法更让欧洲人印象深刻。

在英国，当这个保守国度的人们正苦于抗生素和激素的抗药性与副作用的严重困扰时，一下子看到了中国绿色医疗的价值和前景。政府已将中医纳入立法过程之中。现时英国有600多家中医诊所，中医和针灸人员达3 000多人。同时不少西医专家也开始研究学习针灸和中医中药。在不久的将来,英国也会出现"西医学习中医"的热潮。

在法国有 2 600 个中医诊所,部分公立医院还建有针灸科,针灸医师近万人。

据不完全统计,在全世界的 130 多个国家有 5 万多家中医医疗机构,10 万个针灸诊所,针灸师已超过 14 万人之多。中国针灸在全世界的影响和发展正方兴未艾,如火如荼。

上世纪六七十年代,在毛泽东"中国医药学是一个伟大的宝库,应当努力发掘,加以提高"和"百花齐放,百家争鸣"方针政策的鼓励下,针灸疗法在中国出现过一次创新热潮。当时,由有条件的军、地医疗卫生单位,对针灸麻醉进行了有益的研究。科研人员写出了许多有关针刺麻醉的论文。从针刺麻醉资料综述、针刺麻醉原理的探讨、针刺麻醉的临床应用三个方面,有目的、有预期地对针刺麻醉进行了探索、尝试、研究和临床,并在颅脑手术、神经外科手术、五官科手术、心脏手术、肺切除手术、乳腺癌根治手术、胃大部分切除手术、阑尾切除手术、脾切除手术、妇产科手术、骨关节手术、烧伤取皮等手术中,用针刺麻醉替代(或部分替代)西药麻醉做 了研究和观察,收到了一定效果,取得了可喜的成绩。当然也还存在一些技术方面的问题有待进一步解决。但是,这一研究是一个良好的开端,中国人作了非常有价值的尝试,并取得了第一手宝贵资料,为今后的针刺麻醉研究奠定了基础,开了世界用针刺的方法、用非药物的方法进行麻醉的先河,受到世界医学界的密切关注。总体来看,针刺麻醉研究还处于初级阶段,技术还十分幼稚,理论还需要提升,实践还要深入研究。但是,它是世界领先的科技发明,为医学非药物麻醉领域升起了一颗闪烁的启明星。

(二)非洲人民的福音

疟疾,是由疟原虫经蚊虫叮咬所传播的传染病。当前是世界第二大传染病,也是流行最广,发病率和死亡率最高的热带寄生虫传染病。据国际疟疾风险基金(MMV)负责人克拉夫特介绍："全球约25亿人生活在疟发区,临床病例高达3亿～5亿人,每年死亡人数超过300万,其中一半为五岁以下儿童。非洲死亡人数占70‰,平均每30秒钟杀死一个五岁以下儿童的疟疾,造成非洲GDP每年损失1.3个百分点,严重困扰非洲经济。"因此,世界卫生组织已经把遏止疟疾传播列为21世纪前10年的首要医学问题。

中国人治疗疟疾已有两千多年历史,早在《黄帝内经》的"疟论篇""刺疟篇"和"岁露论篇"就对疟疾的发病原因、症状、病理、分型和针刺汤药治疗有详细记载。研制成品药治疗疾病,还应追溯到上世纪60年代的越战期间,热带丛林抗药性疟疾肆虐,战争双方为减少疟疾的危害,寻找新药迫在眉睫。在全世界求药无果的越南领导人胡志明,于1964年初向中国求助,毛泽东作出了承诺。周恩来于1967年5月23日主持了国内7个省的几十个科研单位,开展了研究抗疟新药的"523"项目。当时,从中草药中寻找药源是研究的主攻方向,但是通过了数千种中草药的初步筛选,无数次的实验都未找到抗疟有效成分。1969年后,中医研究人员在仔细查阅了公元340年东晋医学家、炼丹化学家葛洪所著的《肘后救卒方》后得到启示,原来青蒿的抗疟有效成分青蒿素不能用煎煮法取得,只能用鲜品"绞取汁"才有药效。在此基础上,又整理归纳出两百多个方药,历经380多次样品的鼠疟筛选,终于在1971年10月青蒿抗疟筛选取得成功。1972年从中药青蒿中分离得到抗疟有效单体,命名青蒿素。1973年经临床研究结果,疟原虫抑制率达到100%。经临床扩大应用,至1978年共治疗2090例,病人均获得痊愈。

由于对中医药的歧视和经济利益驱使,美英等世界各主要捐助国,一度反对普遍使用青蒿素。但在抗疟的严峻形势面前,加之青蒿素的确切疗效,许多国际组织和医学专家相继认可了青蒿素的作用。2001年12月中旬,世界卫生组织在一份公报中指示:"治疗疟疾的最大希望来自中国。"2003年8月以后,我国又开始在青蒿素的基础上研制青蒿素复方制剂。终于由上海药物研究所开发出抗疟新药复方蒿甲醚。

蒿甲醚是中国目前唯一在国际上注册销售的源于传统的中药并拥有知识产权的专利药品,被列为国际抗疟援助计划的首选药品。

迄今,复方蒿甲醚已在全球49个国家和地区获得发明专利,在80个国家完成药品注册,28个国家上市销售。在WHO的推荐下,全球已有14个国家指定它为疟疾治疗的一线用药。22个亚非拉国家将其列入国家疟疾治疗指南。它还是联合国儿童基金会指定,在赈灾和难民救助中唯一使用的抗疟药物。世界各国对复方蒿甲醚的需求在2004年飙升至440万剂,2005年预计达到3 200万剂。

当疟疾在夸祖鲁纳塔尔肆虐,当地诊所人满为患,传统西药抗疟药失败时,正在束手无策的当地政府决定尝试中国复方蒿甲醚。奇迹立即发生了:在不到一年时间里,当地疟疾患病人数减少了78%,死亡人数下降了88%,夸祖鲁纳塔尔的老百姓终于得救了。

在全球基金和世界卫生组织的支持下,赞比亚首期购买复方蒿甲醚资金达1 800万美元,5年内将达到3 900万美元。目前,蒿甲醚在当地掀起了热潮。赞比亚人深情地对蒿甲醚又重新命了一个本国名字Wdmem,含义是"我们的福音"。

面对全球疟区传来的喜讯,世界卫生组织驻华代表贝汉卫博士在复方蒿甲醚国际合作项目十周年大会上动情地说:"今日的世界应当说一声谢谢你中国。谢谢中国的士农工商,谢谢你们合力造出了复方蒿甲醚。"

复方蒿甲醚是我们向世界递出的又一张中药名片。它向世界传递的不仅仅是一种药品,更重要的是我们中医药的博大精深、潜力和内涵。

(三)非典(SARS)肆虐的克星

2002年底世界突发非典型肺炎(SARS)疫情,在短时间内袭击了32个国家和地区。中国内地染病人数高达5 327例,占世界的 60% 以上。据统计,全球的 SARS 病死率为 11%,中国台湾为 27%,香港和新加坡为 17%,中国内地为 6.5%,广东省为 3.8%,明显低于外国和外地区。中国内地取得的治疗效果,主要是因为中医药介入了治疗过程(中医参与治疗的患者占 58%),同时,中西医配合治疗已发挥了特殊作用。

西医认为 SARS 是一种全新的疾病。当时病因不明,传染途径不明,无有效治疗药物,无治疗先例借鉴。在当时 SARS 肆虐的严峻情势下,作为我国主流医学的西医,一开始就得以全面进入治疗过程。由于对 SARS 的认识是一片空白,西医也只有用大剂量的抗生素和激素等药进行试治。其实,SARS 是一种未被认识的新型病毒,西医还没有研制出针对治疗的抗病毒药,因而几乎无药可用。抗生素和激素药的使用,不但很难控制疫情,减少死亡,而且由于大剂量地滥用抗生素和激素,留给了患者太多的后遗症。

中医认为,SARS 归属中医温病学范畴,是一种温病,而中医治疗温病历史十分悠久。早在公元 1641 年间,我国山东、河南、河北、浙江诸省,突发大疫,连门阖户,传染猖獗,死亡众多。我国众多医家,奋而战疫,保全民生。公元 1642 年,明末著名医学家吴有性,推究病源,收集历验,著论制方,详加辨识,著成《温疫论》一书上、下二卷。至此温疫辨治始有发明。此书提高了温疫治疗效果,有效抗御了疫情。它标志着我国对传染病有了新的认识,掌握了发病和治疗规律,推动了温病学说的发展和完善。后世清代,医家著说踊跃,承创了中医温病学派。清末民初温病学说已经日臻完善。

2003 年 SARS 发病时期,中医在中国实属替补医学地位。一开始中医未能获准进入治疗过程,后经多方面呼吁后,才被获准介入治疗。中医治疗温病,理论成熟,思路开阔,辨证准确,药物齐备,很快收到了显著疗效。如以广州中医药大学附一院为例,当时收治非典病人 36 例,无一例死亡,医护人员无一人被感染。绝大多数患者痊愈出院,没有一人有任何后遗症。患者平均退热时间 2.97 天,平均住院 8.86 天(不计自动出院病例)。至此,中国人战 SARS 大获全胜。

世界卫生组织专家认为:中医药挽救了大量 SARS 患者的生命。在预防和恢复期治疗方面,西医迄今尚无针对性治疗方法,中医有其独到之处。中西医结合治疗 SARS 是安全的,潜在效益很大。要总结中医药治疗 SARS 的成功经验,提炼出带规律性的方法来,为其他国家提供参考。世界卫生组织专家组成员马奎尔博士在《直面 SARS,中医药防治非典策略》的引语上写道:"中医药治疗非典型肺炎效果非常神奇。"

大战非典一役,以中国人大获全胜而尘埃落定,肆虐无忌的 SARS 在中国遇上了克星。

2006 年 3 月,从吉林长春传来喜讯:长春应用化学研究所于 2003 年承担的"中药抗病毒活性成分的生物谱研究"项目获得重大进展。他们以目前临床上确有疗效的抗病毒(如流感病毒、HIV、乙肝病毒等)中药黄连、黄芩、金银花等几十种中药为对象,选择了与 SARS 病毒聚合酶相关的基因片断作为生物靶分子,利用快速、灵敏、准确的生物谱技术,通过对这些中药的主要化学成分或有效部位与生物靶分子的相互作用研究,从中发现了具有潜在抗 SARS 病毒活性的成分,为抗 SARS 病毒的治疗药物研制提供了依据。本项目通过了由吉林省科技厅组织的专家鉴定,这是中药抗 SARS 病毒研究的重要进展。

(四)艾滋病患者的希望

艾滋病(AIDS),1981 年被世界认识,1982 年被正式定名,1983 年发现病原体为人类免疫缺陷病毒(HIV)。21 年后的 2004 年 12 月 1 日第十七个艾滋病日时统计,全世界艾滋病感染者已高达 4 000 多万,至 2006 年时,仅仅过了两年时间,全球感染 HIV 总人数已高达 6 000 万,发病人数直线飙升,被人们称为"世纪瘟疫"和"超级癌症"。由于艾滋病在全球肆虐流行,已成为世界重大的公共卫生问题和社会问题,引起了世界卫生组织及各国政府的高度重视。

亚洲的艾滋病感染人数居全球第二,中国艾滋病疫情位于亚洲第四位,正处于快速增长时期。尽管全世界经过了多年的奋战,防治已取得明显进步,但是有许多关键问题还远远没有得到解决。

　　我国政府高度重视艾滋病的防治,尤其重视中医药治疗艾滋病。从《中国预防与控制艾滋病中长期规划(1998～2010年)》和《中国遏制与防治艾滋病行动计划(2001～2005年)》可以看出,我国十分重视发挥中医药防艾治艾的特色和优势,坚定地走中西医结合防治艾滋病的道路。

　　我国治疗艾滋病是从1987年开始的,当时坦桑尼亚总统来华访问,希望中国政府派中医药专家援助治疗艾滋病。邓小平十分关心,承诺了政府间的防治合作。中国中医研究院(科学院)与坦桑尼亚国立莫西比利医院承担了合作开展中医药治疗艾滋病项目。此项目开展近20年来,中医专家在坦用中医药治疗了上万例艾滋病患者和HIV感染者,发表了上百篇中医药临床和实验研究论文,探讨了中医药清热解毒、补气益血、补中益气、健脾补肾、活血化瘀、益气养阴等治疗方法对艾滋病的治疗效果,并研制了十多个治疗方剂,使中药治疗艾滋病的总有效率达到40%～52%,艾滋病患者的5年病死率由早期治疗的50%下降到现在的30%,治疗艾滋病的总有效率由早期治疗的30%上升到现在的50%。该国1990年以前接受中医药治疗的病例中有10%生存至今。

　　通过近20年的探索和实践,中医药治疗艾滋病从援非医疗队的初步探索到国内自发散在的治疗、研究,再发展到现在由政府领导组织下开展大规模的医疗救助和多方面、多层次的科学研究,已经取得了可喜的成绩。比如筛选出了上百种具有抗艾滋病毒的中药,发现了数十种中药有抗逆转录酶作用,证实了部分中药有抗蛋白酶作用,证明了扶正排毒方、中研2号方、爱康艾滋颗粒等复方药,治疗艾滋病所获得的肯定效果,进一步验证了此类复方药具有非特异免疫增强作用。除了对中药的研制外,还摸索了针刺和艾灸对艾滋病的治疗,已取得了可喜进展。总的来说,20年的临床实践证明,中医药在提高和保护患者的免疫功能、改善临床症状、治疗机会性感染、提高生存质量、延长生存期等方面都有显著作用和肯定效果。同时与单用西医药治疗相比,它还具有:①更科学的综合调整治疗优势;②对治疗中的西药有减毒增效优势;③药源丰富、价格低廉的优势;④较西药有更为积极的主动治疗的优势;⑤不易耐药、毒副作用少的优势;⑥增加中西医结合协同减毒增效,提高依从性、促进免疫重建的优势等。

总的说来,中医药治疗艾滋病,受到病人、病人家属和地方政府的普遍欢迎。接受治疗的病人情绪稳定,战胜病患,生存自救的信心增强,生存质量明显提高,促进了社会稳定。对于大多数坦桑尼亚艾滋病病人来说,得到中医专家组正规的免费治疗是他们生活的希望,他们一直对中国政府和医生充满感激之情。患者常对中医医生说"dawatawmu"(斯瓦希里语的意思是"中国药好")。我们可以告诉全世界,中医药完全有可能在防治艾滋病中发挥独特而重要的作用,中医药的肯定疗效和优势是西药不可替代的。

(五)癌症病人的坦途

癌症是当前威胁人类生命的第一杀手,全世界每年新发肿瘤者大约1 100万,我国每年大约新发220万,国内每年因肿瘤死亡的人数高达150万,人们视癌症胜过洪水猛兽,甚至谈癌色变。1998年10月19日,世界卫生组织(WHO)向人类发出告警:"癌症爆炸"的时代正在接近。面对严峻的癌变形势,世界医学界正努力找寻、研究高效安全的抗癌药物,而天然抗癌物种的寻找和开发,正成为世界医学界的热潮。

对于癌症的治疗,现代医学历经了半个多世纪的拼搏。当前竭尽全力的抗癌手段,不外就是手术、放疗和化疗这"三把快刀"。这三把快刀又是双刃剑,既能杀伤癌瘤,更能伤害人体。据有关报道统计,三把快刀的真正整体治疗效果,总体达不到

30%,反而还要加大病人思想负担和机体的病苦,缩短病人的寿命。

美国《财富杂志》2004年第三期发表的30余年对攻研癌症的总结资料显示,耗资2 000亿美元,刊出150余万篇论文,筛选上千个先导化合物,然而收效甚微,自称是未取得任何实质进步。从而认为要调整思路,学习东方人与自然和谐协调及个体化诊断经验。那么光明在哪里? 光明在东方,光明在中国。

中医药学凭借几千年系统的文献资料积累,从仁哲前瞻的医学理论,广泛天然的中药物种,灵活规范的辨证法则,巧变无限的方剂组合中发掘抗癌宝藏,在治癌理论、方法、药物方面都取得了很大进展,为癌症病人铺设了一道通往健康的坦途。2000年由章永红编著,江苏科学技术出版社出版的《抗癌中药大全》对前期抗癌中药和方剂作了一次总结,已经收载的,有临床实效的抗癌中药已达700味,抗癌方剂多达2 800余首。人们从中看到了战胜癌魔的希望,让世人为之瞩目。

从人类抗癌史看,与癌症的短兵相接已经历了一百多年。在这一个多世纪针锋相对的斗争中,人类向癌症发起了三次攻击高潮:第一次是17世纪末至18世纪初,使用手术根治和X射线治癌;第二次是1942年,以氮芥为首的系统化疗方案;第三次是从2004年以来的"癌症整合治疗",即以中医中药与西医手术、放疗、化疗相结合的治疗方案,这是当前国际癌症治疗的最新措施。

人们从第一、第二两次攻击癌症的结果看到,用手术根治,手术做得越大,根治手术带给人体的术创破坏也越大;放化疗剂量越大,次数越多,射线和药物对机体的杀伤也越大越狠。对那些虚弱生命而言,只能导致生命更加垂危,甚至会加速死亡。近年来,人们更加清醒地看到,没有自身安全的针锋相对拼斗,只能是鱼死网破,两败俱伤。皮之不存,毛将焉附? 人,在生存面前总是能变得理性一些,不得不开始寻求更安全有效的手段。

肿瘤,是人体基因在复制过程中发生突变时,由于某种因素导致复制出现错误而使基因突变产生的疾病。如果在治疗中只注重灭杀肿瘤本身，而不注重解决 DNA 的错误突变，实属本末倒置，得不偿失。中医历来重视人体发病的内因外因，着眼整体系统调治，着手于标本皆治。由中医药在治癌的第三次冲击中担当主角，创造生命奇迹是有希望的。

灵芝是中医药宝库的精品。传说它是炎帝女儿瑶姬所生化。我们的祖先在仰韶文化时期就认识了灵芝，从那时起灵芝即被誉为"祥瑞之物"，备受帝王将相青睐。公元前 1 世纪，世界第一部药典《神农本草经》中，灵芝位列上品，在浩瀚的典籍中，灵芝"起死回生"的神奇作用多有描述。现代科学也证实灵芝提取物具有抗肿瘤作用，《中华人民共和国药典》已正式收载。

有报道称，2004 年，云南药品机构研发的抗癌新药"三阳血傣"获国家生产许可后，作为中埃两国政府的合作交流项目，成功进入埃及国家肿瘤医院应用于临床。

有报道称，2005 年 7 月 16 日，北京一中医肿瘤医院推出的"以人为本，科学抗癌"的"四位一体疗法"获得"2005 年国家科技最高奖"。四位一体疗法是以心疗为前提、药疗为核心、食疗为基础、体疗为补充的中医治癌方法。各法整体协同、优势互补、各施所长、整合治疗，是中医整体观念与辨证论治特色的具体实践，是以人为本的人体医疗的体现。

有报道称，2006 年初，美国生命科学杂志（LS）刊出的一项研究报告说，青蒿素能在 16 小时内将几乎所有与之接触的人乳腺癌细胞杀死，它有望成为又一抗癌中药，如果顺利，它将为某些癌症的治疗方法带来革命性变化。

这些科研成果虽然还仅仅是一个开始，是抗癌路上一个小小的闪光，但是让世界知悉，中国人运用博大精深的中医中药科技，正成功地为人类战胜癌症铺设了一条直通健康的坦途。

鉴于中国人所创造的一个又一个医学奇迹，2004 年夏天，诺贝尔奖获得者，被称为"癌症之父"的美国佛里德—哈特金森癌症研究中心主任,国际权威肿瘤专家利兰·哈特韦尔来到中国,虚心向中国同行学习中医药治疗肿瘤的经验。哈特韦尔感言:近年来许多医学试验和临床证明,西医采用放疗、化疗对付癌症收效甚微。西药不是万能的,我们要向中国同行借鉴和学习,尤其是神奇的中药。

三、中医传递了光明

乔治·萨顿博士(1884—1956),美国科学史专家。他在其论著《科学史导论》中说:"实际上科学的种子,包括实验科学和数学,科学的全部形式的种子是来自东方的。""不要忘记东西方之间曾经有过协调,不要忘记我们的灵感多次来自东方。"正如萨顿博士指出的那样,中医学正是把东方光明带给西方的一大载体。中医与西医在世界治疗疾病的协调中,中医不但带给了世界光明,而且给予了西医更多灵感。

"癌症的整合治疗"方案,是西方医学界的主流治癌方案,是近年最新兴的治癌标准。这一标准,是以美国当代思想界最杰出的代表人韦伯的"整合学"为基础创立的。1949年出生于美国的韦伯,在读大二时偶然阅读了老子的《道德经》后,为之震动。于是他把东方的思想方法和西方的科技成果结合起来,创立了"整合学"。西方医学工作者很快就把"整合学"理论作为医学的思维工具进行医学研究。美国国立卫生研究院(NIH)成立了整合医学办公室,哈佛大学、哥伦比亚大学的医学院等都建立了整合医学研究中心。2004年在美国洛杉矶举行的"第32届美国癌症年会"上,"癌症的整合治疗"方案诞生。

据悉,在"21世纪医药国际学术大会"上,确定了三大新标准评价抗肿瘤药物。第一是"多分子—多靶点"药物是当前世界最先进的抗肿瘤药物。中医药讲究多种药物的配搭使用,方剂就是真正具有多种成分、多种靶点特性类药物。第二是要求抗肿瘤药物的安全、无毒和高效。中医一直追求通过各种技术减毒增效,它是当今世界最安全、无毒(小毒)和显效的药品。

第三是要求药物微量化,即要求药物应具有药物有效活性成分高度浓缩和药物的适应性要广。国际上的新标准,其实是中医药几千年始终不懈努力追求在实践中应用的老标准,真的好让西方人惊叹。

青蒿素、复方蒿甲醚的问世,不仅仅是为世界提供了药品,更是让世界认知了一种理念。国际专家们评论说:这一新的发现更重要的意义在于发现这种化合物独特的化学结构,它将为进一步设计合成新药指出方向。也就是说,中国人为西方的化学合成制药开拓了一条新的康庄大道。利益的驱使是不分国籍的,西方人只要认准了中国传统医药的价值,就会同中国人再次协调。因灵芝的抗肿瘤效果,并兼顾了抑癌保健,对人体全无毒副作用,受到医学专家的一致青睐,并立即引领了欧、美、日等国都纷纷加大相关研究力度,意图赶超中国。尤其是日本人更是呈现出咄咄逼人之势,妄图以发达的制作工艺压倒中国。但是,由于中医对灵芝的复方组合应用,其临床疗效在这一领域中国人再一次走在了世界的前沿。

总之,中医向世界递出的不仅仅是中医中药的名片,而是能代表中国人的思想、文化、精神、智慧和创造价值观的名片,是对人类负责、对其他民族讲诚信的名片,为中华民族争气争光的名片。

萨顿博士说:"光明从东方来,法则从西方来。"

中医把光明传递给了全世界。

第三节　领先两千年的医学模式

医学模式是对医学实践方式的一种意识形态探讨,是对医学行为过程的总认识,是一种回顾性结论,属于哲学范畴。医学模式不是由某一个人事先设定的,而是由医学群体在医疗实践过程中逐渐形成,同时又能对医学实践的不断深入起指导作用。医学工作者都有意识或无意识地恪守在一定的医学模式下进行工作。

医学模式来源于实践,但不是恒定不变的,而是受时代的变迁影响而发生改变。政治、经济、科技、文化以及人类的思想认识和宗教信仰都是改变医学模式的因素。只有当某一模式真正代表或体现了人类医学发展的科学规律,并能经受长时间的实践检验后,这一模式才有可能稳定渐进地发展。

一、西医模式曲折前行

早在原始社会时期,人类头脑蒙昧,鬼魅统治着人类的思想,驱灾保命均求告巫术,所以当时社会的医学模式是"巫医模式"。随着社会的发展演变,人类对大自然有了一些直观理性的认识,同时对自身已经有了进一步的整体了解。于是在这一时期出现了"朴素的整体医学模式"。希波克拉底学派的、以宏观哲学观和原生态治疗方法相结合的医疗实践就是这一模式的代表之一。

公元前3世纪,古希腊托勒密王朝的学者们收集整理了之前几百年希腊科斯学派的医学成就和结晶,著成了全书共100篇,大约20余万字的《希波克拉底全集》。希派学说不重视人体解剖,采用地、水、火、风"四大"理论作为医学的哲学基础,以黄胆汁、黑胆汁、血液、黏液"四体液"学说作为生理、病理基础。认为人体生病是"四体液"平衡失调所致,运用服药、吸罐、放血、海水浴、日光浴等治法纠正其失衡,调动人体的"自然疗能"以恢复人体的平衡。这是一种宏观的哲学观与原生态治疗相结合的方法,所以属于"朴素的整体医学模式"。这一学说,很长一段时间,在西方临床上有着极高的权威,直到18世纪后消亡。

朴素的整体医学模式之后,社会的权力一度由宗教神权把持。这一时期,人类社会出现了由僧侣操控医事,神力治疗疾病的阶段,这就是所谓的"僧侣神权医学模式"。这一模式直到15世纪以后,随着社会文明的进步,人类科学技术的发展和不断创新,医学模式也随之产生了更大的改变和发展。

公元1543年,意大利解剖学教授维萨里(Vesalius,1514—

1564)出版了解剖学名著《人体之构造》一书,对人体进行了机械式的剖析分解,于是西医学从此就摒弃了自然哲学的方法论,并彻底与自己的古典传统医学模式决裂,将医学转向构建在人体解剖的基础之上。维萨里为西医学树立了第一座近代医学的里程碑,确立了近代"生物医学模式"。到 19 世纪下半叶,西方科学又有两项新的发明,并为西医学所借鉴,这又一次促进了西医学的向前发展。第一是显微镜的发明和应用于医学之中,开创了微观的认识方法;第二是大规模工业化生产的化学合成药物,取代了原生态的治疗药物。其中抗生素、维生素、激素的发明,极大地丰富了西医药物的治疗手段。这两项发明与运用,被看做是现代医学的第二座里程碑。

由于社会的不断发展进步和对人体疾病的深入研究,到近代,人们逐渐发现和认可自然因素、社会因素、心理因素等多种因素与疾病的发生发展有着密切关联。于是认为医学的单纯自然生物学属性已不全面,自此西方人才开始对健康和疾病的含义有了新的认识和解读。

1946 年,世界卫生组织对健康作出了新的定义:"健康是身体、精神和社会生活诸方面圆满适宜的一种状态,而不仅仅是没有疾病和虚弱。"

1977 年,美国精神病学教授恩格尔提出"社会—心理—生物医学模式"。从此这一学说观点取代了单纯的生物医学模式,并为现代医学界所接受,备受社会欢迎。

这里应当郑重强调的是,西医学的这一最新医学模式,确实在趋向和接近人类发病的真实现状,是开始从微观的夹缝中回过头来,向宏观的光明之处前进。

二、中国"医道"争鸣领先

在人类医学发展史上,不同的民族有不同特色的医学文明。但它们也有相同之处,其医学模式的发生发展都有由低级到高级,由片面到完整,由非理性到理性的发展过程。

中国的远古时期,也出现过"巫医模式"时代。我们从安阳小屯出土的 10 万甲骨片中可以看到,涉及疾病记载的已有 323 片,这些甲骨片中记载有疾病的名称及症状,还有相关的卜辞,但是却没有药物治疗方面的记载。由此可见,当时人类生了病,还不是用药物治疗,而是用求巫问卜的非理性手段。到了公元前 5～3 世纪,《黄帝内经》问世后,明确提出"拘于鬼神者,不足以言至德",以示反对巫医巫术。秦越人扁鹊就是当时反对巫医的勇士。他宣告"信巫不信医者"为六不治之一类,旗帜鲜明地反对巫医。从以上资料可以看出,在中国的春秋战国时期,医巫已经开始分开,以前的"巫医模式"可以宣告结束,中医古代崭新的医学模式已经重新确立。

公元前 5～3 世纪,在中国的春秋战国时期,曾经出现一个诸子蜂起,百家争鸣的文化高潮,各种学术思想经过之前 2 000 年至 3 000 年的发展积淀后,都达到了一定高度。在这种客观环境的影响下,许多杰出的医学家较为全面地总结了春秋战国时期和之前的医学成就,著成了中医第一部经典著作——《黄帝内经》。全书共分为《素问》《灵枢》两部,各 81 篇,20 余万字。它以朴素唯物论的阴阳五行学说,用以解释人与自然的关系和人体内部脏腑间的相互关系,并在天人合一、气血精神的整体观念及运动变化两大理论原则下,阐明人体生理、病理、诊断、预防、治疗等医学上的一切问题。《黄帝内经》完成了中医对人体和疾病规律的认识论,为祖国医学奠定了理论基础,并指导着中医整个学术思想的发展,历时两千余年一脉相承,不断演绎,不断补充,不断完善。东汉张仲景《伤寒杂病论》成书后,又成功地解决了中医的临床治疗方法论。这两大经典夯实了中医两千余年颠扑不破的理论体系。如果用希波克拉底学说来比较,可以看成二者都属于"朴素的整体医学模式",都属于自然哲学范畴,都处于同一水平线上;但是仔细研读《黄帝内经》的内核,它的哲理性、前瞻性、可持续性,希氏学说是不可比的。《黄帝内经》早就超越了当今的"社会—心理—生物医学模式",并将引导包括现代医学在内的复杂科学向更广阔的时空前进。

中国古代没有医学模式这一称谓,《黄帝内经》中将医疗内容和范围总称为"医道",其义近似医学模式。如《素问·著至教论》就提出了"医之道"和"医道论篇,可以传后世,可以为宝"的论述。同时要求"知医道者"必须"上知天文,下知地理,中知人事,可以长久,以教众庶,亦不疑殆。"这些条文已明确要求医生不但要精通医理,还必须懂得天文(气象变化)、地理(自然环境)以及人事(社会、心理)等学问,整体结合,相互参辨。尤其要注意参照气候环境和生活条件的重要性。从这里可以看出,《黄帝内经》提出的医道,不单是要求包涵自然、社会、人的心理和生理,同时还有更高层次的关于时间和空间的内容都应在医疗活动考虑的范畴之中,其前瞻性由此可见一斑。

《素问·上古天真论》提出人类的日常生活习惯应该"法于阴阳,和于术数,食饮有节,起居有常,不妄作劳,故能形与神俱,而尽终其天年,度百岁乃去"。心理情志方面应该"志闲而少欲,心安而不惧,形劳而不倦,气从以顺,各从其欲,皆得所愿"。思想境界应该"美其食,任其服、乐其俗,高下不相慕"。《黄帝内经》提倡的这种人文精神境界、生存环境、生活状态,不正是1946年世界卫生组织才开始认识到的新健康定义吗?

《素问·疏五过论》说:"圣人之治病也,心知天地阴阳,四时经纪,五脏六腑,雌雄表里,从容人事,刺灸砭石,毒药所主,以明经道,贵贱贫富,各异品理,问年少长,勇怯之理,审于分部,知病本始。"从以上《黄帝内经》指出治病必知的内容可以看出,两千年前中医就清楚地认识到,天时的变化、体质的强弱、年龄的大小、性情的勇怯以及生活环境、经济情况、思想情绪等诸多因素,都能引发疾病。医生在诊治疾病时,都必须结合这些因素详加分析研究,才能作出正确诊治,以避免医疗上犯错误。

《素问·疏五过论》和《素问·徵四失论》中又都指明诊病要明阴阳逆从之理,要问病人的社会处境,了解病人贵贱贫富的变化,区分病人的性格勇怯,清楚患者的生离死别、忧恐喜怒、暴乐暴苦、始乐后苦等情绪变化情况，问清患者的企图、饮食及居处，并批评那些不管生活是否失劳过度，不比较病的正常与异常状态，不问患者性别，不重视精神内伤，只重视躯形和"卒持寸口"，又"何能中病"。认为如若"医不能严，不能动神，外为柔弱，乱全失常，病不能移，则医事不行"，如果"皆受术不通，人事不明"，单纯用药，不会收到良好的治疗效果。

从以上这些记载已经可以充分说明，中医早在秦、西汉时期就确立了以社会、心理、生物众多因素互参而用于诊断、治疗的医学模式，这正好是现代确认的"社会—心理—生物医学模式"。如果从较晚的《黄帝内经》成书年代计算，历时已达两千余年。

《素问·宝命全形论》说："人以天地之气生，四时之法成。"《灵枢·岁露篇》说："人与天地相参也，与日月相应也。"都说明人的生理病理与天地四时相关联。《黄帝内经》在医道中，不仅仅只包含社会、心理、生物因素，还包含有天地阴阳，四时经纪等众多自然因素。《黄帝内经》在《天元纪大论》《五运行大论》《五常政大论》《气交变大论》《六元正纪大论》与《六微旨大论》诸篇中，详细讲述了时令、季节、风雨、晦明、晨昏、昼夜、岁月、方位、星辰等变化对人体生理、心理、病理的影响，提出"天人合一"的概念。如果用现在的话说，就是把电、磁场、射线等太空中的作用都包括在其中，说准确点就是还包括了自然界的空间和时间这样一些因素。有专家认为，按《淮南子》《庄子》对宇宙的解释，"有长无本，古往今来"是"宇"的含义，应为时间；"实而无处，四方上下"，为"宙"的含义，应为空间，那么《黄帝内经》提出的医学模式其实比现代先进的"社会—心理—生物学模式"还要更高一层，可以把现代医学近期出现的新的"宇宙医学""潜水医学"等分科都包含进去，所以有的专家提出中医学模式应当是"宇宙—社会—心理—生物医学模式"是有一定的道理的。当然，中医就是中医，不一定要说得那么规范又复杂，我以为还是叫"中国传统医学模式"就可以了。即传承了几千年，统领了天地人的医学模式。

中医的这种"传统医学模式"自建立以后，历经了两千多年的发展和完善，其总体模式可以说没有什么大的变化，为此某些否定中医的人好像抓住了攻击中医的靶点，说什么"古中国的草医草药不但晚起于其他文明地区，而且一直没有找到一条自我进步的道路"，并得出结论："从文化进步的角度看，我们有理由告别中医中药。"这些人不用中华医学时间最早的、保留最完整的、传承不断的、影响最大的《黄帝内经》与古希腊的《希波克拉底文集》作比较，而硬要偷梁换柱，以虚对实，用相比时间稍后期的、已经失传的、年代和著作者均有争论的《扁鹊内经》去比《希波克拉底文集》，当然会得出"要论历史悠久，希腊医学比中华医学的历史更悠久；要论内容，希腊医学比中华医学的内容更丰富"的错误结论。关于《黄帝内经》与《希波克拉底文集》的比较，前面已有文字评说，这里就不多说了。至于寻找"自我进步的道路"这一说法，应该多谈一谈。

自从公元前 5 ~ 3 世纪中国出现文化高潮以后，中医就顺利地告别了巫术，建立了中国的传统医学模式，属"朴素的整体医学模式"范畴。从那时起，中医的道路，一直走正道，没有走过歧路。虽然满路荆棘，满路坎坷，但大方向几千年始终没有偏离。那么，中医没有变化吗？在变，中医在正确的道路上争鸣变革，发展完善，充实提高，这就是中医的发展变化之道。说明白就是一点，中医的发展有波浪式的起伏，有兴衰荣辱的渐进，没有走弯路，没有入歧途。西医从"巫医模式"进入"朴素的整体医学模式"时期，如果能前传后承，不断完善，在此基础上发展应该会更好。但是却在这时拐了一个弯，折向了"僧侣神权医学模式"，进入发展的歧途。中医从神农时代开始，自公元前770 ~ 221 年周代以来，中国医事（医务行政管理）即归属政府部门管理，并直辖到地方。这是中国没有走"僧侣神权"之路的原因之一。第二个原因在于，虽同希氏都属"朴素的整体医学模式"，但希氏医学的内涵和实用性，远远逊色于《黄帝内经》，所以不能抗衡其他力量的冲击。第三个原因在于,希氏医学的断裂性,它在发展中出现了断层,后继无人,没有发展创新,没有补充和完善,这极大地降低了学说理论的实用性,同时又没有解决好基础理论的实践性。而中医在《黄帝内经》完成了中医对人体和疾病的规律认识论之后,《伤寒杂病论》又解决了中医的临床治疗方法论。既有基础理论,又有治疗法则,中医的可实践性得到了圆满解决,其实用性和现实作用都得到了增强,理所当然地夯实了中医传统医学模式的基础,避免了拐入歧途。

东方人重"道",西方人重"器",这是东西方文化的不同。在医学模式的演变过程中,这种不同也体现分明。中国出了个张仲景,夯实了《黄帝内经》的基础理论,使中国医道能进行到底。希腊没有出张仲景,是希氏学派的遗憾;中国没有出维萨里,但中医并不遗憾。《黄帝内经》不重视解剖,希氏学派也不重视解剖,它们是不是不能搞解剖? 不是。因为有了自己的"医道"可走,就不需要依靠显微镜、解剖刀等众多"器"了。其实,在《黄帝内经》里,有很多解剖学方面的论述,展示了古代古朴的解剖学研究和获取的知识和成果。比如《素问·骨度篇》就主要讨论了人体骨骼的长短、大小和广狭。《素问·胃肠篇》主要论述从口唇至广肠这一消化道中包括有口、齿、唇、舌、会厌、咽门、胃、小肠、回肠(即大肠)、广肠(即直肠)等,并对各个器官的长度、宽度、圆周、直径、重量、容量、伸展度及其迂曲回环叠积的形状作了描述。用 1543 年维萨里教授出版的《人体之构造》一书的知识成就来比较,这些内容是古朴而粗略的。但是,这种粗略却超前了 1 500 多年,事实上,这已经是一种辉煌。当时如果在这个起点上,再有 1 500 多年的发展,人体解剖应当不亚于维萨里。那么,中国人为什么不把解剖研究进行到底呢? 有人认为,中国解剖学的不发达,是封建社会的伦理制度压制束缚了开展解剖研究,把这个责任推到祖先身上,这同某博士提出中医如果继续和《易经》结合,不"抛弃中医的理论",不离开这"一个整体架构的话","中医学一定没有前途"一样,把棒子打到老祖先头上。这些自诩为"高知"的见解,还是属于毛泽东所批评的"那些'知识里手'的道听途说的一知半解"之属。如果真的把中医重新构建在人体解剖学的基础之上,真的抛弃了中医的整体架构理论,世界上就真的不会有现在的中医学了,这将是人类最大的损失和遗憾。因为,中国的"封建伦理",《易经》的"天人合一"不但不是制约中医发展的桎梏,反而是中医的骨架精髓和赖以生存发展的基础。要了解这一点,还得从民族传统文化谈起。

中医学是在中国古代传统文化背景下产生的,中国文化的主流是儒家和道家。儒家提倡"仁者爱人"和"中庸之道",道家倡导"无私无欲"和"万物负阴抱阳以为和",它们都讲和平和谐。在这种哲理思想的指导下,中医把"调节人体平衡","扶正祛邪"作为防病治病保健康的主要法则,不用"对抗"的手段征服疾病,不用"杀灭"的手段针对病因,而是把疾病的发生变化与四季气候的变化、整体环境的改变、思想情绪的波动、饮食起居的失调、两性生活的过度以及自身素质的强弱、性格勇怯程度、文化素质多寡、贵贱贫富的区别、本人患病的历史、家族病史的细节等等,都密切联系起来,从而建立起中医的病因学说,即所谓"三因学说"。这种建立在宏观方法理论基础上的病因学说,与西医建立在微观和病理解剖基础上的病因学说完全不同。中医建立的是以包容宇宙空间和人的生物动态的,含社会影响的引起生理变化的致病发病观,这正是两千多年后,现在西医试图追求的"社会—心理—生物医学"模式。它根本不同于西医以静态的解剖作为认识疾病的出发点,捕捉某种微生物的来龙去脉,用研发杀死它的化学合成药物为手段,达到缓解或解决病状和人体化学检验指标正常为目的的治疗方法不一样,而是用望、闻、问、切的方法,直接去感受、了解、考察和捕捉人体动态的生命信息,用灵活巧变又规范的辨证论治指导治疗实践,所以,中医可以不依赖显微镜、解剖刀等器,不依赖解剖学。如果中医要重新把理论构建到解剖学上去,如果中医要按有的人所"指点"的要"摆脱'天人合一'的观念","抛弃中医的理论"的话，中医将后退1 500多年，或者说中医就会像希波克拉底学说一样告别历史舞台，被消灭！中国人将失去中国传统文化保存最完好的一个重要部分和领地，失去中国古代科学的样板和活的化石，以及它保存着的中国古代科学文化的全部要素。中国人将失去解开中国古代科学方法之谜的、唯一的一把钥匙；全人类将失去世界上保存完好的，唯一的一份古代医学文化遗产。

中医学模式自构建后两千多年"没有改变"，是不是"一直没有找到一条自我进步的道路"呢？完全不是。首先应该说，中国传统医学总体上是没有偏离方向、没有推倒重建、没有自我否定、没有曲折迂回。但是，又确实在做质和量的改变，在各家学说的争鸣中改变更新，在兴衰荣辱中前进提高。不是没有进步，而是一直在进步；不是没有找到进步的道路，而是两千年前就从根本之处找到了一条代表中国文明，极其弥足珍贵的正确道路。

谈中医的争鸣发展道路，首先还是从人体解剖谈起，这是那些借以批评中医不懂科学、神奇想象的"把柄"。中医学研究了人体解剖没有呢？研究了，英伦李约瑟博士说："中国古代的解剖学出现较早，从扁鹊就开始了，到王莽时代广泛采用，并持续到稍晚的三国时期，从此以后，也像欧洲一样，直到中世纪晚期才再度出现。"其实"解剖"一词就出自《黄帝内经》，书中对解剖这一词汇和人体脏腑的部位、大小、形态等都作了详细的记载。除前面介绍了的内容外，又如《灵枢·经水篇》说："若夫八尺之士，皮肉在此，外可度量切循而得之，其死可解剖而视之。其脏之坚脆，腑之大小，谷之多少，脉之长短，血之清浊，气之多少……皆有大数。"汉代就有解剖的实例。当时，汉朝在处决一个名为王孙庆的叛党头目时，就将其进行过活体解剖研究。其时令人在王犯的血脉中放入细小竹丝，仔细观察其流动。结果发现人体的血脉（血管）和医典中的经络是不相吻合的。通过活体实验，说明经络和血管不是人体中同一种实体，经络不能用解剖刀来证实其存在。至此,先哲们一方面肯定了经络的存在,另一方面从此放弃了医用人体解剖。于是,解剖学在中国便成为刑侦验尸官的必学功课。到了宋代不仅进行了相当多的尸体解剖,而且还根据尸体实物描绘出系统的图谱。到了清代,著名医学家王清任对人体死尸作了大量的观察研究,在前人的基础上,对解剖学上的许多问题作了新的补充。譬如在血管方面,他观察到左右颈总动脉、主动脉、肠系膜上下动脉、左右髂总动脉、左右肾动脉、左右锁骨下动脉、肋间动脉、下腔静脉等血管的形状和解剖的位置。对于肺脏的观察,见肺有两叶及气管、支气管、小支气管等,并指出肺脏下无透窍,改正了前人关于肺有六叶两耳、二十四孔的错误。对消化系统,肝脏、胆等脏的位置,相互间的联系,胰脏、胰管、胆囊管、幽门括约肌、肠系膜等的基本情况,与现代解剖学对照比较,还是比较正确的。从以上可以看出,中医自《黄帝内经·灵枢》提出"解剖"这一名词以来,自主地做了很多实践性研究积累,应当得到肯定。但是,在学说争鸣中,有人批评王清任《医林改错》越改越错。这其中一些人是用现代解剖标准去衡量王清任的;另一些人是从王清任厚今薄古上去批评的,这两种批评都有些偏激,有些求全责备。因为中医研究解剖是为中医理论服务的,如果看不到王清任倚重中医理论;看不到他研究解剖是为气血理论服务和他有创新精神这一点去批评他,这是不公平的学说争鸣。列宁说过:"判断历史的功绩,不是根据历史活动家没有提供现代所要求的东西,而是根据他们比他们的前辈提供了新的东西。"

鉴于中医学的解剖是为中医理论服务的,所以,肯定不同于现代医学的解剖。从《黄帝内经》中可以看出,符合现代解剖知识的内容少一些,而主要论述的是不同于现代解剖方面的内容。譬如,《灵枢·骨度篇》论叙人体骨骼的长短、大小、广狭是用来推量头、身、四肢的骨度长短作为针刺取穴标准的。《灵枢·肠胃篇》对人体消化道器官的具体描述,是为了避免针刺进时伤及内脏的。而书中大量的篇幅和内容是对人体经、络、穴位的具体长短、走向进行定位的。又如,《灵枢·本输篇》详细介绍了五脏六腑的井、荥、俞、原、经、合等61要穴在肘、膝、四关以下分布及手足六阳经与任、督二脉在颈项间的要穴分布部位。《灵枢·经脉篇》《灵枢·五十营篇》都叙述了人体12经脉的起止和运动与所发生疾病的状况,再加上任督阴阳跷28脉的长度及经气在人体内昼夜循行环转次数的情况等等。总之,大量论述的是用解剖刀和显微镜无法捕捉和认识的经络、穴位和气等方面的知识。如果中医真的依赖了这些人工器具来认识人体结构的话,那些在人体结构中无法用现代解剖发现的、对人体超前认识的东西将被淹没,世界所公认的副作用极小的、神奇的非药物疗法——针灸疗法将不复存在,这将是人类最大的遗憾和损失。

针灸学说是中医的重要组成部分,如果有所灭弃,将使中医失去中医基础核心学说所研究的,西方人用人工器具不能捕捉和认识的那些更多的未知物质和非物质层面的重要内容。比如人体的气、血、津液、精、神、魂、魄、意、志等身体内物质以及精神活动等非物质概念与人体的生理病理关系。如果丢弃了这些核心内容,就丢掉了中医学的根本,中医学的社会—心理—生物医学模式就不复存在,哪里还能传承几千年?那岂不是倒退了几千年吗?

中医医学模式自建立两千多年来,在自己的学说道路上从未停止过前进的步伐。历代中医药学家们,始终都企守在《黄帝内经》基础理论的指导下临床,并不间断地实践、总结、认识、提高、再实践、再总结、再认识、再提高。他们通过临床积累了如泰山般宏伟的医案实例,验证、充实和丰富了基础理论体系,并使之日臻完善。这些浩瀚的文字医案,既是中医不断发展过程中所积累的理论和经验结晶,更是中医学说沿着自己的道路发展前进的见证。譬如《黄帝八十一难经》《黄帝内经太素》以及王冰等在注释《素问》时,都是从各个不同角度去阐发《黄帝内经》的理论原理,从不脱其窠臼。尤其是东汉医圣张仲景,更是在《黄帝内经》理论的指导下,结合自己的临证经验,创造性地发展了辨证施治规律,著成了以"六经论伤寒,脏腑论杂病"的《伤寒杂病论》,奠定了基础理论临床应用的基础,为后世临床医家所师法。两宋以后,各家学说争鸣竞立,医案实例愈积愈多,又由各派医家整理提升为理论,再用以指导临床的治疗实践。其中如北宋儿科名医钱乙,在其儿科著作中总结临床治疗,竭力申说五行生克之理;宋末时期医家刘完素,极力提倡穷究阴阳变化之道,并一再强调阐发病机变化时处处都应贯彻《素问》五运六气之理。之后的各大医家如张元素、张从正、李杲、朱震亨等都相继而起,都是以《黄帝内经》阴阳五行学说理论体系为指导原则各阐所长,各彰其学,提出了很多独到的、新的医学见解,创建了自己的新说,确立了新的学说门派。明清以后,温病学承前启后发展创新更加突出,在极大地丰富了对热性病治疗法则的同时,也大大地推动提高了中医学的系统理论。正如明代医家李中梓在《医宗必读·四大家论》中说:"仲景著伤寒方论,定397法,113方,所以补《内经》《黄帝内经》之未备而成一家言者也;守真氏出,就温热立言,补仲景之未备而成一家言者也;东垣起而详辨于内伤之中,又补张、刘之未备而成一家言者也;及丹溪出,发明阴虚发热,亦名内伤,补东垣之未备而成一家言者也。"可以说,没有一个新的医学流派的创建,不是在《黄帝内经》基础理论体系内的继承创新;没有一个医家的学术思想渊源是与《黄帝内经》理论决裂而能传承。它们与《黄帝内经》的关系是相互渗透、相互促进、继承与发展的关系。如果将历代具有代表性的学说有机地结合起来,就可以看清楚发展前进的历程;如透过东汉仲景《伤寒论》,到金元刘河间的"热病论",再到明末吴又可的《温疫论》,延至清代叶天士的《温热论》,即可见其外感热病学说一脉相传发展完善的进程。透过易水学派、温补学派,以及王泰林治肝,王清任辨瘀,唐宗海论血等有关学术派别,则可见其脏腑内伤学说发展之梗概。总之,透过中医漫长的几千年发展历史,它那浩瀚的经典文绩,如山的临床医案,均可雄辩地证明中医理论体系的传承、创新、发展、提高的前进历程。中医理论体系,如一棵参天大树,枝繁、叶茂。

三、中西模式汇流有时

长期以来,世界历史几乎忽略了记述东方(中国)文明业绩,把欧洲看成整个文明发展的"引力中心"。人们(主要是西方人)习惯把现代文明视为西方文明,把东方文化和西方文化对立起来,并视为不可消融的"坚冰"。其实,有很多学者并不这么看,他们早就认识到,东西方文化有水乳交融的渊源,东方人对世界文化作出了巨大贡献,东西方文化可以协调汇流。比如,美国科学史专家乔治·萨顿博士早在上世纪就说过:"东方人民对于我们的文明作出了巨大贡献,即使我们文明概念的核心是科学也是一样。"他认为:"在很大程度上,实验科学不只是西方的子孙,也是东方的后代,东方是母亲,西方是父亲。"并肯定:"我完全确信正如东方需要西方一样,今日的西方仍然需要东方。"他一再提醒人们:"不要忘记东西方之间曾经有过协调,不要忘记我们的灵感多次来自东方。"又如英国科学院院士、中国科学院外籍院士李约瑟博士早在 20 世纪 50 年代编著的《中国古代科学》一书中对中医药就有较深的认识和很高的评价,他说:"人人皆知,针刺疗法灼烙疗法是中医领域中两种最古老、最具民族特色的医疗技法。"他猜测西方世界大约从 1683 年威廉·瑞尼著述中首次向西方世界介绍针刺技术开始到"最近 300 年间,整个西方世界都对它产生浓厚兴趣,并开始付诸实施"。他肯定:"针刺法疗效和止痛作用的成功率为 75%,或许这一事实同样令人惊讶吧。"他认为,从传统而言,"针灸疗法依据的理论系统甚具中世纪特色",但是它"饱含值得当代医学科学借鉴的真知灼见"。他预期:"治疗疾病和止痛方面,针灸疗法在未来岁月的世界医学领域会占有一席之地的。至于这一天何时到来,现在还言之过早。"

人类进入 21 世纪,世界文化的发展潮流,果然变成了多元文化的共同发展及东学西渐的交流。世界科学历史的国际意义将重新被人们充分理解,东方文化的价值观正逐渐被世界认知,使得东方文化和西方文化不再只有对立,而是可以进行有效协调。这让我们欣喜地看到,东西方文化汇合已经开始成为当今世界历史发展的总趋势。在这个大的文化发展背景下,中国古代文明的杰出代表——中医学自当熠熠生辉,在中医学模式的引领下,中西两大医学的医学模式的汇流已经不再是"言之过早",而是汇流有时了。

仅仅一百年左右的口吃身受,西方人真的怕极了有众多毒副作用的化学合成药物。如果在同等治疗效果下,人们都会更多地选择生物药和古朴的非药物治疗,哪怕他们并没有搞清楚什么是"寒热温凉"和"经络穴位"。尽管其真正价值迄今在某种程度上依然见仁见智,众说纷纭,已有一些"学习现代医学的中、西医大夫当中,总能找到有人对其医疗价值持怀疑态度"。但是,病人在生存和死亡的选择中总是要比专家们更明智更灵活一些。因为,他们不愿意当科学理论的奴隶,所以,在东西方医学的交流中,人们首先自主尝试选择的是针灸疗法。

根据李约瑟博士的介绍,西方世界接触针灸是从 1683 年开始的,在这 300 多年中,对中医的认识是渐进的,其中有惊异的,有怀疑的,有大惑不解的,有难以置信的和有大感兴趣的。总之对中医针灸的价值客观评价是见仁见智,众说纷纭。李约瑟博士认为:"如果针刺理论及实践并无实际价值,那么居然在千百年间成为数以百万中国百姓最后的精神支柱就未免令人难以置信了。"对于那些认为针刺疗效是心理作用的人,他批驳说:"要我们假设一种多少年来许多人都亲身体验过的医疗手段居然只有纯粹的心理作用,而毫无生理学、病理学依据,恐怕更不容易。"中医针灸通过西方这些以实事求是的态度和精神研究科学的学者的宣传、推广和临床实践,历经 300 多年后,已是如星星之火,在全世界已成燎原之势。正如前文"誉满全球的神针"(第三章第二节中)所述,现今全球 130 多个国家中,有 10 万个针灸诊所,针灸师现已超过14万人之多。同时世界各国专家正努力用现代医学理论和仪器去认识、检测、探索"经络""穴位"的物质基础和生理病理原理,现在正传来一个又一个新的喜讯。

一直以来,中国政府高层对中医和中医经络学的研究非常重视,在针刺麻醉的研究后,1990年又组建由费伦教授牵头,以化学家、物理学家、数学家等为主的科研小组,对经络进行研究。这项研究历时8年,终于在1998年获得成功。研究论文于同年3月第一次发表在中国的《科学通报》上。研究表明,针刺触及的穴位地层(穴位分天、地、人三层)是骨间膜结缔组织,西医解剖学对其了解仅止于是人体组织之间的连接功能。经用质子加速器进行分析发现有7种元素,钙(Ca)、磷(P)、钾(K)、铁(Fe)、锌(Zn)、锰(Mn)、铬(Cr),在穴位与非穴位上的含量有40～200倍的明显差异,而一个穴位的直径5～8毫米,所有这些富集的众多分子都只存在于骨间膜的表层,约有一千微米厚度。在对骨间膜的结构进行分析时,又发现它是由三条胶原纤维构成的纤维条,再由五条纤维条卷成一束数量繁多的这种线束结成片状。再对这种胶原纤维进行分子层次的分析,发现它是由数种不同蛋白质分子构成的一种生物液晶态(Bio-Liquid-Crystal)的物质。这是非常令人振奋的科研成果,这是人类第一次发现经络存在的物质证据,从此没有人可以怀疑经络和穴位是虚无缥缈的了。

经络穴位的物质存在被证实后,上海复旦大学研究团队的丁光宏博士所带领的小组,随后又发现人体的毛细血管多数呈不规则状,唯独在穴位点附近的毛细血管呈规则的并行线状,而且平行于经络。经过流体力学的计算,发现只要在相邻的穴位间有一定的压力差,在人体的经络中就会形成管外毛细血管间的组织液流场。这一发现,正好"很像在《黄帝内经》中所描述的营卫之气的卫气,营气是血管中的血液,这里发现的管外流场,很可能是卫气。从上可以说明人体的经络不是古代中国人想象中的系统,随着现代科技的不断进步,将会逐渐出现更多经络存在的证据。"如果真如我们所推测的'经络是人体内部信息高速公路',那么原来的解剖学很可能漏掉了人体最重要的部分。"可以预见,随着经络物质证据的出现,"未来必定对整体医学界造成很大的影响,原有的解剖学必须跟着调整",那时以解剖学为基础的整个现代医学也必定会跟着发生巨大的变化。

1973 年有一位德国学者申伯格,出版了一本著作叫《生命的秘密钥匙:宇宙公式易经和遗传密码》。他第一次提出《易经》中的六十四卦和生物学中的六十四个遗传密码子有着令人惊奇的对应关系。他认为要解读现在由 140 亿个遗传密码组成的巨大无比的 DNA,就应该先读懂那部看似极为简单的宇宙公式《易经》。他提出可将《易经》作为手中的钥匙,去开启 DNA 的生命之门。当然,能否将《易经》作为认识工具去解读 DNA,人们还没有太多的思想准备。我认为把中西方的文化精髓融合在一起,去探寻蕴藏在宇宙中的神秘规律是可行的,只不过从时间和空间来看还有很长很长的路要走。从探寻经络物质基础的实践来看,经络学说是有希望成为一把开启人体更多"功能解剖"的钥匙的。

1998 年世界卫生组织在第 50 届年会上,在"整合学"理论的指导下,正式提出"整合医学"的概念,强调要加强中医药在肿瘤治疗中的作用。2004 年 9 月 4 日,由美国癌症控制协会主办的《第 32 届美国癌症年会》在洛杉矶召开,大会主席弗兰克博士肯定了中医药的博大精深;肯定了中医本身所代表的整合治疗理念的先进性;肯定了中国推出的抗癌中药制剂。

癌症的"整合治疗"模式,即"手术 + 放化疗 + 中药"。众所周知,美国在近 30 余年来对治疗癌症所进行的科学研究,耗资之巨,发表科研论文之多,测试筛选的先导化合药物之众,均收效甚微,并未取得任何大的实质性进步,手术和放化疗的巨大缺陷和对人体的伤害仍然无法减少和克服。中药的临床,证实了它对各类肿瘤细胞株的抑杀的有效性,并能使手术、放化疗、介入治疗的效果提升一倍以上,同时还能缓解或抵消一些西医治疗的毒副反应,能减少并发症,降低复发,转移风险,毒副作用消失很大。由此"美国癌症之父"利兰·哈特韦尔深有感触地表示,要向神奇的中医药学习。至此,中医药在西方先进的整合治疗中扮演了主角,成为这一医疗规则的核心,是中西两医协调共赢的典范。

另外,弗兰克博士还提出了"多靶点"药物问题。关于"多靶点"药物的提出,是近年来国际医药界对药物的新认识、新要求、新标准。2006年在上海召开的"21世纪医药国际学术大会"上,对抗肿瘤药物的评价达成了三大共识,并公认为最新的国际标准:①多靶点药物是目前最先进的抗肿瘤药物;②药物评价必须兼顾疗效和毒性;③抗肿瘤药物要实现微量化。众所周知,西医的传统药物和治疗方法是一对一的杀灭作用。西药的化学成分越单纯越好,治病针对性越单一越有效。他们认为,猎物时,反对用中国的霰弹、火药枪,主张用一颗子弹的毛瑟枪,因为前者是模糊中的,后者是准确命中。但是,事物总是有多面性,认识总会有调整有进步。在医学上,对于众多发病原因复杂的全身性疾病,西药的"毛瑟枪单子""单分子—单靶点"手段在治疗上很难达到预期效果,而只有中国的"火药枪霰弹""多分子—多靶点"药物才是治疗的理想药物。上世纪末,日本人就开始用微循环动态可视化技术系统观察了中药复方、中药单体对动物活体微循环障碍的改善作用,发现了中药对微循环障碍的改善作用和对微循环障碍进行多靶点的调控,中药的多成分是其多靶点改善微循环障碍的物质基础。由于中药本身取材于自然态生物,其内在成分本身就是一个多分子组合体,中医又不主张用化学方法去分解中药,主张保留中药自身组合平衡,保留它自身的多分子成分,才能具备多靶点的治病作用。即使是单味药的应用,也能体现上述特色。在学术上,西医以还原论立论,中医则是以系统论立论。中医重视系统间的关联,强调人身整体的变化,针对不同个体错综复杂的症状,讲究多种药物搭配用药。对疾病的治疗历来就是病因清楚，目标明确，集束放矢，创造了历史悠久的成功有效的"多分子—多靶点"用药模式。

美籍华裔知名学者张绪通博士介绍说："自誉为科学到牙齿的西方医学，在以前的解剖学里却并没有脾脏一说。后来，西医也发现了脾脏，而它的功能与中医古书上说的一模一样。"又如胸腺一词，西医开始"不了解它的功能，甚至怀疑它的真实存在，或已经退化。直到 20 世纪 80 年代，出了艾滋病后，西医才发现胸腺不但没有退化或失去功能，而且是免疫系统中最重要的一部分。""若单从医理、脾脏和胸腺而论，中医药在对人体生生不息规律的认识上不但是客观的、整体的和科学的，而且还比西方医学早了两三千年。"我相信随着中西两医对人体认识的不断升华，很多医学概念将得到互证和融合。

总之，人类在生存面前总是睿智的，在现实的选择中趋利避害总是人们的首选。在这一点上，中医要借鉴西医同道的教训，要坚持我们的医道不回头，既不自闭又不自卑，更要自强，不做蠢事，诚心诚意把我们精心打造的文化精品贡献给全人类。

最后，我们再温习一下乔治·萨顿的这句话，对自己的学养，对人们的行为品格都有裨益。他说："光明从东方来，法则从西方来。让我们训练我们的灵魂，忠于客观真理，并处处留心现实生活的每一个侧面。那不太骄傲的，不采取盛气凌人的'西方'态度而记得自己最高思想的东方来源的，无愧于自己的理想的科学家——不一定会更有能力，但他将更富有人性，更好地为真理服务，更完满地实现人类使命，也将是一个更高尚的人。"

第四节　成熟的人文医学科学

尽管中医药有 3 000 年（从商代有甲骨文字记载起算）以上的悠久历史，尽管它为中华民族的繁衍昌盛作出了卓越贡献，尽管它至今还愈来愈得到国人和世界人民的信赖，但是，从 1840 年国门被撞开以后，面对列强的洋枪洋炮、洋医洋教的入侵，那些刚摆脱了对封建文化"敬畏"的知识分子,却拜倒在外来文化的脚下。他们为了满足自身的欲求,一旦披上了某种外国文化外衣时,就好像披上了一件文化战袍,立时斗性十足,俨然一副洋先生的尊容,成了先进文化的代表,现代科学的化身,中华民族的救世主!所以,他便成了天下第一,可以指点江山,摧枯拉朽,把中医作为落后的封建文化的代表加以批判、打倒并消灭。其姿态哪里还有做学问的样子,其狠劲甚至到了极蛮横的程度。

本来,中医的科学性是毋庸置疑的;但是,为了提高那些"知识里手"们的贫知,为了普及中医知识,确实还应该讨论一下中医是一门什么学问,中医的科学性在哪里,中医的科学地位在何处的问题。

一、医学学科的科学内涵

"科学"(science)一词,人们都已耳熟能详;但是,对其真正的内涵,多数人还是不甚了了。科学一词的出处,最普遍的说法是出于希腊,中文译名从日本舶来,意为分科的学问。上海师范大学李申教授不同意这一说法,他认为:"科学一词不是外来语,是汉语新造的一个词。在清朝末年废除科举以后,学校里的学科,如政治、文史、医药、商业等都统称'科学'。"

关于科学的定义,迄今世界尚无公论,至于科学的含义则众人各有说辞。拉丁语中的"科学"是指"学问""知识"。苏联《大百科全书》说:"科学是在社会实践基础上,历史地形成的和不断发展的关于自然、社会思维及其发展规律的知识体系。"《现代汉语词典》的释义是:"反映自然、社会、思维等的客观规律的分科的知识体系。"《辞海》称:"发现和认识自然、社会、思维发展的知识体系";"是实践经验的结晶";"科学的任务是揭示事物发展的客观规律,探求客观真理,作为人们改造世界的指南。"

世界科学界的大家们对"科学"的理解更是各抒己见,见仁见智。英国科学史家贝尔纳说:"科学是人类智慧最高贵的成果。"爱因斯坦说:"科学,就我们的目的而论,不如把它定义为寻求我们感觉经验之间规律性关系的有条理的思想。"英国哲学家罗素说："一切确切的知识都属于科学。"英国生物学家达尔文说："科学就是整理事实，以便从中得出普通的规律或结论。"冯友兰认为："用系统的方法记述、想道理去解说事实就是科学。"凡此种种，虽说是众说纷纭，但确实又是仁智互见。总的说来，不管大家们对"科学"的含义的解释有多少差异，但都道出了科学的内涵："通过实践，求实三大领域（自然、社会、思维）的真知。"其实，冯友兰的说法就已经讲得很明白：科学就是实事求是的学问。为此，我粗浅地认为，不妨把科学定义为：科学是通过实践寻求真实知识的学问。

"科学"迄今为止尚无权威的、公认的定义是遗憾的，但是，我又认为是必然的。因为科学的含义在不同的时空会有不断的变化，内容也在与时俱进，不断扩大，人类个体生命的有限性实在无法准确予以界定。即使如此，科学的学术地位还是十分清楚的：它与技术是并立的，只是科学更偏重理论，而技术主要体现实际操作；它与迷信是对立的，只是科学是坚持实践并能经受实践检验的真知，而迷信是脱离实践不能经受实践检验的臆想；它与经验是有区别的，只是科学是系统的有规律的知识总结，而经验是偶获的零星的知识积累。科学、技术、经验相互渗透融为一体，互根互用。

那么，医学属不属于科学呢？从狭义的角度看，医学不属于"科学"的范畴。由于医学既包括理论元素，又充分倚仗技术操作，还要凭借经验积累才能临床治病，所以它是比较宽泛的一种学问。西医学所用的如解剖学、生物学、生物化学、寄生虫学、微生物学、病理学、药物学等学科，都是有独立地位的科学学科，它们只是被医学用作工具，不被独立占有，离开医学它们照样存在。中医学所包容吸纳的如经济、文化、哲学、科技、地理、气象、环境、仿生、儒家、道家、佛家、农杂等诸多学说，都是被中医用作工具的，它们不被中医独立占有，离开中医照样独立存在。然而，随着科学日新月异的发展，到了21世纪，当复杂科学的研究提到日程上时,人们依据科学的实际内涵,已经当然地把医学归入了科学范畴,只不过它不是狭义上的科学,而是属于复杂科学的范畴。

二、中西两医的科学地位变迁

医学是复杂科学体系,中医、西医都是科学。它们所研究的对象和目标都是以揭示人体生命层面的各种形态变化规律为己任,以最大限度地为人的健康生存保驾护航为目的。它们的目标是相同的,只是认识论和方法论不同,本来应当不存在谁否定谁和谁消灭谁的问题;但是,近半个多世纪以来,由于诸多原因,正如前文所述,西医凭借自身强大的科技优势及其所取得的辉煌成就,在中医的故乡取得了主流医学地位,中医反而被迫退却到从属替补医学地位,而且从多方面受到打压和贬诬,大有被消灭的危势。这就是中西两医近几十年在华夏大地上"演义"的结果;这就是它们在东方大地上的科学处境和学术地位。然而,自然生存法则是公平的,在这一"天理"原则下,中西两医都无可选择地要经受时间、空间和实践的检验,都必须接受理论的竞争和社会的选择。

(一)同是科学殿堂发光的烛

自然法则决定了事物的多样性,而科学是人们通过时间去寻找事物的本质性规律,这种寻真求实的方法,也应该是多方面、多层次的,才能全面反映事物的真实面目。否则就是片面的,就可能漏掉事物最真实、最精彩的一面。这就叫做科研无独路,这种科学的多元性,是科学的自然规律。

宇宙是无限的,世界是丰富多彩的,万事万物是错综复杂、多层面、多方面的。这一认识,可以说是客观真理。人们对某事物要取得正确认识,只能从自己最可能依据的渠道去接触它、了解它、认识和把握它。而任何认识渠道都是有限的,任何一种方法都可能是合理的,这就是人们常说的"条条道路通罗马"。从不同角度和层面去认识同一事物,往往很难全面完整,认识方法不同,结果就会有差异,所获得的规律形态也会不一样,真实性也有区别。但是,只要能经受住时间、空间和实践的检验,都是正确的科学认知。世界上不仅文化是多元的,科学也是多元的,所以人类社会必然会出现形态各异的科学体系。身为科学人,不能了解科学的发展规律,正确认识科学的多元性,本身就背离了科学的认识论。把科学狭隘化,是对科学发展的束缚,不利于发展人类的认识活动,不利于实践。那种否定东方有科学,否定中医是科学的论调是一种"唯西方科学主义"谬论,必然会被历史唾弃。

东西方文化是有差异的,从传统教育就可以看出这种差异:西方儿童从小就学习玩垒积木游戏,他们学习把一小块一小块的木块垒成建筑物或其他物体,然后又拆成单一小块,这是西方人的"还原论"启蒙教育;东方人从小就让孩子学会嘲笑"盲人摸象",教育小孩认识事物要从整体着眼,不要用局部臆测整体,这是东方人的"系统论"启蒙教育。基于这样的文化背景,不同地域、不同环境、不同文化传统的民族和国家,自然会产生不同思维法则和认识事物的方法。

西医学是以"还原论"为思维方法发展起来的科学,在研究人体结构时,用解剖分割的方法;研究病理病原时,在实验室进行;研究所用标本,用尸体和动物;治疗人体疾病,依靠仪器检测;诊断疾病时,认准固有指标;治疗疾病时,采用消灭病灶之法;临床治病,采用流水操作;医院管理,采用精细分科。凡此种种,从理论思维和实践操作,从科学研究到临床治疗,均把人作为一台机器来进行维护检修。比如18世纪法国唯物主义的开创者J.O拉美特里即明确提出"人是机器"的论点。当然西医用还原论开展医学研究,在近几十年内,也创造了速度和辉煌,解决了很多实际问题;但是,这种研究模式,到了上世纪末,已经被人们认识到了它的局限性,很多实际问题还无法解决,这就暴露出了西医的软肋。据此说明,还原论只能用于简单事物,用于复杂事物已经不能包打天下了。人体生命是相当复杂的,只用西医的方法,用单个器官的状态来推断人体生命的总体状态是很不够的。因此,人体的很多病变西医是束手无策的。比如,西医用解剖学还原人体,再把人体还原为器官,又把器官还原为细胞,再把细胞还原为 DNA 的双螺旋结构。DNA 碱基数目大约 14 个月翻一番,迄今它的数目已经超过 140 亿,要研究清楚这些碱基,其工程之浩大,在很长很长时间内都是不可能企及的。

中医是研究人体的科学,它不把人当机器,不把人当动物,这是中医对人体的原则认识。人体宏观层面的很多问题,只从微观的角度是无法解决的。人的实体已经实际存在了,不可能解散重组。所以中医能从整体论的角度看人体,捕捉和认识人体另外一些西医未知的规律,能解决西医很多不可能解决的问题。中医这支东方科技之光,正在人类科技殿堂内放射出璀璨的光芒。

(二)中西医学地位的消长

美国科学家夏皮尔说:"科学中不存在任何绝对的东西……无论我们对它有多么确定和完善的理由,原则上都存在着这样的可能性,即将来会产生怀疑和抛弃的理由。"这句话,道出了科学的"相对正确性"和"时效性。"例如 1957 年杨振宁博士和李政道博士就合作"修正"了爱因斯坦的"宇称守恒定律"不能解释的一些现象。英国科学家霍金曾经是大统一理论的积极探索者之一,但 2002 年 8 月 17 日,他在北京国际弦理论会议上发表了题为《哥德尔与 M 理论》的报告时,就坦言他的想法变了。他承认:"不太可能建立一个单一的能协调和完善地描述宇宙的理论。"这类例子很多,不胜枚举。总之,说明了某一时期的科学理论,只能在某一时期内相对正确,今天认为正确的,明天就可能被证明是谬论,因为科学不等于绝对正确,它不等于真理。这从另一方面又说明了"科学无巅峰"这一事实。

西医学是以还原论作为学科发展的认识论和方法论的,所以,还原论是指导西方医学科学实践的理论基础,是西方医学的灵魂。

　　还原论认为,时间和空间是分离的,宇宙内发生的事件与时空是分离的,宇宙仅仅是事件发生的舞台。但科学技术的向前发展却证明,宇宙远不是还原论所描述的那么简单,20世纪基础科学的三大成就——相对论、量子论和混沌现象,从根本上动摇了还原论的基础。其中,相对论认为,时间和空间是一个不可分割的整体,物质和能量与时空又是一个不可分割的整体。量子论认为,人和物质世界乃至整个宇宙是一个有机的整体。混沌现象是本世纪物理学中的第三次大革命,它认为,许多复杂事物的规律不能由其基本单元的规律推出。这三大科学基础理论新成就,分别从宇观、微观和宏观尺度认识和证实了还原论的局限性,并从此宣判了还原论统治地位的终结。由此,以还原论为基础的西方科学以及在此基础上诞生的各种技术,尽管在过去几百年中获得了飞跃发展,但是这些科学技术在发展道路上却面临了时空和实践的重大挑战,科学愈向前发展,这种挑战就愈来愈明显和尖锐。

　　西医学是还原论的产物,它的一切实践都是以还原理论为宗旨。它在从事人体研究中,面对的是复杂科学层面的课题,自身已经不断显现出了太多的缺陷和不足,已经受到很多不可能逾越的挑战,这些“专家”连自己的学术课题都还没有搞清楚,哪里还有资格对中医横挑鼻子竖挑眼,指责中医不科学并进行打压排斥?

　　中医药学是东方文明的典范,是从宏观、整体、系统的视角观察研究人体,是典型的系统论的产物。它的科研过程是从实践开始认知,把获得的对人体的认识经过反复实践后,将所形成的积累、经验,由直觉和顿悟上升到概念或理论层面之后,又把这些概念或理论再一次放到实践中去验证或修改,然后再次用实践证明其正确性。如此反复轮回滚打检验了几千年的科学,它是不是科学,不能由某“专家”说了算,是不是真理应该由实践说了算。列宁说:“实践高于(理论)认识,因为它不但有普遍性的品格,而且还有直接现实性的品格。”毛泽东说:“一切真知都是从直接经验发源的。""真理的标准只能是社会的实践。"

中医药学,从汉代以来,其理论体系就已日臻成熟,在历经了两千多年时空和社会实践的检验后,已成为中华民族原创的,具有自主知识产权的一门成熟医学科学。它不仅在本学科领域内崭露出其坚实的科技实力,同时还引领了现代科学技术的新潮流。1975 年,李约瑟博士就强调:"我再一次说,要按照东方见解行事。"钱学森博士说:"中医讲系统观,人体科学的方向是中医。"

当然,中医、西医都是人类科技殿堂内的两支发光的红烛,能给人类生命带来光明和希望。不过应当肯定的认识是,它们能照亮的都只是人类生命奥秘的部分或大部分,都不能全其整体,不可能达到永恒,毕竟它们都不能全部穷尽真理。西医学在上个世纪已经独领了风骚,为人类作出了贡献。但是,事物都离不开东方"阴阳学说"的消长规律。科学发展的规律,不会因某些人的情感而转移。

中医的历史功绩,中医在现代社会中的科学地位,已经得到世界科学界的肯定。2001 年 11 月,在首届欧洲—中国传统医学大会上,意大利医学艺术史学院院长安杰罗·卡帕罗尼教授就在开幕式上指出:中医中药作为中国的传统医学,是中国古老文明与文化的重要组成部分。在漫长的历史进程中,中国传统医学为中华民族的崛起和发展起到了无可替代的作用。中国传统医学,作为世界医学科学苑中的一枝奇葩,不仅是中国人民勤劳与智慧的结晶,而且也是世界各国人民共同的宝贵财富。

三、真正意义的人文医学科学

中医学是以中国传统文化为背景,以中国古代哲理为认识论,以反复实践为方法论,注重人体生命过程的演变规律,系统研究人类生命现象及防治疾病的知识体系,是独具东方科学内涵的富含中华民族智慧结晶的医学科学。中医学不同于西方医学的不仅仅是着眼角度、认知方法和倚靠借鉴的科学理论、技术工具的差异。它们两者最根本的区别主要在于中医富含了非常深刻的民族文化内涵和中医是真正意义的人体医学这两个发光点。所以说,中医是真正意义的人文医学科学。

(一)丰富的民族文化内涵

西医宗西方科学观,以形式逻辑加实证主义,采用分割抽象的认知方式,偏重于形质实体与工具的研究,目的在于控制改造和征服自然;中医宗东方科学观,以实践经验累积加直觉领悟,采用取类比象的认知方法,偏重于系统整体与运动功能研究,目的在于尽物之性,保持人与自然的和谐共存。英国《自然》杂志主编坎贝尔就曾称赞:中国古代科学方法是从宏观、整体、系统的角度研究问题,其代表是中医研究方法,这种方法值得进一步研究和学习。那么,这种"值得",连西方学者都称道的研究方法从何而来呢?肯定的回答是,它是吸取了中国古代优秀文化精髓并经过各种反复实践而形成的。

来自殷周之际的《周易》,是我国古代哲学名著。在易学的传播中,受周易原始唯物主义世界观的影响而发展起来的《易传》,更以其丰富的朴素的辩证法思想影响着中国人的精神,并在一定层面上支配着中国人的各种实践活动。到了先秦时期,易学的朴素辩证法思想也发展到了高峰,它对中国古代辩证法思想的发展有很深刻的影响,古代哲学家们经常从易学哲理中吸取辩证法观点作依据,用以论证自己的关于事物运动和变化的理论。成书于春秋战国时期的《黄帝内经》,睿智地吸取了易学的理论精华,用以成功地建立了中医学几千年颠扑不破的医学科学理论,所以说医易同源正在于此。

《易·系辞》下云:"古者包牺氏(即伏羲氏)之王天下也,仰则观象于天,俯则察法于地,观鸟兽之文,与地之宜,近取诸身,远取诸物,于是始作八卦,以通神明之德,以类万物之情。"此文生动具体地说明了,伏羲氏制八卦时,是通过观察天空日月星辰、风雨晦明等自然气象,地理山川的各异形状以及飞禽走兽各类生物与水土气候相适应的情况,把所获取的认知,用以理顺天地宇宙间万事万物的千变万化规律,进而融会贯通揭示它们间的相关联系,进行更广泛的推理。

这是中国古人认知真理的切入点。他们深知,天地间的奥秘,必然存在于宇宙间,存在于我们生活生存的空间之中。只要搞清楚现有事物的真正事实存在状况和规律,便能推导出它们的内在变化和相关联系,便能有的放矢地使物尽其性,并掌控利用其为人类生存服务。例如,我们可以通过了解观察一个鸡蛋的存放时间,其时室温、外壳色泽、蛋体透光度、壳内充盈物的稳定性等,便可判断该蛋的好坏——这是中国人的"整体论"认知方式。西方人就要通过打烂鸡蛋后或借助高精仪器设备,才能作出结论——这是西方"还原论"的认知方式。《易·系辞》云:"形而上者谓之道,形而下者为之器。"由上可以看到,东方重道,西方重器的趋向。中医学的"医道"即是采用了宏观、整体而系统的形而上的认知方式。真正能体现中医对易理整体理论的实践,还得再谈中医的医学模式。

中医学的理论模式是"哲理模式",而它的实践模式是以人为中心的大自然生态模式,即传统医学模式。它类似现代的社会—心理—生物医学模式。中医的这种医学模式,正是易学哲理中的整体论的体现。关于这一内容,前面"领先两千年的医学模式"中已有叙述,这里只就"天人合一""人与天地相应"论在中医实践中的应用做介绍。

"天人合一""天人相应"是中国传统文化的重要命题和核心内容。"天人合一"体现的是中医学的整体观,"天人相应"体现的是中医学的大自然系统论,它们是中医的学术特点。《易传·系辞下》曰:"天地氤氲,万物化醇。"《黄帝内经》曰:"天覆地载,莫贵于人,人以天地之气生,四时之法成。"并强调,天地之间,人为贵。人与人、人与社会、人与自然,是一个和谐共荣的统一体,是不可分割的。《素问·生气通天论》曰:"天地之间,六合之内,其气九州九窍、五脏、十二节,皆通乎天气。"《素问·至真要大论》曰:"天地之大纪,人神之通应也。"这些论述,都进一步阐明了人的生命生活,不但是一个不可分割的整体,而且与自然界的变化相通相应,相互关联,具有同一演变规律。这本身是自然界实际存在的事实,中医学不但首肯,而且还将其融入中医学的理论和实践中,作为预防、诊断、治疗的指导思想。

中医强调,大自然的风、寒、暑、湿、燥、火等气候现象的变化,以及食饮不节、起居无常、逆于生乐、妄作过劳和不知持满、竭精过度、不时御神、真气内耗等社会生活内容,都是导致人类产生疾病、折损寿命的内外因素。同时指出,医生在对病人实施医疗介入时,都必须结合这些因素辨证施治。

《素问·上古天真论》曰:"虚邪贼风,避之有时,恬淡虚无,真气从之,精神内守,病安从来。"这即是《黄帝内经》的病因学思想。它认为人体发病,一般来说,都不是单方面的,而是内外两因对抗较量的结果。当虚邪贼风侵袭人体时,不是人人受袭都必生病,只有在人体精神不能内守(内虚)的情况下,才可能发病。所以,预防疾病既要避之(隔离),更要内守(抵抗)。这话可以解释成:当传染病肆虐时,为什么同在一个地区,同处一个环境,有的人会染病,而有的人不会染病。在同时感染、同等治疗条件下,有的人康复快,有的人康复慢,甚至会死亡? 中医的回答是:人的精神内守,即抗病能力是起主导作用的。西方人也注意到了这一事实。如"来自杨姆村的报告"说:1665 年 9 月,一场瘟疫传到了英格兰的贝郡杨姆村。村民们把自己隔离在村庄里以防止瘟疫继续蔓延。一年后,村中有一半的人依然安然无恙。西方科学家对这些活下来的人的顽强抵抗力进行了 DNA 检测研究。解释说:这些人的基因发生了变异,产生出了 CCR5 的基因变异。变异后的基因可以阻止外来分子进入到白细胞中去。所以有了这种基因变异的人,对病毒便有了天然的抵抗能力。话又说回来,无论是精神正气内守也好,基因变异阻隔也好,客观事实是:人体在被病原入侵的时候,自身的抗病能力是起主导作用的。西方人的研究就到此为止,而中国人对这种抵抗力的认识要深刻得多。中医认为,这种抵抗力是人类自身固有的,是可变的。如果人类违背了正常的生理活动,抗病力可能减弱或丧失,反之,如果人类顾护了正常的生理活动,抗病力可得到加强或失而复得。这一认识,是中医成功地揭示了人体抗病能力的真正奥秘。

中国古代哲学理论发展到春秋战国时期,辩证法学说分成了两个学说体系:一个是前面已经介绍了的以《易传》为代表的儒家系统,一个是以老子为代表的道家系统。《易传》提出"太和"观念,《周易》通过象数符号推演系统,把数、象、理、占统一起来,把人和自然和谐地统一起来。孔子则在《论语》中提出:"君子和而不同,小人同而不和。"孟子提出:"天时不如地利,地利不如人和。"老子则提出:"万物负阴而抱阳,冲气以为和"及"道法自然"的观点。中医学兼容并蓄了儒道两家的哲学理论和精神理论精髓,不与天地对抗,不与病邪对抗,不与机体对抗,法天则地,从容人事,治求中和,获取平衡,并且始终把传统人文精华作为中医治学做人的信条,使中医的科学方法和人文精神达到和谐。所以,中医不但学说理论蕴涵了民族文化元素,而且把其融入中医学人的思想精神和道德情操之中。正如第二章"中医的脊梁"所述,古代中医精英们之所以能取得如此辉煌的成就,不仅仅是苦读了医书,勤学了技艺,而且都饱吮了民族文化乳汁,并使之溶到血液里,升华到精神中,落实到行动上。人们通过众先贤的学术思想与人生足迹,便可洞悉他们的学术渊源。比如,扁鹊、华佗、葛洪、孙思邈、张从正、张景岳、傅青主等属道学医家,张仲景、皇甫谧、钱乙、朱震亨、李时珍、叶天士等属儒学医家。当然,这是后人划分的。儒道在中医学中不是对立的,而是"各尽人事",所以,由儒转道的医家也多,比如张仲景、朱震亨、李时珍即是由儒转医兼通各家的。

要说中医对传统文化的包容可谓广也。它的哲学渊源除了远古文化和先秦哲学外,还吸纳了社会风俗习惯、民间神话传说、汉语言字形义等等,真是海纳百川,有容则大呵!可见中医学中的文化内涵是极其丰富的。

　　总的说来,内经的学术理论,是在《周易》和先秦诸家学说思想影响下构建起来的,是朴素的唯物论和自然辩证法观。中医学术的各个方面都蕴涵了丰富的哲理。它的理论精髓就是对系统论的实践,认识了宇宙事物的运动性,提出了人体与外界自然环境的统一性,强调了人在自然环境中的主体地位,把握了内因和外因的主客关系,揭示了人体生理抗病的真实性。内经的理论不是空头理论,它的实践完全脱离了盲目性。它的理论思想已经通过阴阳五行、四时、六气、营卫气血、十二经络以及六经辨证等学说,并结合实际疾病加以反复实践和论证。而在这些实践过程中,在对待有关生理、病理、病因、诊断、治疗等问题时,处处都结合了四时、气候、水土地理、社会生活、思想情绪等变异情况。由此足以证实,《黄帝内经》的科学理论是从实践中来,又回到实践中去的真实理论。当然,内经理论就是中医学理论,正是中医的特色。

(二)真正科学的人体生命医学

　　《素问·天元纪大论》曰:"在天为气,在地成形,形气相感而化生万物矣。"《黄帝内经》对有生命的人的界定是:"形与神俱""形神一体"。宇宙之天地人三才,其中人所处的地位,董仲舒说:"天地之精所以生物者,莫贵于人,人受命于天。"中医承袭了这些观点,在天人合一的体系中,十分关注天地人之间的密切关联,注重人本为贵的位序,肯定形与神俱这一生命特征。这一人文特色,体现了对于人的医学的整体观念,并立足于在实践中应用和发挥,这也是中医学的特色。中医学把人这个有生命的活体作为研究对象,不把人当机器,不把人当生物(动物),所以说中医学是真正意义上的人体生命医学。

　　中医学审视人类,既要看自己赖以生存的宇宙间大自然与自身的互相关系,更看重人体自身生命活动的全过程。中医研究人体,与西医不一样,中医着眼的是人的生命活体,着手的是人体生命活动的全过程。因为中医学认为,人体真正需要的东西不是人的躯体、内脏器官和四肢百骸,而是人在生命过程中,能体现生命指征的那一部分——"形而上"的功能物质概念。比如人体的经络、精、气、神、魂、魄、志、意等概念。前面讲过,为什么中医学理论不用还原论,不构建在解剖学基础上的原因。主要是如果用尸体、动物搞解剖,搞各种实验研究所取得的实证,是单一片面的,而那些取得人体生命活动的"上层建筑",将从我们的视线中消失。我们所从事的医学研究,将不是人体医学研究,而是生物(动物)医学研究。

既然中医学研究的对象是人的生命和疾病,人体又属于复杂系统,逻辑证明和实验证明只能提供一种可能性,而不能获取全部事实真相,所以中医学对生命和疾病规律的认识,采用了自身实验,临床观察,传承印证,反复实践,社会选择这么一个程序。中医知悉,医生面对的是有生命的活人,活人的感知就是医生同病人之间传递信息最快速、最直接、最贴切的通道。同时,中医又把人体作为一个不可分割的整体系统来研究,确认其上下内外,组织器官、气血津液统统都是有密切关联,能相互传递信息的子系统。关于机体内外信息的传递,中医表述为:"有诸内必形诸外。"《丹溪心法》云:"欲知其内者,当以观乎外,诊于外者,斯以诊其内。盖有诸内者形诸外。"这一理论,奠定了中医的四诊学说基础。

从现代医学的角度看,人的感觉是大脑高度信息化处理的结果,是人对身体状况的真实反映,它通常是精细而综合的,西方的仪器检测尚无法代替人的感觉,即使是最基本的疼痛,仍然依赖病人的主诉。到目前为止,感觉仍然是探察人体状态的最重要手段。人有共性,又有个体差异,但是,其中共性成分很大,在一个正常人个体上可以重复的规律,很可能存在其他同类的个体上。所以,通过感觉的反复自我实验所发现的规律,是有可能具有普遍意义的。中医对同样疾病的观察都是对群体的观察结果,这一结果,又通过师承进一步加以印证和发展,其整个认识过程常常是历经千百年的时空,是超大时间空间尺度的实验过程,比西方用几十只大白鼠的"科学实验"取证要扎实太多。

比如西方心理学家艾滨浩斯在自己身上反复实验后发现了遗忘曲线,最后终于得到了普遍印证而被承认。

中医确认,采信人身感觉信息是认识机体的第一手段。鉴于此理,运用望、闻、问、切四诊所获取的机体疾病资料,就成为客观反映人体脏腑生理、病理变化规律的证据,也就顺理成为中医辨证施治的依据。所以,四诊是对病人实事求是的侦察探寻,求实后的辨证施治是有的放矢。中医的四诊是科学的,决不是什么臆想,也不是装腔作势。

中医的四诊,能早期获取机体病变信息,有利于对疾病的防微杜渐。临床上有很多疾病,当病人出现轻微不适时,中医就可以立即先期用药,把疾病控制在最初阶段而得以治愈。比如脑梗塞,当病人出现肢体麻木或蚁行感等症状时,中医就可以先期介入,益气活血化瘀治疗,便捷效好。如果等到要用脑 CT、MR 等仪器诊断后,就比较迟了,治疗效果就差得很多了。这才正如《黄帝内经》所说:"譬犹渴而穿井,斗而铸锥,不亦晚乎!"

在疾病治疗过程中,西医院采用流水作业式"修理"病人。有好处,便于观察,有利实施治疗;有坏处,病场环境,不利静心治疗。中医则自古提倡分散的人性化治疗方式,有安定环境,有清洁空间,有亲人陪护,有回旋余地,不徒增费用,少经济思想负担,有利于持续治疗和恢复。

"形而上"的精神元素是人体医学的又一大表征。当然,以上只是中医科学性人性化的一个方面。实际上,中医学的科学性最根本的表现还在于它对人体的全面而系统的认识上,这种认识又集中体现在它的形气神理论上。《灵枢·天年》曰:"血气已和,营卫已通,五藏已成,神气舍心,魂魄毕具,乃成为人。……五藏皆虚,神气皆去,形骸独居而终矣。"《黄帝内经》在此明确提出了形气神理论。它认为,人体中,形是气的基础,气是神的基础;形之表述在气,气之表述在神。这三者是一个整体系统,同生同灭,和谐统一。西南师范大学政法学院杨玉辉教授说,形、气、神与现代观念的人体物质、信息、意识及相互关系比较,二者之间存在着惊人的一致性。在形的基础上,有脏腑、器官、四肢百骸,组成一个"形"系统;在气的基础上,有正气、宗气、卫气、营气,构成一个"气"系统;在神的基础上,有魂、魄、意、志,合成一个"神"系统。三大系统构成一个完整的形气神系统,相互依存,和谐共荣,而合力完成人体的生命活动。当三大系统的其中任何一个系统的某方面失调,破坏了它们间的联系和统一性,人体就生病了。《素问·举痛论》曰:"百病生于气。"《素问·五运行大论》曰:"逆其气则病。"中医认为气机失调、内脏损伤的原因往往就是情志失常。所以《黄帝内经》称:"怒伤肝""喜伤心""思伤脾""忧伤肺""恐伤肾",并认为精气神互为一体,身心互相影响。《灵枢·本藏》曰:"志意者,所以御精神,收魂魄,适寒温,和喜怒者也。"它进一步说明了当身心失和时,会引起形神失调,导致疾病发生。《灵枢·贼风》曰:"志有所恶,及有所慕,血气内乱,两气相搏。"说明情志失常可以引发血液系统致病。《黄帝内经》甚至警告:"精坏神去,荣卫不可复收……精气弛坏,营泣卫除,故神去之而病不愈也。"据此理论,中医临床确立了内伤病因学说,提出喜、怒、忧、思、悲、恐、惊等情感表现出太过时,都可能引起形气神等产生逆乱而生病。提倡保持身心和谐平衡的重要性,提倡保持良好的情绪和精神状态,有利于脏腑气血的恢复,有利于增强机体的抵抗力。

中医强调人体形气神的统一,是人体的生命基础。这一理论是中医学的又一大基本特点。在这一点上,可以说比其他的人体医学理论,包括当代科学理论,更符合人们的经验认知,更符合人体本质,理论上更加合理完善。同根据当代科学理论建立起来的生物医学相比,中医学在医学理论和方法上都称得上是真正的人体医学。

(三)人文人体科学和谐构建

中医学归属复杂科学范畴,肩负了前沿科学的重任。它不能像基础学科那么单一纯粹,而必须具备海纳百川的胸怀去包容各种社会的、自然的科学精华,把它们巧妙地融为一体,合理地创造出一门科学的、有效的、能经受时空考验的、能接受实践检验的、能通过社会选择的科学。因为它摄取了人文、人体、科学三大元素来构建自己。所以我把它称作"人文医学科学"。

前面讲了,中医学的认识论是系统论,学说特点体现在整体观念上,具有丰富的现代科学内涵和学术穿透力,这是创建中医学的科学元素之一。中医的方法论是实践论,它对人体的观察和研究,始终从事实出发,以尊重事实存在为依据,以亲自感受为基点,以反复印证为标准,以经验升提为法则、以社会选择作结论。在这一系列形成过程中,每一程序都不脱离实践检验。实践是检验真理的唯一标准,所以中医通过实践对人体的真实性认识是构建中医人体医学科学的又一重要元素。

关于人文元素,要先从什么是人文说起。"人文"一词在拉丁语中有人格、人情、仁爱、文化、修养、教化、文雅之意。《易·贲》曰:"文明以止,人文也。观乎天文,以察时变;观乎人文,以化成天下。"中国人对人文的理解是,人类社会的各种文化现象和人事内容。从前面多章内容论述,尽可以说明,中医学摄取了古代一切文化中可用的精髓为己所用。所以说,中医学中富含了丰富的人文元素。

以上三大元素能融为一体,是什么力量的作为? 是和谐的传统道德观和价值观起的作用。从前面的文字即可以看出,中医不管是对待人体或大自然,对待疾病或病灶,都是以和顺平衡,协调顺应为宗旨,不排异己,不纳糟粕,博大包容,创造了现代科学文化都能备受启迪的一种科学模式,一种科技典范。

中国科技大学校长朱清时院士长期从事西方自然科学研究,他在反复亲身体验了中医药的有效性后,对中医的科学性进行了深入研究,最终作出结论说:"中医揭示了人体和疾病的一些整体层次的规律,虽然理论还停留在古朴的状态,但是这些经验是人类几千年文明反复实践证明了的,是真理,是科学。这种科学是复杂性系统内的科学,不应因此就否认这些规律的存在。"

第四章　视角造成的盲区

在任何时空,宇宙和具体事物都具有无限的方面和层面,这是宇宙间万事万物的真实。作为人,都不可能有能力全面接触它、认识它、把握它。人们都只能依靠某种可能的渠道去接近它、观察它,从而加大了解,加深认识,获取规律、形态、属性等方面的真知灼见。由于受诸多因素的制约,主客体之间的关系多为一种特殊的耦合。从不同的起点、不同的渠道、不同的视角着眼着手,认识了事物的这一方面,就不可能同时认识那一方面;建立了这一层面的耦合关系,就不能同时构建那一层面的关系。因为,世界客观上是由各种既相互对立、又相互补充的方面和层面组成。所以,渠道不同、立场不同、视角不同、结论不同。

中西两医都对人体从不同角度,用不同方法进行科学研究,所取得的认识,多数都是正确的。只是由于立场不一样,视角不一样,所作出的结论各有异议,各有长短。它们可以互补互存,不能互替互融。

中医学研究的是现象层面的规律。对人和大自然的认识,严格尊崇人和事物的自然整体状态,坚持整体决定和产生部分,部分归属整体统摄,强调从整体看部分,西医学研究的是现象层面背后的实体层面,认识部分决定整体,把对象看成是部分组合成的整体,可以用部分说明整体,部分与整体可以分离。是部分决定整体,还是整体决定部分,这是两个反向的关系和过程,它们都同时存在。好比"先有蛋,还是先有鸡"的讨论一样,从各自的角度去否定对方,永远都难于阐述明白。但是,在整体和部分的主客从属关系上,事实都是:观察前者时,就看不清后者;观察后者时,又看不清前者。这是学说视角不同所决定的、不可逾越的局限所造成的认识盲区。由于世界上有些不可分割的事物只是共存关系,而没有因果关系,所以,这类盲区的存在是自然的、客观的,这是学说视角的盲区。

本章专就视角造成的盲区作摘要介绍，以展中医学的真面目。

第一节　阴阳学说的来龙去脉

一、什么是阴阳

《诗经》曰："既景既冈，相其阴阳。"此即阴阳二字本义。什么是阴阳？《易·系辞》曰："一阴一阳谓之道。""阴阳之义配日月。"《道德经》曰："万物负阴而抱阳。"《黄帝内经》曰："阴阳者，天地之道也。"《玉篇》："营天功明，万物谓之阳。"这些论述又表明阴阳即阴阳二气，是万物构成的起源以及它们的属性。由此，我们对于阴阳就有了一个基本的认识：阴阳，是表征事物属性的两个代名词；是事物相反相成的两个方面；是属于中国古代哲学范畴内对事物属性的高度概括。所以，一般的说，凡是具有刚健的、张扬的、显现的事物，如跃动的、上升的、外向的、温热的、明亮的都属阳；凡是具有柔顺的、收敛的、隐晦的事物，如静止的、下降的、内守的、寒冷的、昏暗的其属性都属于阴。如，天属阳，地属阴；男属阳，女属阴；火属阳，水属阴；动属阳，静属阴；上属阳，下属阴；外属阳，内属阴。凡此种种，万事万物的属性归类，总不离阴阳范畴。按此定义归纳细分，天地间的事物无出此规矩者也。诸君想想，阴阳之义，就这么简朴，这么真实，人人都可以分解认知，其"玄"何在？

二、阴阳概念从哪里来

阴阳之义最早见于《周易》。古之哲者，认识宇宙自然，采用的是直观的亲历之法。他们仰观天，俯察地，近取诸身，远取诸物，对事物进行观测比较，取类比象，通过观察、分析、归纳、总结出天地间事物的普遍规律，然后简约地用阴阳两词以作表征，以简驭繁，用以推导出更多、更广、更深、更可遵循的超时空的规律，用以求得和大自然顺应相处。

阴阳最初的含义是单纯而朴素的,即指物体对于日光的向背。古代的思想家、哲学家们认识到了一切事物与事物间都存在正反两个方面,以及两方面既对立又统一的特点和规律,并可以用阴阳概念去解释推导这些关系的发展变化,可以用作自己学说的说理工具,用以为人类服务。由此,阴阳概念便上升为哲学范畴的概念。西汉中期,董仲舒将古"阴阳家"的一些观点纳入儒家体系,形成了阴阳学说体系。

在当时的古文化背景下,阴阳概念不应该是《周易》发明的,还应该推向更古远,但是,从有文字可索据来看,《周易》是最早把阴阳变化规律列入学说理论,并作为主导思想的。

三、《周易》怎样用阴阳

《周易·说卦》曰:"昔日圣人之作易也,幽赞于神明生著,参天两地而倚数,观变于阴阳而立卦,发挥于刚柔而生爻,和顺于道德而理于义,穷理尽性以至于命。"《周易》以阴阳分爻性(阴爻 – –,阳爻 –);用三爻组合定八卦(乾、坤、震、巽、坎、离、艮、兑);用二经卦(八卦之一卦)重合得六十四卦符,即六十四别卦。六十四卦说明三十二个矛盾对立的形态,任何一卦,改动其中一爻,就变成了另一个卦,就代表了另一事物。三百八十四爻都是动则变化。说明了矛盾对立变化都是阴阳运动的结果,也是事物存在的基本特征。由此可以看出,阴阳是《周易》的纲,卦是它的目,运动变化是《周易》的核心。所以说,易者,变也。

四、道学怎样用阴阳

《太极图说》曰:"无极而太极,太极动而生阳,动极而静,静而生阴,静极复动。一动一静,互为其根。分阴分阳,两仪立焉。"《道德经》曰:"道生一,一生二,二生三,三生万物。"老子说的二,即阴与阳。他认为阴阳是气的动和静,有了动静,也就有了阴阳。太极图的两个鱼形图案,一白一黑,形同而色异,首尾相环而无端,相拥相容,合为太极。这是阴阳的图腾,标示了无极、太极的内涵:"立天之道,曰阴与阳;立地之道,曰柔与刚;立人之道,曰仕与义。"太极、两仪、四象都讲阴阳对立的运动,是道家的哲学理观。

五、中医怎样用阴阳

由于阴阳学说阐述了宇宙间事物生存规律的至理,中医学又是一门包容性、实践性特别强的学科,所以把阴阳学说贯穿到中医学理论体系的各个方面,用以阐述人体的组织结构、生理功能、疾病的发生发展规律和临床诊断与治疗是《黄帝内经》主导思想和手段。

（一）人体组织结构的阴阳归属

《黄帝内经》认为,人体是一个内部充满着阴阳对立统一的整体,人体组织结构的上下、内外、表里、前后各部之间,内脏之间,以及组织器官内部无不包含着阴阳对立统一的关系。如《素问·宝命全形论》曰:"人生有形,不离阴阳"。《素问·金匮真言论》曰:"夫言人之阴阳,则外为阳,内为阴。言人身之阴阳,则背为阳,腹为阴。言人身之脏腑中阴阳,则脏者为阴,腑者为阳。"

（二）人体生理功能的阴阳依存

《黄帝内经》认为,人体的生命,是由属物质的阴和属功能的阳构成的和平衡依存所维系的。人体有了物质作基础,才能产生功能活动;有了功能活动,才能推动物质的新陈代谢。它们两者相互依存、相互消长、以平为期才能维持人体的生命。如果两者背离,人体就出现生存危机。所以,《素问·生气通天论》曰:"阴平阳秘,精神乃治,阴阳离决,精气乃绝。"

（三）人体发病与阴阳的关系

《黄帝内经》认为,阴阳分离,人体将会夭亡;阴阳失去平衡,人体就会生病,并以阴阳之盛衰定性病证。所以,《素问·阴阳应象大论》曰:"阴胜则阳病,阳胜则阴病。阳胜则热,阴胜则寒。"

（四）四时阴阳对人体生命的影响

《黄帝内经》认为，人和自然环境及四时气象变化都是密不可分的，属天地间的一个统一整体。人的生老病死，既与自身有关系，又与四时阴阳运动变化有紧密关系。人应当顺应四时阴阳的变化，而不应当反其道而行之，否则，就会生病而难于生存。所以，《素问·四气调神大论》曰："阴阳四时者，万物之终始也，死生之本也，逆之则灾害生，从之则苛疾不起。""从阴阳则生，逆之则死，从之则治，逆之则乱。"

（五）用阴阳定四诊基础

《黄帝内经》认为，人体构成不离阴阳，同时阴阳又是一个不可分离的既对立又统一而相互关联的整体。所以，从人体的外在表症，可以洞察内部发生的疾病，为中医四诊（望、闻、问、切）奠定了理论基础。如《灵枢·寿夭刚柔》曰："是故内有阴阳，外亦有阴阳。在内者，五脏为阴，六腑为阳；在外者，筋骨为阴，皮肤为阳。"《素问·阴阳应象大论》曰："以我知彼，以表知里，以观过与不及之理，见微得过，用之不殆。善诊者，察色按脉，先别阴阳。"故中医的八纲辨证，阴、阳、表、里、寒、热、虚、实，以阴阳作为总纲，如果诊者不辨阴阳，开口动手便错。因为，在临床辨证中，首先要分清阴阳后，才能抓住疾病的本质，做到执简驭繁。抓住阴阳后，大则可以概括整个病证的属性，小则可以分清具体脉证。

（六）用阴阳定治疗原则

《黄帝内经》认为，人体发病的根本原因在于内部阴阳失调，因此，调整阴阳，补其不足，泻其有余，恢复人体阴阳的相对平衡，这便成为中医治病的基本原则。故《素问·至真要大论》曰："谨察阴阳所在而调之，以平为期，正者正治，反者反治。""寒者热之，热者寒之，微者逆之，甚者从之，坚者削之，客者除之，劳者温之，结者散之，留者攻之，燥者濡之，急者缓之，散者收之，损者温之，逸者行之，惊者平之，上之下之，摩之浴之，薄之劫之，开之发之，适事为故。"

(七)用阴阳归纳中药性能

《黄帝内经》认为,人体生病是阴阳的失衡而产生阴阳偏胜偏衰,治疗则是用中药的阴阳偏性去纠正或补充人体阴阳的偏性,使其达到"以平为期"。其中把四气和五味分别归属为阴或阳,根据治则,寒、热、温、凉和辛、甘、酸、苦、咸即可有据入方治病了。如《素问·至真要大论》说:"辛甘发散为阳,酸苦涌泻为阴,咸味涌泄为阴,淡味渗泄为阳。"

总之,阴阳是统领事物属性的纲领,人身之本,不离阴阳,治病求本,把握阴阳,如是,则纲举目张。所以,《素问·阴阳应象大论》曰:"阴阳者,天地之道也,万物之纲纪,变化之父母,生杀之本始,神明之府也,治病必求于本。"

六、仁智说阴阳

中医融汇了《周易》中的哲理,化而裁之,引而申之,把阴阳概念和属性贯穿到中医领域中,建立了自己的"哲理医学模式",对创建推动中医事业的发展起到了不可估量的作用。

朱清时院士说:"近一时期,我还在努力想通过《周易》中的阴阳、八卦、生肖来理解中医。我认为阴阳、八卦也是想通过描述复杂事物的基本形态以及这些形态之间是如何转化的。"又说中医能"用她来描述这种状态是如何转化的,对此进行研究就成了复杂性科学"。非常明显,朱清时院士认为中医优选《周易》的哲学理念来做自己的说理工具,用来研究复杂的人体,是中医从事复杂科学研究的明证。

德国学者申伯格 1973 年出版了《生命的秘密钥匙:宇宙公式易经和遗传密码》。他提出《易经》中的六十四卦和生物学中的 64 个遗传密码子有着令人惊奇的对应关系。由 4 种碱基排列组合而成的,洋洋已达 140 亿的 DNA,数量大得惊人,而且杂乱无章,要研究清楚这些碱基对,无异于如释迦牟尼说的去数恒河的沙子。东方的古代神秘符号《易经》,仅用两种符号排列组合而成的六十四卦符,则简单得惊人。他认为,这些简单得不能再简单的符号中,蕴藏了宇宙中的最基本的规律。他提出将《易经》这部天书当做认知工具去解读遗传密码DNA,有可能为现代医学破译DNA提供更多的思路和研究切入点,应该对现代医学更快掌握基因调控技术,早日为实现人类医学的一次大飞跃作出有益的探索和尝试。

七、古之贤哲用阴阳

由于阴阳学说阐述了自然界的至真哲理,古代先哲们都把它看成是"放之四海而皆准"的真理。诸子百家都渐进地把阴阳概念引入自家的学说,用作说理工具。政治家用以治国,实行仁政;军事家引入兵法,用以御敌退兵;阴阳家,引入风水学,创堪舆之学;星卜家引入占卜,创预测之学等。如西周末年,周太史伯阳父用"阴阳"解释地震的起因。《国语·周语》曰:"夫天地之气,不失其序。若过其序,民乱也,阳伏而不能出,阴迫而不能蒸,于是有地震。"老子用以说明万物的生成。《道德经》曰:"道生一,一生二,二生三,三生万物。""万物负阴而抱阳,冲气以为和。"庄子用以说明天地间事物的依存规律。《庄子·则阳》曰:"阴阳相照,相盖相活,四时相代,相生相杀。"以上先哲们所指的阴阳,凡指阴阳二气。《易传》发展了阴阳的含义,不再单指气,而更多的是指事物的性质。《黄帝内经》中的阴阳范畴,较《易传》又有发展,它不仅是对自然界对立统一规律的概括,而且还进一步揭示了阴阳为道的基本原理,形成了高于《管子》《吕氏春秋》《淮南子》中阴阳的理论层次。

尽管阴阳概念的现实存在、哲理内涵和实质意义都非常清楚明白,但其认可度却迥然不同。古圣贤、朱清时和申伯格们,不但认知,还积极探索引以用之;否认中医的人,不但盲知,还极尽否定贬损。还有一部分人,他们深知其中蕴涵某种奥义,但又不能穷解,抱理解认可的态度,也不失求实精神。如郭沫若说《易经》是"神秘的殿堂",冯友兰说《易经》是"宇宙代数学"等。立场不同,视角不同,结论自然不同。

第二节　五行学说贯通自然规律

五行，即水、火、木、金、土五种物质的相对运动。中国古代人类把自己赖以生存的基本物质归纳为五种材料，即"五材"。如《左传》曰："天生五材，民并用之，废一不可。"《尚书》提出五材的名称与人类的关系："水火者，百姓之所饮食也；金木者，百姓所兴作也；土者，万物之所滋生，是为人用。"《周书·洪范》进一步说明了五者的性质："一曰水，二曰火，三曰木，四曰金，五曰土。水曰润下，火曰炎上，木曰曲直，金曰从革，土爰稼穑。"这是古人观察自然所得出的朴素唯物概念，也是一种执简驭繁的对事物的归类总结。

随着对物质和物性认识的加深，人们认为可以把五者的不同特性，作为对一切事物的归类方法和推演事物间相互联系及其变化的一种论理工具。于是在"五材"说的基础上，进一步引申为世界上的一切事物，都是水、火、木、金、土这五类基本物质之间的相对运动变化而生成并在协调中得到平衡，这就诞生了五行学说。五行学说的基础是物质，五行的内涵是运动变化，它充满了我国古代的唯物辩证观。

一、五行特性与运动规律

东西方科学认知事物都是用形式逻辑推理和归纳之法。不同的是，西方是在实验的基础上进行抽象、归纳和推理，东方是在直感的基础上进行比象、归纳和推理。从这个角度看，实验研究事物，相对要单纯一些、微观一些；直觉感知事物，相对要复杂得多，宏观得多。

五行学说是古人在长期的生活和生产实践中对水、火、木、金、土五种基本物质的朴素认识，并在此基础上取类比象，逐渐归纳推理形成的理论概念，并用以作为分析宇宙间各种物质现象的属性、相互间的关联和运动变化的法则。因此，五行学说中的"五材"，实际上已经超越了这五种物质本身，成为天地间一切物质现象、物性归类的五个大体系的代名词。在形成了五个大的有关联的分类系统后，能更加简约明晰地研究它们之间的运动变化规律，进一步用以研究和说明人体的生理功能及病理变化，用于指导中医学临床诊断和治疗。

（一）五行的特性

水的特性，古人总结为"水曰润下"，指水具有滋润和向下的特征。中医引申为具有寒凉、滋润、向下运行的事物现象与生理病理特征均归属于水。

火的特性，古人总结为"火曰炎上"，指火具有炎热和上升的特征。中医引申为具有温热、升腾作用的事物现象与生理病理特征均归属于火。

木的特征，古人总结为"木曰曲直"，指木如树木生长形态，向上向外舒展。中医引申为具有生长、升发、条达舒畅作用或性质的事物现象与生理病理特征均归属于木。

金的特性，古人总结为"金曰从革"，指金具有光洁革变的特征。中医引申为具有清洁、肃降、收敛等作用的事物现象与生理病理特征，均归属于金。

土的特性，古人总结为"土爱稼穑"，指土有生养收获的特征。中医引申为具有生化、承载、受纳作用的事物与生理病理特征均归属于土。

（二）五行的运动变化

"行"，即运动变化之意。五行学说认为，宇宙间归属成的五类物质现象，不是孤立的、静止的，而是运动的、变化的。它们相互间的关联，既有相互促进的一面，又有相互制约的一面。所以五行学说用"相生""相克"来探索和阐释事物之间的相互联系、相互协调平衡的整体性和统一性，又用"相乘""相侮"来探索和阐释事物之间的协调平衡被破坏后的相互影响。

相生规律。"生"，含有滋生、助长的意义。五行之中，都有相互促进、相互依存的关系，这种互利关系就称"相生"。五行的相生规律为：水生木，木生火，火生土，土生金，金生水，如此循环生化,无有终时。相生的关系,是有相互推动发展的作用。五行中,有相生的同时,又富有相克的关系,只有同时保持相生相克的运动变化,才能保持事物间的正常平衡状态。

相克规律。"克",含有克制、约束的意义。五行之中,具有相互制约、相互克伐的关系,这种约束关系就称"相克"。五行的相克规律是:木克土,土克水,水克火,火克金,金克木。如此互相制约,循环不已,无有终时。在正常情况下,相克是一种维持平衡的力量,但五行相克太过,则会起到反作用而破坏平衡。五行相克,又必定寓有相生在内,否则万物就不会化生。

制化规律。"制化",即是制约、生化的简称,是把相生相克联系在一起而言的。生克制化之中,既有相生,又有相克,这是正常现象中必须具备的两个条件。因为五行中只有相生而没有相克,则不能维持正常的平衡;如仅有相克而没有相生,则万物无从生化。所以,五行的关系是相互生化,相互制约;制中有化,化中有制;亦制亦化,长此不息,相反相成。正如张景岳所说:"造化之机,不可无生,亦不可无制。无生则发育无由,无制则亢而为害。必须生中有制,制中有生,才能运行不息,相反相成。"

相乘相侮规律。"乘",即乘袭之意;"侮",即欺侮之意。一般来说,相乘与相克意义相似;相侮与反克的意义相似,所以又称"反侮"。一切事物,有其正面,亦有其反面;有其正常,亦有其反常。五行生克的规律正是用以表述事物的这一真实存在。相克太过为"相乘",实际规律为:水乘火,火乘金,金乘木,木乘土,土乘水,有隙乘之,无有待时。反克为"相侮",实际规律为:水侮土,土侮木,木侮金,金侮火,火侮水。

如上所述,五行制化,即正常现象;相乘相侮,是反常现象。因为五行中,任何一行发生太过或不及,其生与克便失去平衡状态,相互制约生化的正常规律就被打破,而产生相乘相侮的贼害现象。《素问·五运行大论》曰:"气有余,则制己所胜而侮所不胜;其不及,则已所不胜侮而乘之,己所胜轻而侮之。"这说明了有余与不及皆能破坏平衡,皆为有害。这是在阴阳平衡论的基础上,又创立了五行平衡论。

总的来说,五行学说揭示了宇宙间五大分类物质系统现象相互间的运动规律,并力图用以阐述人体五脏病变时的相互传变规律。事实上,人体五脏之间的相互联系、相互影响、相互作用、相互配合的协调平衡关系,远比五行学说所描述的要复杂、深刻、细微得多,只是五行用的是粗线条、大写意的手法,是较为原始的概念;但是,它的基点,它的精神,它所比象、归纳、分析、综合的内容,是朴素的唯物辩证法内容,是科学的,对实践是有指导意义的。

二、五行的功能和应用

前面讲了,二元论的阴阳学说揭示的是宇宙间事物的阴阳属性归类与其平衡规律,起到了提纲挈领的作用。五行学说则是在阴阳论的统领下,揭示了宇宙物质现象之间的相互关系归类与其运动平衡规律,用于研究事物变化,有纲举目张的作用。虽然两者都不能穷尽真理,但它们的唯物辩证精神是一致的。中医把两种学说贯穿到自身学说的各个方面,二者琴瑟相应,相辅相成,为创建较为完整的中医理论体系奠定了基础。

(一)五行学说一统自然

五行能做什么?《素问·藏气法时论》曰:"五行者,金木水火土也,更贵更贱,以知死生,以决成败,而定五脏之气,间甚之时,死生之期也。"诚如此云,五行之显贵可见矣。

首先,它用取类比象法,实践了天人合一观和系统理论,将人体和自然作了系统的归纳,同时又用五行生克制化的规律阐明人体脏腑形体间的相互关系,进而用以综合症状,分析病理,指导临床辨证施治。

五行学说是一种分类学,是把宇宙间自然界的一切事物、现象用五行的属性进行归纳、分类的学说。五行的归类首先是从观察自然现象开始的,由对自然界的感性认识,相应地联系到人体以及其他一切方面,把其归纳成五个大系统进行研究,所以尽管它所包含的内容极其广泛复杂,但还是十分明晰而条理清楚,完成了它一统自然的宗旨,实践了系统科学理论。

五行学说的归纳分类可分为纵、横两个方面,以水、火、木、金、土为中心,根据周围事物的不同属性、功能以及表现形态等,视其与五行特性的哪一行相类同,就把它归纳到某一行之中,这样就组成锁链一样的联系,当提及到任何一行时,也就必然牵涉到有联系的某一环节。如观察到春天多风,尤以东风为主,气候温和,草木萌生,色青叶绿,植物果汁多酸等特点,即把这些特点分类联系起来,就成"木"行,再和时序中的"春",气候中的"风",方位中的"东",生长发展过程中的"生",五色中的"青",五味中的"酸"都有了直接或间接的联系。然后再结合人体,春季人表现生机勃勃,就与肝的生理功能密切相关,故把肝归入"木"系之中。同时,又以肝为中心,联系到胆、筋、目、角音、呼声、震怒等人体脏腑器官组织和行为表现、情志状态都归列到"木"系列中,成为"木"系的各个节点,由"木"串联起来,成为一个纵的系列,成为"木"行。其他四行也都如此,每一行都与自然界的方向、时序、五气、生化和人体的脏、腑、窍、体、志、色、味、音、声等归纳分属联到各自一行之中,这是五行纵向的贯穿系列。另外,五行中这一行与那一行之间的生克制化关系,又用相生、相克、相乘、相侮这种横向的、不可分离的、相反相成关系联系起来,构成了五行横向联系关系。如此纵横交错,虽复杂但系统,可分又可合的连锁性网织结构,正好组成了一张有关系的生理病理网。只要认知了这一归类方法,掌握了基本规律,当临床接触到属于某一行性质的病理变化时,在我们的思维中即可浮现出与系列中属性相类似的、直接或间接发生联系的信息来,从而就能更广泛地结合起来去分析和理解另一些病理信息的本质,同时又可根据其一般规律去判别它的发展趋势,然后联系到与其他病变的相互关系,最后提出处理办法而获得纲举目张的效果。

（二）为四诊提供理论依据

临床治病之法，简而言之为诊断和治疗，诊断是治疗的前提。而"诊"和"断"，"诊"又是"断"的前提，无诊则无断，不解决诊断，就谈不上治疗。《灵枢·本脏》曰："视其外应，以知其内脏，则知所病矣。"为什么察外便可知内？五行学说所揭示的人体内外关联的规律，正说明了这一点，并实践了"有诸内者，必形诸外"的理论，为中医四诊提供了更系统的认识人的认识论和方法论。

具体地说，当内脏有病时，人体内脏功能活动及其相互关系的异常变化，都可以反映到体表相应的组织器官，从而出现色泽、声音、形态、脉象等诸方面的异常变化。由于五脏与五色、五音、五味等都归属于五行，故可以此内联外系作出推断，这即是中医四诊应用五行学说的原理。中医通过四诊把所获取的第一手材料，根据五行的归属及其生克乘侮变化规律以推断病情，这是有诊有断的过程，就是辨证过程。《难经·六十一难》曰："望而知之者，望见其五色，以知其病。闻而知之者，闻其五音，以别其病。问而知之者，问其所欲五味，以知其病所起所在也。切脉而知之者，诊其寸口，视其虚实，以知其病在何脏腑也。"中医依据人的第一感知和五行揭示的规律所创建的四诊法则，决不是什么臆造之类，而是既有理论依据又有实用价值的方法，它含有自然至理，绝不可偏废。

（三）为临床奠定辨证论治基础

由于五行学说解决了人与自然统一性的认识论和方法论，尽管人体疾病的发生、发展非常复杂，但是内中一般都有其规律可循。这些客观规律可以遵循五行揭示的规律和理论方法去认知和解决。具体到中医学，就是建立了辨证论治法则，用以解决临床实际问题。

五行学说是建立在东方系统理论思维法则上的，它认为人是自然的生物之一，时时刻刻与自然紧密相连。生于自然，死于自然；创造自然，破坏自然。自然的变化必然影响人体，人体必然要发生与之相适应的变化,二者是不可分离的。除了人与自然不可分割外,人体自身也是一个完整的统一体,人体脏腑器官在生理上相互有协调功能,在病变时也必然相互影响而产生各种不同的传变。那么,有时症状类同,病因不同,原发病的所属内脏也有不同,于是治疗的方法就应当随之不同。同时,又有症状不同,而病因与发病的所属内脏相同,于是治疗的方法就又临证而同。临床必须应对疾病的这种客观真实,才能取得好疗效。于是就产生了"同病异治"和"异病同治"的治疗法则,也是中医处理共性和个性相结合的辨证法则。

(四)五行学说的运用法则

五行学说的同病异治和异病同治是为病因、病脏、病症三者之间的异同而设。在五行中以生克制化而制定的治则治法更丰富多彩,用于复杂的脏腑辨证更切合实用。

五行中,由于都有相生的规律,所以每一行对所生的一行而言,都可称为母和子。即生它者为母,被生者为子。如金生水,水生木。金生水,金为母,水为子;水生木,水为母,木为子等。在运用相生规律治病时,基本原则是补母泻子。《难经·六十九难》曰:"虚者补其母,实者泻其子。"补母之法是用于母子关系的虚证;泻子之法是用于母子关系的实证。根据相生规律的治法有:滋水涵木法,益火补土法,培土生金法,金水相生法等。同样,根据相克规律确定的治疗方法有:抑木扶土法,培土制水法,佐金平木法,泻南补北法等。

总之,五行学说在治疗上应用广泛,在针灸和精神疗法上都有应用,并且确有一定实用价值,能解决复杂关系的病变和治疗。但是,五行学说毕竟是汉代人的认识,有局限和附会之处在所难免,当然更不能穷尽所有人体疾病的传变规律;但可贵的是,它教给我们考虑病变的横向联系和纵向发展,促使我们实事求是,因病治宜,客观自觉地从总体上去考虑人体各部分与自然界诸因素的相互影响,去选择治疗法则。所以,在临床上,我们既要能正确掌握五行生克制化规律,又要能根据具体病情进行辨证论治,不可生搬硬套牵强附会辱没五行精神。

最后还须说明,中医学的阴阳五行说是中国古代朴素的唯物观,在一定程度上它还不能对自然界一切事物作出完整的解析,对于研究人体内部的精细构造,也还不能作出哲变的解答;但是,由于它是人类对自然全面观察后运用东方人的智慧所概括出来的理论,它在根本上是朴素的唯物观点和自发的辩证法。它几千年总结出的很多客观的实际的医疗规律,能较为正确地反映事物存在的基本形态、性质和相互联系,不但在当时有其先进性,至今还能有效地指导中医的医疗实践。相比之下,"协同学"的建立者、德国物理学家哈肯对五行所强化和系统化的中医整体观念反而有更高的评价:"我认为协同学和中国古代思想的整体观念有很深的联系。""虽然亚里士多德也说过整体大于部分,但在西方,一到具体问题进行分析时,就忘记这一点,而中医却成功地应用了整体思维来研究人、人体和防治疾病,从这个意义上讲中医比西医优越得多。"当然,我们在继承它时,还是要认识到因时代造成的局限性,在继承的基础上,尚需从临床实际出发,发扬和挖掘它的内涵,取善而从,使之为中医学的发展、为人类的健康事业作更大贡献。绝不可视而不见,见而目盲,这不是做学问的做派。

第三节 "气"为何物

"气",是中医的至宝,是中医几千年不懈研究论述的超结构命题。它蕴涵了人体生命真实存在的奥秘;但又是人们最不能理解,有最多质疑,存在最大盲区的一个领域。

一、气存在否

1915 年,陈独秀在《新青年》创刊号上发表文章,猛烈批判中医"不知科学""不解人之构造",称"其想象之最神奇者,莫如'气'之一说。其说且通于力士羽流之术;试遍索宇宙间,诚不知此气之为何物也!"陈独秀的言论代表了那些"科学主义"者的论点。因为他们认为,不能用解剖体现出来的,无相对看得见、摸得着的东西,是不存在的。这就是"科学主义"检验中医的标准:解剖决定存在。由于当时"现代人科学智识还幼稚",所以,此说在当时颇有市场,有很大的煽动性,对中医有很大的杀伤力。其实,无知的"科学主义"者们,哪里知道解剖不是决定存在的唯一标准!他们哪里知道,中医所研究揭示的,既有解剖内的概念,更多地还包括了人体解剖结构外的另一个方面:即非解剖结构的层面。超越"解剖学之外"和"解剖学之后"的更重要的一面,这才是人的整体层面。否则,我们研究的就只是人的僵硬尸体,不是活生生的人!只从一个侧面看有生命的活人,必然出现一个极大的盲区。

随着时空的变迁,科学的面纱将会被完全掀开,人们对科学的真实内涵会有更进一步的认知,"气"的客观存在会被更广泛的层面认可。但"气"是什么东西,人们还是会试图用解剖学概念去找出直接与气相对应的物质。由于科学的局限性,复杂科学的发展也还不能尽如人意。是方法问题,还是技术问题,或者是认识问题?人们都在求实思考,其认知还真说得上见仁见智。

有专家把气看成是大量细胞和器官组装态势的一种"功能增量"。如,朱清时院士说:"气实际上是大量细胞和器官相互配合和集体组装形成的一种态势。这种态势正如战争中兵家的部署,士兵组织好了,战斗力就会大增,这种增量就是气。"

也有专家认为,"气"是人体的一种生命"信息",是以人体生命存在为基础的一种类信息态存在。如西南师范大学杨玉辉教授说:"事实上,今天人们已经越来越清楚,人体不仅仅是一种纯粹的物质存在,而是物质、信息与意识的统一。""中医学对人体形、气、神相互关系的认识与现代的物质、信息、意识相互关系的认识是基本一致的。这种一致性充分显示中医学在人体认识上的科学性与合理性。"

还有专家认为,"气"是中医用以阐明整个物质世界统一性的核心概念,是中国哲学与医学相结合的产物。如北京中医药大学博士研究生导师王琦教授说:"'气'是中国哲学与医学最本质的结合。气是中医学从理论上解释人和自然的关系,人体生理、病理变化规律的核心概念,气的一元论思想阐明了整个物质世界的统一性。"

众多专家学者以尊重事实存在为前提,从不同的角度努力去探讨气的实质,作了大量的有益尝试是难能可贵的,实践是科学的。正如哲学家冯友兰所说:"我们把事实研究之后,用系统的方法去记述他,想道理去解说他,这记述和解说,就是科学……我们的记述和解说会错,事实不会错。"

总之,"气"是客观存在的,"是万物自然生化的根源",真正懂得气和气的作用的人,必能对物质世界有深刻的了解,所以《素问·气交变大论篇》曰:"善言气者,必彰于物。"气是中医至宝,是一大科研课题,气学研究值得中医学人为之不断探索。

二、"气"的概念

气,是古代人们对自然现象的一种朴素的唯物认识,是对构成宇宙的一种不断运动的、"无形状态"的、基本精微物质的称谓。这一古代哲学物质概念被引进医学领域后,形成了中医学的气学理论。

"气"和"道"都是中国古代哲学概念范畴内的称谓。道在天地间,无处不在。气亦如是,在自然界,无处不有。道是形而上的概念,指性质、指规律;气是道的基础,指物质、指存在。如《易传》曰:"一阴一阳之谓道","精气为物。"这即是指气与道的关系和指气的物质存在。

中医学引进气的概念后,气之所指内容更为广泛:有广义的气,也有狭义的气;有物质的气,也有功能的气;有自然界气候之气,也有人体内脏腑之气;有对人体有益的精气,也有对人体有害的邪气……总之,凡是能对人体有影响、有作用的不断运动的精微物质都是气,凡是能反映、表现人体器官的功能动力也称气。

（一）大自然的物质之气

自然界存在着人类赖以生存的精微之气,这就是物质之气,它可以概括为两大类:一是天之清气;二是地之水谷精气。对于天空中相对"无形"的精气,可以理解为宇宙空间能供人类吸入的,清洁清新的富氧的空气。对于地上的有形之水谷精气,可以理解为自然界供人类饮用食用,富含各种有益人体的营养丰富充足的各类食品中的营养物质。这些有形的食品可以通过人体的气化作用,使之变为精微物质而成精气后进入人体内,组构成人体。自然界还存在另一类能伤害人类、使人致病的细微物质,也属物质之气的范畴,也可以概括为两大类:一是相对有形的物质"邪气";二是含微生物的"无形""疠气""邪气"。同时也可以理解为能致人生病的,有毒害功能物质所生成的"毒气"和由于反常气候变态下产生的,能伤害人体的,异常气候之"六淫"之气。又如愁忧恐惧能伤心之气;两寒相感能伤肺之气;堕坠恶血,大怒气上能伤肝之气;击扑劳伤,醉后入房,汗出当风能伤脾之气;举重伤力,房室过度,汗出浴水能伤肾之气,这些气都称邪气。"疠气",又称疫疠之气、异气、杂气、毒气。可以把这种气理解为含有某种致病"病毒"和细菌的,有强烈传染性的,能引发瘟疫和接触传染致病的一种"空中之气"。如大灾之后,大环境中存在有大量致病因素而导致有大瘟疫发生,这样的一个大环境中,就充斥着疠气。

（二）人体内的物质功能之气

《素问·宝命全形论》曰:"人以天地之气生。""天地合气,命之曰人。"《医门法律》云:"天积气耳,地积形耳,人以气成形耳,惟气以成形,气聚则形存,气散则形已,气之关于形也,岂不巨哉!"中医学认为,大自然的物质之气,构成了人体,人体是由物质与气构成,生命是形、气结合的结果。气着于形,有气则生,无气则亡。

人体之气,可以概括划分为两大类、六大种:一是物质之气,其中包括宗气、营气、卫气;二是功能之气,其中包括元气、脏腑之气和经络之气。

宗气，是积聚胸中，走息道以行呼吸，贯心脉以行气血之气。如《灵枢·五味》曰："出于肺，循喉咽，故呼则出，吸则入。"《灵枢·刺节真邪》曰："宗气留于海，其下者注于气街，其上者走于息道。"

营气，是存在于脉中，与血共存，能营养和化生血液之气。如《灵枢·邪客》曰："荣气者，泌其津液，注之于脉，化以为血，以荣四末，内注五脏六腑。"

卫气，是运行于脉外，能护卫肌表，温养机体，制节毛孔开合，调节恒定体温之气。如《灵枢·本藏》曰："卫气者，所以温分肉，充皮肤，肥腠理，司开合者也。"像海洋中的洋流，没有管子，却有水流。荣气是血管中的血液，管外流场，可能就是卫气。如《灵枢·营卫生会》中说的："营在脉中""卫在脉外"。

元气，又名"原气""真气"，是人体最根本，能推动人体生长发育，激发各脏腑、经络、组织器官的生理活动，产生生命活动的原动力，维持生命的最基本之气。如《难经·六十六难》曰："三焦者，元气之别使也，主通行三气，经历于五脏六腑。"同时中医还认为：元气是藏于肾中的精气，而这种精气又源于父母先天之精所生化。

脏腑之气，是由元气所派生激发出来的，分布于各脏腑之中，能推动各脏腑完成各自的生理功能而为人体整体生命活动服务之气。如心气、肝气、脾气、肺气、肾气、胃气等等。

经络之气，是由元气所派生激发，分布于某经某络，能推动人体气血沿经络通路，联络脏腑、组织、器官、孔窍、皮肉、筋骨，能沟通上下内外，使人体组合联结成一个统一的有生命活力的有机整体之气。所以，当医者针刺病人穴位时，产生了酸、麻、胀、疼和触电样感觉时，即能产生治疗效果。中医认为，这是用针捕捉到了经络中的气，故称之为"得气"，以示经络之气的存在。

人体因脏腑功能失调，可以产生一类气，这类气，既是病理产物，又可成为致病因素，可概括为两类：一类是浊气、矢气；二类是水气。由于内脏致病，引发消化功能异常而在脏（胃、肠）内产生大量发酵气体，由上从口鼻排出者称浊气，由下从肛门排出者称矢气。由于脏腑致病，三焦水道失调，体内产生大量的废液蒸发不能排出体外，充斥停聚于脏腑内、皮肉间形成水肿的水气内停，称水气。

当然，还有把人的机体的正常生理功能和抗病能力，称作"正气"，把自然界的中药寒、热、温、凉四种药性称作"四气"等。总之，"气"在中医学里是一字多义，应用广泛，有作"性质"的，有作"功能"的，但它有一个本质的、基础的概念：气是以物质为基础而存在的。

三、气的内涵

由于气的含义广泛，一字多用，只了解气的概念是不够的，必须进一步了解它的内涵后，才能真正认识中医，信任中医。

（一）气的物质特性

不管是物质之气，还是功能之气，它们都是有物质存在的。物质和功能密切相关，可分而不可离。物质是功能的基础和原动力，功能是物质存在的表现反映。自然界绝没有无功能的物质存在，更不会有有功能而无物质存在的荒唐概念。这是中医学的唯物论观，是气存在的理论基础。

物质在常人眼中，应该有形有量，气是精微物质，在几千年前的科技水平，除了不能用肉眼看到形态和感知量外，更无相应的仪器去测定；但是，人们通过观察和感知，认识到了气在人体的存在。活着的人和死了的人的差别，不是死人缺失了肢体器官，而是比活人少了活动能力，呼吸和体温。人们意识到，有呼吸、有体温才会产生人的生命活动。这个浅显的道理让古贤者产生了"形而上"的思维活动。认识到人死以后，首先失去的是能激发人的呼吸、体温和肢体活动的物质，这种物质是一种精细的，肉眼看不到的"气"。同时又进一步认识到，气的存在是可以通过功能表现来认识的。我相信，随着科学技术的发展，人们是可以用"器"的方法去最终认识气的物质存在,对气进一步量化、物质化。

从中医对气的认识,倍觉古人实践的艰辛,智慧的超凡,应更加激发我们去继承发掘,而不是否定和歪曲。

(二)气的运动变化特性

作为物质,有形有量,人们很难认识到它的运动变化特性。中医对此认识十分深刻。它认为,物质内部和外场,均是以运动变化特性方式存在的,而不是以静止不变的形态而孤立地存在。作为功能,它好像是无形或被视为无形,功能的存在必须依赖于一定的有形之物,有形不是静止不变的,而是运动变化且以功能形式表现。这就是:有形的变化无穷,无形的无穷变化。气就是以这样的形式存在。如果没有变化,物质也好,功能也好,统统将不会存在。如《素问·气交变大论》认为宇宙万物都"各从其气化也"。

中医以气的运动变化来阐述人体代谢和精、气、神的转化。一方面揭示了物质—功能—气—物质的存在规律,同时,又催生了中医气化学说理论的发展。在《黄帝内经》气化概念和气化形式(升降出入)的基础上,刘完素以气化论病机,张元素以气化论药性,李东垣以气化论脾胃,孙一奎以气化论命门。由此渐进深化,遂使气化理论日臻完善。中医对气的认识,从人以气为本,发展到以气化为人的生命力,再用以解释人的生理、病理和指导临床辨证施治,以及为中药学理论提供宝贵资源,一直向一个宏观的物质、功能、气相的转化广度发展。这种变化发展的基础是物质,条件是运动。物质、功能、气都是各种形态的"物质",这充分展示出了气学理论的宝贵之处。

(三)人体医学理论的起点

气学理论最重要的实际意义在于,它是中医人体医学研究的起点。大家知道,以西医为代表的当代自然科学,在对人的整体认识上,还停留在一种单纯的有形物质结构单元的认识水平上,还没有真正把非生命体和生命体作本质性区别开来,还没有认识到,机体功能程序系统比之单纯的结构单位更有实际意义。

尤其是在医学层面上，更应该重视功能以上单位而不是结构单位，在注重有形物质的同时，还应重视"无形"物质的存在。从西医方面，自从举起解剖刀的那一天起，就已经把研究对象定格在看得到、摸得着的物质机体结构层面，无视了有生命和无生命的本质区别，不间断地向微观有形物质结构的纵深方向深入，由机体组织到脏器、细胞，再剖析到DNA。而中医学，从两千多年前，就把刚举起的解剖刀丢弃了。因为中医发现，解剖刀只能认识有生命层面的东西，不能显示有生命活动的人体上的经络和气的存在，以及生命形体之上的功能系统和意识系统层面的神、魂、魄等无形物质的存在和规律。

所以，中医丢下了解剖刀，定格在研究有生命活动的人，有功能活动的人体器官，有表示生命体征的"无形"的物质存在的范围内。并不懈地向宏观的"无形"物质系统的广阔空间发展。由形到气，再到神、魂、魄、志、意。

然而，科学发展到今天，已经越来越显示出，机体的功能活动是以一种超越结构单位的系统质的方式产生和存在的，那种只以有形物质结构单位为基础来认识和理解机体的功能活动的方法，明显具有无法克服的片面性和局限性。中医学从气学理论开始，注重有形物质的研究，更重视对"无形"物质的研究；注重人体器官的研究，更重视器官功能的研究。它的研究方向，从有形物质结构层面开始，向"无形"物质系统层面拓开，再向更广阔的、更宏观的、更有生命活动力的"无形"物质层面发展。而这一层面，才能真正代表人体医学研究的更重要、更真实的一面。从这一点讲，气学理论是真正人体医学研究的起点。

总的来说，气不是古人虚构的，它是存在于宇宙间一种有体积但不固定、能自由散布变化的物质。气学理论是古代哲学家运用取类比象之法，总结、归纳气的存在规律的理论。它代表了中国人对人类文明起源的一种朴素认识，对物质世界的本质认识，对物质运动规律的基本认识。它朴素的唯物辩证观，"存在决定意识"观，都毋庸置疑地证明了它的科学性。

中医学引进气学概念后,成功地创建了中医气学理论。从此,气超越了形态结构,扩展到更广阔的空间。从天之清气,到地之湿气;从自然的节气,到人的志气;从人体的力气,到社会的风气;从人身的正气,到人品的骨气;从意识的意气,到行为的勇气;从精神的神气,到物质的水气等,它无处不在,不可分割,可无结构,还难于实证,但实际存在。宇宙源气而生,无气而灭。中医学中很多概念和理论都以气为基础,用以解释人体结构,脏器功能和生理、病理及指导临床治疗。它不但揭示了人体的生命本质,而且求实地展示了人体医学研究的广大空间。所以,几千年来,在历史的长河中,它经受了惊涛骇浪的冲击碰撞,经受了实践时空的检验,而成为中医基础理论学说大花园中的一枝奇葩,永远灿烂。

美国卡尔·萨根著的《外星球文明的探索》一书,详尽地描述了人类、生物的起源是来自大气层的原子组成在地球大气与海洋中产生……其认识,与我们两千年前对气的认识:"天地氤氲,万物化醇"的描述,是惊人的一致。真是"智者察同,愚者察异,愚者不足,智者有余"呵!那些"不知气之为何物"的人,不是唯西人马首是瞻吗?那你不妨去读一读该书,多增加些知识,少发些谬论,对谁都会有很大裨益。

第四节　浅识精神、魂魄、意志

精神、魂魄、意志在日常生活中运用广泛,在现代汉语中有其明确含义:精神,是人的各种高级思维活动的概称;魂魄,指主宰生命活动的一类精神意念;意志,指人的思想意识中一切能动要素。但是,有一部分人,一提神字,立即就与鬼神、神仙联系起来;一提魂魄,马上便与鬼魂、灵魂绞在一起。由于精、神、魂、魄、意、志等概念,其字根多来自中医,于是有人便从"科学"的角度视其为迷信产物,并因此判定中医不科学。所以,正确认识它们在中医学中的真正含义,对加深了解、认识中医的科学性有非常重要的意义。

一、精气神是人体生命的基础

中医学对人体生命的认识是全面的、多层次的、运动变化的。它从统一观念和系统理论的角度审视人和生命，认为真正的人，是一个形体、功能、思维、意识、情感、信息等多方面统一的整体，是不能分割的。而各方面又是由多个相互依存，相互制约，联系紧密，运动变化的系统构成。它们相伴相存，俱生俱灭，密不可分。其中精、气、神更是互为滋养滋生，共为人体生命活动的基础。

《灵枢·天年》曰："人之始生……以母为基，以父为楯，失神者死，得神者生也……血气已和，荣卫已通，五脏已成，神气舍心，魂魄毕具，乃成为人。"《黄帝内经》在"上古天真论"中，明确提出了人体生存必须具备的基本条件："形与神俱。"而形神双俱的实质内容又被概括为：在形体存在的基础上，内在的精、气、血、营、卫等五脏中物质，必须生化成神、魂、魄、意、志等高级精神思维活动，并达到一定的和谐共存与完整统一，从而形成中医学的人体生命科学理论。这一理论，虽然是一个早在两千年前就形成的古老理论；但是，相对以解剖学为基础的现代医学理论而言，它又是一个崭新的科学命题，它揭示了解剖外的生命奥秘，为医学尤其是人体医学展示了人更真实、更完整的一面。

《灵枢·天年》曰："……百岁，五脏皆虚，神气皆去，形骸独居而终矣。"中医学认为形、气、神是人的生命体的基础，只有形骸而无神气，人的生命就结束了。同时，三者之间又有基础和主导关系。人体之中，形是气的基础，气是神的基础，神对气和形都有主导作用，故称"失神者死，得神者生也"。所以中医提倡"御神"，注重"精神内守"，不使形气神之间的和谐统一协调关系被破坏。否则，形气神不能维系其统一关系而分离，人体也就随之解体而死亡。另外，三者之中，形是人的基础物质层面，神是人的高级物质层面，形神的有机结合和维系，靠的是一个完整的系统的五脏精气的运动来实现，这就进一步体现了人的整体性和系统性。由此,完整、系统地研究中医的生命科学规律的学说理论就产生了,这就是中医的形气神理论。由于精是构成形的基础物质,形到气、气到神的生化又蕴含了精的运动,所以,形气神理论,又可称"精气神"理论。

二、精神魂魄意志的物质属性

中医学认为,精是构成人体的基本精微物质。"人之始生,以母为基,以父为楯",通过父精母血的媾和而获得生命形体。故《灵枢·决气》曰:"两神相搏,合而成形,常先身生,是谓精。"同时,人体又在血气和,荣卫通,五脏成,神气舍心,魂魄具备的前提下,不断地为形体滋生和补充荣、卫、气、血、精、神、魂、魄。这里要说明的是,中医称的形,既有形骸,又有形象,是广义的形。所称的神,是人的一种高级思维活动,看不见,听不到,摸不着,可以体察出来,可以心悟明白的一种人体表现。如《素问·八正神明论》曰:"形乎形,目冥冥,问其所病,索之于经,慧然在前,按之不得,不知其情,故曰形……神乎神,耳不闻,目明心开而志先。慧然独悟,口弗能言,俱视独见,适若昏,昭然独明,若风吹云,故曰神。"从中医的角度看,神、魂、魄、志、意,不管能不能看到、摸到,它们是实际存在的,不能理解为纯粹无物质的信息范畴类概念,而是构成人体、促进功能转归、决定人的生死的精微物质。故《灵枢·平人绝谷》曰:"五脏安定,血脉和利,精神乃居。故神者,水谷之精气也。"同时,《黄帝内经》还提出"血气者,人之神"和"神者,正气也"的概念。这就强调气可化生神,不但水谷之气,血气、正气都可生化为神。那么,怎样能使气化神呢?《素问·六节藏象论》曰:"天食人以五气,地食人以五味……五味入口,藏于肠胃,味有所藏,以养五气,气和而生,津液相成,神乃自生。"这就明确阐述了水谷精气营养五脏,五脏功能正常,气、血、津液和调后,"神乃自生"。五脏中精气的运化、生化为神,这与五脏受水谷精气后产生的五脏之气不同。五脏气产生的是五脏"功能",神是高于脏气(功能)的,它体现出来的是人的高级精神、意识、思维活动。同时,不同的脏,产生的和藏的"精神"又有区别,如《灵枢·本藏》曰:"五脏者,所以藏精神血气魂魄者也。"《灵枢·九针论》曰:"五藏,心藏神,肺藏魄,肝藏魂,脾藏意,肾藏精志也。"至此,我们可以清楚地了解:神、魂、魄、意、志都是由精气所化生。心为君主之官,所藏的神便为统领,故《黄帝内经》把神、魂、魄、意、志这一系列高级思维活动概括称"精神"。

由上可知,精神魂魄,不是虚构的,而是人体生命活动与生俱来的;不是纯信息范畴概念,而是有物质基础和物质属性。

关于精与神的互生规律,曾有人批评:一会儿是"两神相搏……是谓精",一会儿是"两精相搏,谓之神",究竟是谁生谁,总得给出个结论嘛。这不是同先有鸡还是先有蛋一样纠缠不清,一样荒唐吗? 其实,对精和神的关系,中医的结论是十分明确的,那就是:精和神是互生的。我们只要把它们的这种关系看成是"精神变物质,物质变精神"不就可以理解了吗? 如果我们因为没有搞清楚蛋和鸡的"转换"起点就不养鸡,不食蛋,那不是更荒唐吗?

美国明道大学校长张绪通博士说:"中医讲'上医治神',近代西方医学研究也表明,人的精神因素和免疫功能有相当大关系。"

总的说来,中医学认为,精、神、魂、魄、意、志不是虚构的,它是有物质基础和物质属性的高级精微物质。它现在不能被解剖刀和现代仪器肯定;但它的真实存在反而否定了解剖、物质科学的唯一性;反而暴露了解剖、物质科学的片面性。我相信,随着中医学的发展和社会科技文明的进步,精神系统的高级精微物质身份一定会被肯定,这一天不会太远。

实事求是地讲,中医学的内容和学说概念,是立足在唯物的基础上的,是在辩证的法则范畴内建立的。所以它不但有物质科学水平的内容,而且还拓宽了高级科学水平层面的内容。它不但研究了有形、有量、有功能的"现实物质",而且还揭示了看似无形,称似无量,功能模糊,含现代物质、信息和意识为一体的

"高级精微物质"。有这些高级精微物质的真实存在,它们绝不可能因无解剖依据而被否定。其实,正好相反,由于有它们的真实存在,才受到中医学的肯定和成为重要研究课题,才使得中医学有资格称为真正的人体科学。

三、精气神理论的唯物性和神的物质定位

在人类的历史进程中,对于人的形体与精神的关系认识,有一个极其漫长的过程。在这一认识过程中,始终充满了唯心论和唯物论、鬼神论和精神论的是非斗争。整个认识过程,都离不开一个由现象到本质、谬论到正确的拨乱反正的历史规律。

当时,儒家和早期的墨家,承袭了远古原始社会和奴隶社会关于"灵魂不死"和"人死变鬼"的唯心主义观点,被中医所摒弃。而道家的"精神生于道,形体生于精,而万物以形相生"的唯物哲学思想被中医所吸纳。所以,《黄帝内经》赞成《庄子》对于"真人""神人"都是"神将守形,守形乃生"的,故在《素问·上古天真论》中说:"余闻上古有真人者,提挈天地,把握阴阳,呼吸精气,独立守神,肌肉若一。"精成形、神御形的哲学思想,至先秦时期在道家中渐臻成熟。《管子·内业》曰:"人之生也,天出其精,地出其形,合此以为人。"《荀子·天论》曰:"形具而神生,好恶、喜怒、哀乐藏焉。"《荀子》曰:"心者,形之君也,而神明之主也。"这些唯物观,《黄帝内经》不但取善而从,还更有发挥。《素问·灵兰秘典论》曰:"心者,君主之官也,神明出焉……故主明则下安……主不明则十二官危。"由此提出了精神与人体脏腑、与人体健康和疾病的关系。

中医学睿智地摒弃了唯心主义的"鬼神论",科学地接纳了唯物主义的"精神论",创造性地用以说明人体构造,解释人体生命存在规律和防病治病,这正是中医破除迷信、科学唯物的实质所在。

《黄帝内经》认为,人失神者死,得神者生,精神是生命的主宰。人体生病,如果"精神不进,志意不活,故病不愈"。同时,

"精坏神去,营卫不可复收……故神去而病不愈也。"所以,中医在诊断中,强调注重人的精神状况,捕捉"精坏神去"的确据,以便用以判断疾病之深浅轻重和预后凶恶吉善,用以指导在防病治疗中以保精御精作为临床的重要手段。

望神是中医捕捉神而依据的首要方法,"望而知之谓之神"。中医认为,人的神是藏于五脏,而人体外部和五脏六腑又有着密切的关系,内部精气神、营卫血的盛衰变化,都有外在表现,神,是可以通过望诊获得的。由于神是最能体现在面部,尤其是双目,更容易把人的神表现出来,故常称眼神。《灵枢·大惑论》曰:"五脏六腑之精气,皆上注于目而为之精。目者,五脏六腑之精也,营卫魂魄之所常营也,神气之所生也。故神劳则魂魄散,志意乱……目者,心使也,心者,神之舍也。"神的外露,在于人的双目,人的生命活动的微妙变化,多从目光中流露出来,所以眼睛是心灵的窗户,眼睛可以传神。一般说来,正常的眼神,应是两眼黑白分明,精气内含,神光充沛,含露润泽,视物清晰,炯炯有神,为之得神。得神的人,体健安康,虽病也轻浅易治。反之,白睛暗浊,黑眼色滞,失却神采,浮光茫然,目涩无润,视物模糊,为之无神。无神之人,体羸病恹,其病少良多恶,医者难有回天之力。望诊眼神时,强调双目清明灵动,神气精聚为神的确据。如《望诊遵经》曰:"目色之欲清明,不欲浊暗,益可见矣。夫清明者,神之著,灵动者,神之用,得神则生,失神则死。神也者,心之精爽也。"《左传》云:"心之精爽,是谓魂魄,魂魄去之,何以能久。"望眼神与望面部神色要结合起来,对神的捕捉就更准确。《望诊遵经》认为,望色以望光泽为本,望色为次,色泽相结合,其谓:"色以润泽为本。盖润泽者,血气之荣光明者。润泽之著,有气血即有润泽,有润泽即有光明也。"又说:"光明者,神气之著,润泽者,精血之充。""色之润泽,色之神也","色贵有神"。所以说,光明润泽就是中医捕捉的神的指标。

心藏神,舌为心之苗窍,中医望诊,除面部、眼目外,也很重视舌神的捕捉。徐灵胎在《辨舌指南·绪言》中说:"舌为心之外候"，"察舌可占正之盛衰"。舌神主要表现在舌质的荣枯和灵动两方面，而荣枯是舌的神，灵动是舌的气。所谓"荣"就是荣润红活，有生气，有光彩，故谓之有神，虽病也是善候。"枯"是干枯死板，毫无生气，没有光泽，故谓之无神，乃是恶候。

心主血脉，心脏搏动把血液排入血管而形成脉搏。所以，心所藏之神，可以通过切脉而寻得。脉贵在有神，心主血而藏神，脉为血之府，血气充盈，心神健旺，脉象自然有神。故凡脉来柔和有力即为有神，有神即具有冲和之象。所以有神之脉，是平脉的三大要素之一。

医生掌握病人得神、失神与假神，主要从目光、表情与动态多方面来观察。人体的活动状态由气所主，而神能主宰气的运动，所以有神才有气，统称神气。准确地讲，神的真正表征是神采、光明、明亮、光彩。其实"神是人体生命活动的总称"过于广义，"指人体的精神活动"又过于狭义，始终没有把神定位为主宰人体高级思维活动的精微物质上，就显得功能和物质之间有些模糊、笼统。中医认为，人的神其表征是一种光，容光焕发、光彩照人的光。望诊时，有光泽才有神，以"光"定位神，我觉得很真实。

我们知道，光是物质，它和寻常的物质一样有质量、有动量和能量。

两千年以前，先贤们对神的描述，自始至终没有把神看成非物质，而一直将其定位在物质范畴内。它与寻常物质不同的是，它显得无形而无实体，但它的像是可以看得见的，那就是人透发出来的光亮、神采。如果一定要用现代的思维方法去反观神和光的话，我们可以理解为：人体发出的光就是神的真实表征，神的气化运动可以产生动量，神所主导的器官功能可以表征能量。

总之，精神魂魄，既是构成人的基本高级精微物质，又是人的高级生命思维活动表征，它的实体定位是人体发出的光，是人体生命医学最重要的部分，也是有待深入研究的重要科学命题。可以相信，神的物质属性、神的物质定位和神的生命奥秘必将大白于天下，这一天不会太久。

下　编
绿色医疗·普适医疗·特色医疗

引　言

　　中医在经受了两千多年的时空实践检验后，终于把自己打造成为一门"有着完整理论和实践体系的独立科学体系"，为人类的生命健康作着不懈贡献。走过这破茧化蝶历程，铸就了它的绿色、普适、特色三大医疗功能。正是凭着这三大功能，才凸现出中医简、便、效、廉和无毒或少毒副作用的特色优势，让老百姓说好。然而，有人说只凭"老百姓说好，不行"，甚至还有人号召"告别中医中药"，这对，还是不对？

　　眼见为实，耳听为虚。请随我步入中医的病房床边，让临床疗效说话，您一定能开阔眼界，为认识中医及今后寻医看病带来极大裨益。

第五章　浅谈辨证施治与循证医学

辨证施治是中医治疗疾病全过程的高度概括,是中医治疗学的精髓,是中医原创的一大医疗特色。循证医学(EBM)是指"慎重、准确和明智地应用当前所能获得的最好的研究证据来确定对患者的治疗措施"。

循证医学是1990年后,西方流行的一个医学概念。北京中医药大学循证中医药临床研究与评价中心学者刘建平称:"循证医学是系统地查找、评价和使用证据,从而指导临床医疗决策的方法学。"并认为,把循证医学应用于中医,将会全方位(临床、科研、评价、教学、国际交流)地促进中医现代化进程。

西医呼吸病专家钟南山说:"在中医中药研究中,我们非常缺乏循证医学,或者说在这方面努力得不够。""中医很多的治疗停留在经验治疗,用经验作为衡量一个药好不好的标准。对一些公认疗效好的药,应该老老实实做一些对照。没有基本的一步,就开始研究各种成分等,那都是空中楼阁。我感到,很多中药到底有多大疗效,还不是很清楚,都是老百姓认为吃了好就好。如果老是停留在这个水平,不行,这不是现代化。""现在很多中医回避真正经得住考验的实验,这个问题会妨碍了中医的发展。"钟南山更强调循证医学对中医现代化的不可缺失。

全英中医药联合会主席、《中国医学文化史》著者、剑桥大学学者马伯英则另有说法:"1990年,一个新的医学概念流行起来,叫做'循证医学(EBM)'。其矛头所指的就是经验医学。诊断也好,治疗也好,教课也罢,先要来一句当头棒喝:拿出证据来! 没证据,一切免谈。这证据必须是经过双盲、随机、对照和统计学检验分析合格通过的。这就是真正的科学医学了! 经验医学时代即将结束。然而,这只是近十年才提出的。而且这提议在西方医学界也引起了极大困扰。最近《英国皇家医学会学报》就有专门讨论,加以质疑。医学是离不开经验的,什么病人都要先取得充分证据后才下诊断,什么治疗都要先找到 $P <$ 0.01 的有效药物后再治疗,不知多少病人将死于这样的'循证医学'之手。'急惊风遇上慢郎中',医者登科学高雅之堂,病家死失治沟壑之中。医为仁术之心,孰可忍乎?当年 SARS 突袭,开始只能凭经验先治,包括中医药。不然,坐等下去,不知还有多少人会死于非命。这就显现出中医药的优势。极端的'循证医学'是高妙的殿堂医学,不是救急的床边医学。"此言十分中肯,又言之中的。

由上可以看出,中医的辨证施治和西医的循证医学将是中西两医又一次碰撞:是"突破思想禁锢",用"循证医学"全方位改造中医,还是继承传统,大胆改革创新,为新世纪医学模式的转变作出新贡献,将成为中医学人在新世纪、新时期中医现代化征程中一个方向性的选择。

第一节　辨证施治的特色和精粹

辨证施治是中医诊治疾病的基本法则,是中医理论与实践在临床上的完美结合和具体应用。辨证施治过程,首先是运用四诊(望、闻、问、切)等方法,详尽收集患者现有体征和与疾病有关的一切资料,再运用中医理论,系统全面地去辨识病人与病症的相关联系和证候属性,以确定诊断,然后,在此诊断的基础上,遵循"证"据以拟定治疗法则,之后,又以治法为依据,依法立方,随证遣药,进行临床用药治疗。由此可见,辨证施治是中医理、法、方、药在临床上的具体运用。辨证和施治分别是实施疾病诊疗过程中的两个重要环节。辨证是施治的前提和依据,辨证准确,施治才有可靠保证,两者关系密不可分。

一、辨证施治的创立和概念

东汉末年,南阳医家张仲景,亲历了时代的战乱频繁及伤寒病的危害肆虐,在临证实践的基础上,将医经的理论和经方的经验熔为一炉,撰成论述辨病、辨脉、辨证与治法、方药的《伤寒杂病论》，创立了临床理、法、方、药相结合的辨证论治体系，为中医临床医学乃至中医多学科的发展奠定了基础。至此，两千多年来，辨证施治使中医临床循证有纲领，辨证有准绳，论治有依据，用药有法度，被奉为临床之圭臬。

病，是人体生理、心理发生的异常状态的总称。它可以包含多种属性的症候群。中医是人体生命医学，强调整体观念和系统理论，重视以人体为中心的、人的人文属性和自然属性两个方面，注重疾病的发生、发展和进退变化。所以，认为同一种疾病往往因患者体质强弱，年龄长幼，生活习性及季节环境，病程阶段的不同，在不同的人身上必然出现不同的症候。在治同一种病时，虽然表现出来的症候不同，由于在共同性中产生了特殊性，治法也就因此不同，这就称"同病异治"的辨证处理。另一方面，各种不同种类的疾病，由于病因、病位、病理的相似，完全可能表现出相同的症候，或在病变的某一阶段也有相同的症候显露，这是在特殊性中出现了共同性，这就应当运用"异病同治"的方法施治。

证，也称症候，是患者在病程中所表现的各种病症、病状和体征的定性概括，是中医四诊着力捕捉的目标，是"审证求因"的依据。中医认为，辨证（审证）可以由表及里，知外而晓内，透过对证的辨识，才能从复杂的症候中认清发病机理，循证立法，据法创方，遣药施治。

（一）辨病与辨证

辨证是中医治病的一个重要环节，是为施治提供理论依据的阶段。辨证是运用中医理论，分析四诊所获得的感性材料，并将这些感性认识上升为理性认识，进一步明确疾病本质（病机），掌握疾病的变化（传变）规律。辨证是前提，辨证准确，施治才有可靠依据。

中医始终坚持人是有生命的整体。认为人体疾病复杂而多变，而变化更会增加疾病的复杂性。面对人体疾病，认病不认证，就只能看到疾病的表面现象而看不到内在本质。疾病的本质是通过证候表现出来传达给医生,即所谓"有诸内必形诸外"。只有在辨病的基础上进一步对疾病的发生、发展及转归进行发掘揭示,辨证分型,才能掌控疾病的复杂多变,用证执简驭繁指导临床治疗。由此可以清楚,辨病与辨证应相互结合,辨病时,更要辨证,辨证是诊治疾病的节点。

以张仲景《伤寒杂病论》为例。原著以整体观念为指导思想,脏腑经络为理论依据,运用四诊八纲,建立起以病为纲,病证结合,辨证论治的诊疗体系。无论伤寒或杂病都宗此原则。如《伤寒论》的六经病辨治篇标题,均为"辨某某病脉证并治"。《金匮要略》中均以病名分篇,确立编写体例为"某某病脉证并治"。首先确定病名诊断在疾病中的纲领地位,其后冠以"病脉证治",都是进一步示人以病与证相结合,脉与证合参,辨证和施治紧密结合的重要意义,充分体现"针对证候而治"是中医诊治疾病的基本原则。

中医理论的前瞻性是体现中国医学科学性的重要方面。中医以辨证为诊查手段,以辨证结论为诊断标准,以证型为立法依据,这即是中医治疗学前瞻理论的一个方面。证型的编制和确立,犹如门捷列夫元素周期表一般,能前瞻地、规范地揭示,掌控疾病的发生、发展和传变规律,以供临床"对号入座",有执简驭繁,以规范之巧变应疾病之万变的作用,为临床前瞻的、宽泛的、有效的疾病诊治打下坚实基础。由此,中医的临床诊治空间获得了无限放大。有病,则既辨病又辨证;有证,则辨证不辨病,不受"病"这个框框的约束。所以,临床上那些见所未见、闻所未闻的病,只要有症候表现,即可"有是证,用是药",获得准确的、有效的治疗。证,成为中医临床辨证施治的"金标准",辨证则是诊断阶段的基本原则。

辨证施治是中医的学说精华,由于辨病与辨证的有机结合,为施治阶段提供了广阔的空间和创立多种多样的治则和治法提示了必然性和可行性。

（二）治疗原则与常用治法

施治是遵循辨证诊断结果，拟定出相应的治疗方法，然后依法创方，随证遣药，最终解决疾病的治疗。施治阶段，也是临床又一个重要环节，若不能环环相扣，节节相通，有的放矢，法严方巧，治疗很难达到预期善果。

施治是理法方药的实施阶段。理法方药四个环节，上传下承，上下呼应，前后相因。其中，确立治疗方法成为本阶段的核心，为了保证立法的正确性，中医提出了治病的总原则，即治疗原则。这样，治则治法两相依，才能确保辨证施治万举万当不失偏废。

标本治则。中医认为，疾病的发生发展是人体阴阳偏胜偏衰的结果，发病的过程是正邪交争的复杂过程。临证时，必须分清主次，抓住本质，解决实质问题。即所谓"治病必求其本"。

标和本是一个相对概念，是用以代表疾病本质或现象。或者说是主要矛盾和次要矛盾。认清标本，分清轻重缓急，提出治疗原则，于临床治疗十分重要。所以说："知标本者，万举万当；不知标本，是谓妄行。"

中医以"变"的视角看疾病、看人体、看世界、看万物。以"变"揭示、通达宇宙变化规律是中医哲理内涵所决定，运动观、变化论是中医基础理论的一大亮点，也是中医的学说精华。所以，标本概念也是这样：相对的、变化的。以正邪而言，正气为本，邪气为标；以病因和症状而言，病因为本，症状为标；以疾病发生的先后而言，旧病为本，新病为标；以疾病的部位而言，内脏为本，体表为标。临证时，为了能正确处理好现象和本质的关系，就应该根据病情，分清标本，坚持原则，指导治疗。标本治则可简述于下：

缓则治本：是治疗病势缓和的慢性疾病的治疗原则。此类疾病，多属脏腑功能失调为起因，临证治本，标象就可随之而解，故以治本为主。

急则治标：是治疗素有旧病，又加新病，新病势急，危及旧患的治疗原则。此类疾病,如不及时控制新病的发展,再治旧病,可能导致新旧皆误的结果,哪里还有本治?

标本兼治:是治疗那些标本缓急相当,没有突出危机的一类疾病的治法。如正虚邪实,矛盾同时存在时,当以两相照顾标本兼治;病因与症状的相关性不突出时,在消除病因的同时又照顾主证治疗,兼顾标本,取效更佳;在新病引发旧疾时,宜新病与旧病同时兼顾治疗;表里之病,因证统一时,可在调理内脏与兼顾体表证状同时对证治疗。

疾病的发生发展过程,是人体正气与病邪的斗争过程,中医同样以"变"的视角审视正邪双方力量的消长变化:正胜邪却,则疾病逐步向好向愈;邪胜正却,则病情向恶加重。中医介入治疗的目的在于促使正胜邪衰,疾病向好的方向转化。所创立的扶正祛邪、攻补兼施是临床主要治疗原则。

扶正祛邪:是以扶持正气、祛除病邪,以利正虚感邪类疾病恢复向愈的治疗法则。

祛邪扶正:是以祛除病邪、恢复正气,以利正虚邪盛类疾病恢复向愈的治疗法则。

攻补兼施:是用攻邪和扶正结合治疗,以利正邪相当类疾病双向利进的治疗法则。

治法中有正治法和反治法两种,也是中医随证应变的治疗法则。其中正治法亦称逆治,是使用与疾病性质相逆的药物进行治疗的一种方法。如寒者热之,热者寒之;实者泻之,虚者补之,是临床常用的治疗原则。反治又称从治,是采用与表面假象相一致的药物进行治疗,其实是针对疾病本质的一种治疗原则。

寒因寒用,是见外有寒象而用寒药。这是治疗内热在里,热是本质的一类治疗法则。

热因热用,是见外有热象而用热药。这是治疗阴寒在里,寒是本质的一类治疗法则。

通因通用,是用泻下导滞,恢复传导而消除泄泻。这是治疗积滞致泻的一种治疗法则。

塞因塞用,是用补脾健胃去消除腹胀气滞。这是治疗脾胃不运腹胀气阻的一种治疗法则。

同病异治与异病同治也体现了中医的哲理变通的视角和思想方法。不是一成不变地看病变,而是随证而变以应万变的一种科学方法。

同病异治,是同一种疾病,由于病因、证状、病机不同,治疗上视证的异同而区别对待,采用不同的治疗法则。

异病同治,是不同的病,因其病因、病理、病机的特殊性,出现了相同的证,治疗上视证的相同而采用同一治疗法则。

天人合一、整体观念是中医学的理论基础。动态观察万事万物是中医学的认识论和方法论。中医认为,四时季节气候的变化对人体疾病的发生、发展和转归变化有一定影响。治疗干预必须重视人体禀赋、季节气候、地理环境的相互联系和制约关系,必须因时、因地、因人制宜才能提高临床疗效。

因时制宜,是因四时气候的不同而选用相应治疗方法的治疗原则。

因地制宜,是因地域不同而选用相应的治疗方法的治疗原则。

因人制宜,是采用因人的年龄、性别、体质的不同而选用不同的治疗方法的治疗原则。

中医的治疗原则,既规范,又变通;既重视内因,又兼顾外因,一切从临床实际出发,具体问题具体分析,能把原则性和灵活性结合起来处理问题,不失为人体医学有效的、科学的治疗原则。

治疗原则是纲,治疗法则是目,纲举则目张。有了治疗法则的规范,拟定治疗法则可循规而蹈矩,不愁法不导方,方不中的。

汗法,即解表法。出自《素问·阴阳应象大论》:"其在皮者,汗而发之。"汗法是一种疏散外邪、解除表证的治法。主要适用于外感初起、病邪侵犯肤表所表现出的一系列症状,如祛寒、发汗、透疹、消肿等。汗法又分为适用于外感风寒表证的辛温解表和适用于外感风热或温病初起的辛凉解表两种治法。

清法，即清除热邪法。出自《素问·至真要大论》："热者寒之"，"温者清之"，"治热以寒"。清法主要适用于各种不同的热性证候，分为：治疗热在气分的清气解热法；治疗温病热邪深入营血的清营凉血法；治疗热邪炽于某一脏腑的清泻脏腑法等。

下法，即通下大便法。出自《素问·阴阳应象大论》："其下者，引而竭之"，"中满者，泻之于内"。下法主要适用于肠内积滞、实热壅塞的一类里实证。根据里实证的不同病情，下法又分为寒下、温下、润下、峻下逐水四种。寒下法适用于肠中实热便秘及热结旁流等证；温下法适用于肠中寒凝积滞等证；润下法适用于津枯肠燥、便难及产后血虚便秘等证；峻下逐水法适用于重证水肿及胸腹积水等证。

和法，即和解之法。出自《伤寒论》小柴胡汤和解少阳之法。《伤寒明理论》曰："邪在半表半里……是当和解则可以矣。"和法适用于寒热往来及脏腑偏盛偏衰的症候。其中包括用于治疗半表半里、寒热往来的和解少阳法，用于治疗胆气犯胃、胃失和降的调和胆胃法，用于治疗肝气郁结，脾失健运的调和肝脾法；用于治疗寒热失调，肠胃痞滞的调和肠胃法等。

温法，即温中祛寒、回阳救逆之法。出自《素问·至真要大论》："寒者热之"，"治寒以热"温法适用于治疗里寒证。根据里寒证情不同，温法又分为温中祛寒和回阳救逆两种。用于治疗脾胃虚寒的为温中祛寒法，用于治疗阴盛阳衰的为回阳救逆法。

补法，即强壮补虚、增强体质的方法。出自《素问·三部九候论》："虚则补之。"《素问·至真要大论》："损者温之。"《素问·阴阳应象大论》："形不足者，温之以气；精不足者，补之以味。"补法适用于人体虚弱之证。临床上根据证候的不同，分别采用补气、补血、补阴、补阳之法。治疗气虚证的为补气法，治疗血虚证的为补血法，治疗阴虚证的为补阴法，治疗阳虚证的为补阳法等。

消法，即是消导食、积滞结及包块的方法。出自《素问·至真要大论》:"坚者削之","结者散之"。消法适用于食物积滞、气血积聚、癥瘕、痃癖等证的治疗。消法可分为:治疗脾胃失运,消化呆滞,痞塞不通的消食导滞法,治疗气血痰瘀癥瘕凝结的消癥化积法。

理气法,即疏畅气机、调理气分的方法。是适用于气机阻滞或气机逆乱的治法。根据病证不同,又分为行气和降气两法。用于气机郁滞,气阻不畅的治疗为行气法;用于气逆反上及胃气上逆治疗的为降气法。

理血法,即畅通血行、消散瘀血及凝血止血的方法。适用于血行不畅,瘀滞内停,血溢脉外的治疗。理血法包括活血祛瘀、清热止血、温阳摄血等治疗相应的血证的法则。

除湿法,即祛除湿邪的一种治法,适用于湿邪为患的治疗。根据感湿部位、症状及兼夹邪气的不同,又分为疏表祛湿、燥湿化浊、清热除湿、利水渗湿、攻逐水湿等法。其中,治疗湿在肤表的为疏表祛湿法,治疗湿滞中焦的为燥湿化浊法,治疗湿从热化及湿热两盛的为清热除湿法,治疗水湿壅盛的为利水渗湿法。

祛痰法,即排除或消除痰涎的治法。出自《金匮要略·痰饮咳嗽病脉证并治》,适用于因内伤、外感脾失健运,水湿停滞,聚痰为患的治疗。痰,中医不单指口鼻黏稠的分泌物,还包括如哮喘、痰核、瘰疬、癫痫等水湿内聚集结为患的病证,所以治疗时不能单纯地见痰治痰,而必须审证求因,因证制宜。临床上又将祛痰法细分为化痰、消痰、涤痰几种。其中用于治疗湿痰的为燥湿化痰法,用于治疗热痰的为清热化痰法,用于治疗寒痰的为温化寒痰法,用于治疗痰浊胶结的为软坚消痰法,用于治疗痰涎浓稠的为生津涤痰法。

收敛法,又称收涩法,即收敛人体外泄精微物质的治法。《素问·四气调神大论》谓:"秋三月……收敛神气,使秋气平。"《素问·藏气法时论》曰:"心苦缓,急食酸以收之。"本法是用具有收、敛、固、涩、止作用的方药,预防或阻断人体气、血、精、神、津液、分泌物、排泄物等的过度丢失以及脏腑器官、瘕块、溃疡复位愈合的治疗方法。适用于气脱、出血、精神外越、久泻久泄、大汗、滑精、遗尿、崩漏、带下、宫脱、肛脱、胸水、腹水、囊肿、糜溃、腐瘘等的治疗。由于本法涉及面广,应对病证多,治疗时又多细分为收法、敛法、固法、涩法、止法五种:收法多用于散乱外越的精气神等的回归治疗;敛法多用于囊肿、创面溃烂回缩愈合的治疗;固法多用于保持、固护欲脱类病证的预防治疗;涩法多用于阻止、截断丢失类病证的防脱失治疗;止法用于体液流失类病证截流止溢的治疗。五项治法都属于回收阻断类治法,有相类似之处,但也有区别和各自的特点:收法是针对整体功能类病证为主;敛法是针对局部病症为主,敛是收之渐;固法是以整体治本为主,涩法是以局部治标为主,涩之力强于固之力;止法则是独以阻止内部各种体液的丢失为主,多标本兼顾。临床上,五种方法可单用,可合用,更多交叉应用,互补共赢。

吐法,即涌吐法,以引领胃容物上越外出的治法。出自《素问·阴阳应象大论》:"其高者,因而越之。"吐法适用于咽喉、胸膈、胃脘等部位为痰涎、宿食或毒物阻塞出中、使之上越而出的治法。本法是一种劫邪外出治其标的一种方法,易损胃气,所以只适用于实邪壅塞、病情急剧之病人,对体虚气弱、儿幼孕妇均应慎用,故为临床少用之法,此处从简介绍。

中医高等医药院校教材中所编述的常用法,是以《医学心悟》"论病之源,从内伤外感,四字括之;论病之情,则以寒热虚实表里阴阳八字统之;而治病之方,则又以汗、和、下、消、吐、清、温、补八法尽之"为依据编入。程氏认为,八法已能全尽其法。其实,八法也只是八种基本法则,实不能穷尽中医治法。虽所谓"一法之中,八法备焉;八法之中,百法备焉",也只是大写意而已,少了详备,多了偏颇。比如涌吐一法,其实临床并不常用,但却位列八大法中,而理气法、理血法、除湿法、祛痰法、收敛法乃临证常用之法则均未入编。尤其收敛法,《内经》中有依据可寻,《伤寒论》中有圭臬可学,但不为临床医家重视,不能"入室登堂"。今列十三基本治法,让临战医者多了对敌之矛与盾,对于病家不是多了裨益乎？当然，十三法也不能穷尽中医治法。医者临证，务必重在"运用之妙，存乎一心"，"变化之巧，万举万当"。

二、辨证的思路和特色

中医学产生于现代科学形成之前的几千年，为了获取最多最好的证据，它借用了当时最先进的哲学理念、思维方法及价值观念等学术思想充实自己的基础理论。所以，传统的人文属性和自然属性同时贯穿于理论之中，并一脉相承，如影随形，这就构成了它独特的辨证思路。再者，"方从法出，法随证立"，方、法、证紧密关联，互相依存，证为体，方与法为之用。临床为了设计出切合实际且有实效的治法与方剂，必须要有能全面、系统、完整揭示人体病变机理的症候作为立法依据。为此，中医基础理论赋予了辨证独特的思路和广阔的实践空间以及极强的生命力和实用性。

（一）辨超越形态结构之证

中医理论中有部分概念，它有物质基础，有物质性能，只是现在还不能用肉眼观察到具体的形态结构，属于超越形态结构一类范畴。这类概念，不能用现在的科学手段获得实证；但可以用中医理论去证实，用临床实践证实。在自然界，人们的认识论和世界观也是这样形成的。比如，空气、声波、紫外线、红外线以及微生物等，在没有特殊工具利用而又无法实证之前，不也是超越形态而客观存在吗？中医的气、精神、魂魄、穴位、经脉、络脉也是客观存在的。在无法用工具中介证实之前，中医就能研究、取证它们，这正是中医前瞻的独特思维方法。

近年，众多学者对气病、气证、穴位、经络等概念及其生理病理进行了理论、临床及实验方面的一系列研究，均取得了令人瞩目的成就，雄辩地说明了中医对超越形态结构类病证的辨析的前瞻性和科学性。

（二）辨不能量化之证

长期以来,用西医指标评价中医时,常用"中医指标不能量化"为口实批判中医不科学。其实,宇宙间、自然界,量和性是共存的。人们根据生存实践的需求,对同一事物都常用定性和定量两类指标实施考量。性化思维先于而多于量化思维是大自然存在的普遍规律。即使是在实验室诞生的西医学指标,也不能超越这一自然规则。中医学是在社会实践中产生的医学,它体自然之道,用自然之物,尽自然之力,全自然之功,对自然法则的依靠和包容性极强,其学说概念与指标也体现性量共存,互相融合,以性化思维为主。同时,它还包容吸纳了人文哲理,百家学说中的精华,开拓创造了广阔的理论实践空间。

从学科的思维法则而论,中医道法自然,思维方法产生于广袤宇宙、自然天成的环境中,它不是用形式逻辑和实证推理的方法,而是用万物类比、直觉体悟的取类比象方法。这种方法,重视直觉体悟,遵循因果联系,采用由此及彼、由表及里的方法进行类比推理取证,从对天地万物的体察中思考推导人体的一切生理病理变化,最终获取临床证候,用于辨证。

数和量的概念,东西方的理解不完全一样。比如数,中医就不仅仅把它看成单纯的"一是一,二是二"的"量"之数,而是赋予多维的涵容天地人的"象"之数。象数概念起源于《周易》。象者,《系辞》云:"易者,象也,象也者,象此者也。"又说:"象其物宜,是故谓之象。"这就是说,"象"是客观世界的形象,是表示天地万物复杂情况的符号,可以表示自然界和社会的原则,即"道"和"理",可以带入万事万物。数者,《系辞》云:"天数五,五位相得而各有合。天数二十有五,地数三十。凡天地之数五十有五,此所以成变化而行鬼神也。"这就是说,奇数一、三、五、七、九属于天之数,合为二十五;偶数二、四、六、八、十属于地之数,合为三十,总天地之数为五十五。数目本来是物质量的概念,但古人认为数目具有一种发生万物的神秘作用。

医圣张仲景深谙此理此法,在《伤寒杂病论》中运用娴熟,堪为后世圭臬。书中不管条文制方的秩序数还是药的味数,凡有数者皆含象数实义,决不信手拈来。药味的计量单位:重量,以斤、两、铢计;容量,以升、合计;长度,以尺、寸计;自然单体,以个、枚计,不是随意取舍,全凭性形用之。桂枝二麻黄一汤中,麻黄用十六铢,甘草用一两二铢。铢是多少? 一两的二十四分之一。甘草用量精确到二铢,不能不说精细矣;乌梅丸中,乌梅用到三百枚,三百以枚计,又可谓粗而大矣! 其实,量大量小,自有分寸;数计形计,都有实义。

经方"炙甘草汤"是一首养阴方剂,方中用大枣三十枚,刘力红教授称,用了一个"群阴会";当归四逆汤是一首温养阳气的方剂,方中用大枣二十五枚,用了一个"群阳会"。三十为五偶数相合,为地数,地为阴,故称群阴会;二十五为奇数相合,为天数,天为阳,故称群阳会。用阴数入养阴方,用阳数入温阳方,正是以阴助阴,以阳补阳,取其同气相求也。为此,刘力红教授说:"一个是'群阴相会',一个是'群阳相会',张仲景为什么不把它颠倒过来,炙甘草汤用二十五枚,当归四逆汤用三十枚呢? 可见数是不容含糊的。数变,象也就变。象变了,阴阳变不变呢? 当然要变! 阴阳一变全盘皆变。"

厚朴是仲景常用的一味中药,配方中多以重量计,而有时则以长度计。用这种特殊计量方法,是否太不"规范"? 观小承气汤用厚朴二两、大黄四两、枳实三枚;厚朴三物汤用厚朴八两、大黄四两、枳实五枚;厚朴大黄汤用厚朴一尺、大黄六两、枳实四枚,三方都由厚朴、枳实、大黄三味中药组成,但因三种药的用量不同,则方名各异,治证也有区别,这也常被医家解读为中药用量的变化可改变一首方的疗效和用途的一个范例。然而,为人所困惑者,厚朴大黄汤中,厚朴用量为一尺,为何不似前方用两计量呢? 似乎让人百思不得其解。无独有偶,细查经方"麻子仁丸",方中厚朴也用一尺。细究麻子仁丸可以看成由厚朴大黄汤加麻子仁、芍药、杏仁组成,方中厚朴用一尺不为误用就顺理成章了。同时也由此可证,厚朴用尺计量似不为随意而确含深意了。又验其两方之治:前方为治支饮胸满,厚朴用于宽胸除满;后方为治胃强脾药,用厚朴畅腑解药。再观炮制后的厚朴,成无节之卷筒状,仲景用一尺卷筒厚朴入药,一为取量之超大,二为取形之空通,再则,汤药量大,丸药量小,而都同用一尺者,可见寓意深在取象比类之性用也。

中医是一门真正的人体医学,所面对的是有生命的机体,与尸体和机器有本质的区别。机器部件的精细量度是部件间合理配合不可缺的基本保证。而中医研究的不仅仅是躯体,同时还要研究生命活动过程中所产生的功能活动、思维变化、体感情感等高级生命内容。比如,人体的排泄物,精、经、便、浊;分泌物,泪、涕、唾、汗;机体感触,疼、痛、痒、胀;脏腑功能,气、血、行、滞;高级思维,精、神、魂、魄等等。这些指标都不可能量化,然而它们又是人体生理病理活动的产物,是辨证不可缺失的"铁指标"。所以,中医把捕捉这类不可量化的"铁指标"当成一等一的头等大事。

(三)辨多维变化之证

《周易》"以动者尚变"的视角审视认识宇宙,是人类对宇宙最早最科学的认识。中医学秉承这一宇宙观和哲理,成功地应用于医学领域,化而裁之,引而伸之,赋予其学说以"动"和"变"的思维方法、工作方法研究天地人的关系和变化。于是,中医学创立了以"天人合一""形神合一"的整体系统论和"动静有常""变化见矣"的运动变化论,诞生了超越单纯生物学模式和生物—心理—社会医学模式的真正人体医学。

中医学创立的整体观和系统论,承认人是宇宙的一个不可分割的部分,强调以人为核心研究人体疾病;揭示人是一个由组织形体,思维活动和情感支配的有机整体,强调人体生命活动的不可分割性;提出人体疾病的发生是由于机体与外部环境发生不协调改变,或者因为机体内部各脏腑组织系统间,生理功能和相互关系发生紊乱的结果,从而在基础理论中充分体现了运动变化的科学内涵。

中医是研究以人体为发病核心主体的医学,正邪斗争是发病的本质,正邪盛衰是疾病的演变过程,证候是机体内损的外在表现,同病异治和异病同治是临床治疗应对疾病异变证候采用的特殊治疗法则,异常变化的症候也是中医循证辨证必须获取的最好考究证据。

总的说来,中医的辨证是在最大限度,全方位获取发病因素的前提下,尊重个体差异,结合临床医生的独立专业技能和临床经验,考虑患者的价值取向和愿望需求的基础上进行循证索据。它的重心始终在临床层面,而不是实验室;它的研究主体始终是人,而不是生物指标;它的疗效评价,始终是患者的生存质量和满意程度,而不是某种格式的实验报告。因此,提取在实验室以内不可获得的证据,作为临床干预的依据是科学的,不可缺失的。这正是中医学辨证的特色和精粹。

第二节　初会循证医学

一、浅识循证医学

(一)循证医学的起源与基本概念

循证医学理念起源于中医清朝乾隆年间《考证》一书。1992年循证医学概念、定义首先由加拿大著名临床流行病学家Gor-don Guydtt 和 Ddvid Sdckett 提出。其初衷是针对临床作指导和临床决策的方法学。它的任务是通过查找、评价和使用现有、全面、准确的证据指导临床医疗干预。随着其理念、方法的普及,它的研究应用范围覆盖到了临床各科疾病的诊断、治疗、预防和卫生经济学及医学教育等方面,系统地收集临床医学各领域所开展的试验,进行全面、定量的综合分析与评价,为临床、科研及医疗卫生决策提供可靠的"科学"证据。

(二)循证医学的思想工作方法

循证医学循什么证呢? 它是循全世界临床研究与临床试验所发表的结果之证。并对某一病种的结果,作各种疗法小样本的统计分析及系统评价,尽可能广泛地为医务人员推荐真实有效的治疗方法,摒弃疗效不明或有害的治法,为医务人员提供一个宽泛、全面、系统、真实能循索利用科研、临床试验结果的平台,最大限度地提高卫生资源的使用效率。

　　循证医学把临床研究证据分为五个级别:一级为多个随机对照试验的系统综合;二级为单个、大样本的随机对照试验;三级为前瞻性非随机的对比研究;四级为回顾性的病例对照研究;五级为病例系列分析,个案报告,叙述性综述与专家观点。从预防、治疗和临床研究,到证据综合和构建证据,随机对照试验是公认的验证干预措施疗效的"金标准"。当然,它不能脱离大量的治疗实践和临床观察这一基础。所以,刘建平介绍说:"循证医学提倡的证据是指前瞻性随机对照试验所获得的结果,是针对某一疾病或病症采用某一干预措施对随机分组的病例进行证验干预后对比观察得到的客观效应。"也就是说,循证医学的证据必须是经过设计、双盲、随机、对照和统计学检验分析合格和通过的证据,而不是中医临床采撷的症候。病人自身说好不能算! 当然,把有关对照、盲法、随机化、样本量估算、资料统计方法、结局评价指标、试验质量管理等一系列国际性标准与规范用于西医临床试验和研究是无可非议的。但是,循证医学不能完全替代经验医学。

二、中医的不足和循证医学的优势

(一)怎样修复中医的不足

　　有人认为:中医的疗效是"通过中西结合,使中医对疾病的认识疗效的判断更加确切";中医的成绩,"与现代医学在诸多领域的重大突破相比,还存在着较大的差距,发展速度也较慢";中医的"典型病例和经验总结其疗效的可重复性差";中医的"理论诊断、治疗和语言自成一体,很难与西方现代医学交流",阻碍了中医向世界传播;中医的"临床研究中仍存在不少问题"。"如研究设计的质量不高,随机对照试验缺乏足够的样本数量和计算依据,疗效结局和观察指标的测量不明确;无论是证候或是疗效指标都难以达到规范化和量化",这"使得报告的疗效可重复性差,而且所采用的疗效指标多为临床症状指标,缺乏长期随访的终点指标"。"这些问题影响了研究结果的可靠性,使试验结果的科学价值难以得到医学界的认可。""这些因素明显制约着中医现代化的发展速度。"所以,刘建平认为:"传统医学模式逐渐被现代医学模式所取代,经验医学开始朝着以科学证据为基础的循证医学发展。"

(二)循证医学的优势在什么地方

循证医学有哪些优势?刘建平说:"①促使中医药临床研究的水平不断提高,并最终与国际接轨;②制定循证的中医药临床评价指标体系,客观、科学地对中医药疗法的有效性和安全性作出评价;③通过在临床医疗实践中应用循证医学评价的证据,促进中医的临床实践,提高诊疗的效率;④成为中医临床医师自我学习、不断提高的终身继续教育模式;⑤开展循证的中医药学教学,科学地设置课程,以问题为导向的学习方法以及学生参与教学的方式,科学地评价教学效果,开展循证中医药学教学的研究,培养懂得现代医学科学方法,具有创新思维的新一代中医名师;⑥借助相关的国际组织,开展中医药国际协作研究,学习并引进先进的研究方法和组织管理机制。"

三、循证医学与辨证论治的碰撞

(一)以人为主体作临床疗效评价

如上所述,由于循证医学的证据是经过严格设计,经人体试验研究获取的客观真实结果,经得起验证和重复。因此,用循证医学方法对中医临床疗效实施评价是客观、科学和必要的,但是,中医是一门独立的,有完整理论体系,有无以数计临床试验结晶的人体医学,并且中医是以人的临床治疗为主体,证候是反映病变的客观表症,证候的转归终点是临床干预和疗效评价的指标。重视生命质量,尊重病人的感受、愿望和价值观,是评价中医疗效的重要内容。所以，中医认为，人是评价中的主体，证候是评价的指标，病人自身的满意度是评价的标准。这些概念，近年来，由于现代医学模式的转变，由生物向社会、心理、精神多维因素的转换，越来越受到人们的重视和肯定。而社会、心理、精神等因素的不可量计是客观存在又不可或缺的，所以，总是以量化指标、以实验室数据等评价中医是不全面的。美国替代医学研究中心也强调："疗效必须用人们认可的终点指标来加以证实。"

（二）不能量化的指标是临床的重要指征

宇宙空间，不能量化的事物占多数、是主流、是主体；能量化的事物是少数、是枝节、是局部。中医亦然，它复杂多维的证候基本上都不定量。如果要用定量指标去评价疗效，那么，千百年来，中医没有治好过一例受国际认可的"病"。这种评价标准，从临床和患者角度看，才是最不客观、不真实和不科学的结果。

（三）"金标准"的局限性

艾滋病是全球性重大公共卫生问题，受到世界高度关注。近年来，中医治疗艾滋病在改善患者临床症状，提高生存质量，防治并发症和延长存活时间等方面都取得了显著疗效；但是，用国际公认的金标准评价，抗艾病毒却不如 HAART 疗法理想。于是有关专家提出，不能过分强调"金标准"，过分强调依赖现代医学的物理、化学检测指标，过分强调病毒载量和 CD_4^+ T 淋巴细胞的变化，不能忽视病人的整体生命指标。否则，就不能全面真实地反映临床疗效。有关专家提出"金标准"的局限性，建议用有包括生命指标在内的更科学的评价艾滋病的新标准。其实这一提法不只实用于艾滋病，而是所有的病的评价都当如此。对中医疗效的评价，"金标准"就只是局部标准，对真实疗效而言，有失公允。

（四）经验是不灭的人类工作法源泉

经验是人类成功实践记忆的总结，是人类独有的高于条件反射的理性思维结晶，是人类生存、进化、繁衍、发达的依靠和保障。人类的一切生存活动都不可能离开实践经验。医学理当如此,中医更是如此。

循证医学不是凭经验取证,而是要通过严格设计的人体试验研究后才能有证可循。然而,对临床而言,排除了经验层面的知识是盲目的临床。在复杂、多维、速变的病变面前,医生必须当机立断,严谨、准确、及时地设计出治疗干预方案,抢救危难于顷刻之间。试问,循证医学的思路和方法,对于突发的公共卫生性疾病,对于个性化变异性疾病到哪里去循证呢?

2002年年底,SARS突袭人类。按循证医学的方法,到什么地方去循取证据? 到什么地方去寻找 $P < 0.01$ 的有效药? 大家茫然! 但是,在生命的危急关头,现代医学还是只好凭"经验"仓促上阵救死扶伤,而中医则依靠治疗温病的经验从容应对,轻取收效。假如坐等研究取证,研发新药,不知还会有多少人命丧黄泉。到那时,SARS肆虐的恶果真是不堪想象了。

(五)个体差异难循证

中医强调人的单体差异和感病类型的差异以及病势转归的差异,否定千人一面的观点。这就是中医的个体病变差异观。治疗上行之有效地应用"同病异治"和"异病同治"的辨证法则予以应对,这即是中医的个体化治疗原则。它既揭示了人与疾病的内在联系,又成功地找到了治疗干预的切入点,体现了中医治疗疾病不以病、证为中心,而是以患病的人为中心的整体治疗观,体现了中医个体化治疗特色的科学性。

近年来,西医也开始强调个性化治疗,不过与中医的个体化治疗还是有一定区别的。西医的个性化治疗是从每个人体自身的基因差异建档定谱开始,然后针对基因的易感性或危险性去决定针对某一病种而采取所需的预防和治疗措施。西医的个性性治疗概念,重视的是生物本身最基础的"核心密码"差异,而忽略了社会、环境、意识、思维等多维因素对疾病的影响和改变,还是没有脱离生物医学模式的范畴,还不是真正的人体医学概念。当然,循证医学可以去建个人疾病基因谱档案,但要用于临床治疗干预设计都还是有些捉襟见肘,就更不用说用于中医辨证论治的个体化治疗的随机双盲,安慰剂对照实验的评价了。

(六)偏颇的间接评价法

中医药的有效性和安全性的临床评价,几千年来是以在中医理论指导下辨证施治后病候的转归变化为指针,以病患者自身的满意程度和价值取向为标准评判的。也就是说,病人自身的感受和理智认可是衡量中医药疗效的金标准。这种强调辨证论治、整体调节,重视患者意愿和生活质量改善的方法,是最具体、最直接、最客观科学的方法,称直接评价法。循证医学重视总体评价,强调多中心,大样本,前瞻性的对照研究,重视以实验室出具的数据为评价依据的金标准。这是间接评价法。两种医学,两种理论体系,两种评价方法,本身是正确的,无可厚非;但是,只承认西方的循证医学评价标准,甚则要硬性用循证医学方法去评价辨证施治的疗效,两者必然产生碰撞,结论终将受到置疑。

以下试举几种临床常例,看循证医学间接评价法是否能揭示疾病实质,是否有些偏颇。

循到有病无"证"怎么办? 所谓有病无证,即指病人有突出的各种不适症状,并令患者苦不堪言,影响工作、生活甚至生存;但是,经西医各种先进仪器检测,均未能循出"证据",这类情况临床上相当普遍。我曾作过门诊随机统计,此类病例可占60%以上。遇到这种情况,西医大夫有两种选择:一是矢口否认患者有病;二是凭经验"对症治疗"。那么按循证医学的原则,该怎么办呢? 例如,2007 年 12 月 17 日,患者旭东(化名),男性,75岁。上月开始咳嗽,伴胸闷胸痛,肩背剧痛,奇痛难忍。医生疑诊:肺癌。患者从市到省,三级甲等医院跑了几所,相关检查多达 100 余项次,其中核磁共振三次,胸穿、活检各两次,未获证据支持。住院月余,病况渐重。病人不堪再查重负,自动出院。但病人经济、身心均背负沉重,最终陷入不可逆转的医疗深渊。

循到有"证"无病怎么办? 所谓有证无病,即指依据现代医学检测,已准确循到证据。但是,患者自觉健康良好,并无病痛。这种情况,例行体检中病例特多,常集中在某些病种。遇到这种情况,要么说是生理性的,不必治疗;要么也用对症治疗,万来万挡。例如,病毒性乙型肝炎,临床上检出 HBsAg 阳性者很多都无病变指标和体征。这类病人,可占检出的 55% 以上。由于乙肝尚无有效药物治疗,临床医生称为"健康带病毒"或"病毒携带"者。医生建议:要么不必治疗,要么保肝治疗,由病家自处。遇到这种情况,科学的循证医学难道不感到尴尬吗?

循到旁"证"怎么办? 所谓旁证,顾名思义即不是主要依据,而是次要依据,间接证据。由于医疗设备的配置总是有限度,或因检测仪器自身的局限和权威性,医生又要摒弃经验,理所当然地成了仪器设备的奴隶,这是产生旁证喧宾夺主的根源。遇到这种情况怎么办? 按循证医疗的证据,临床干预治疗,其效果是可想而知的:方便了医生,害苦了病人。例如,头晕头痛,医生习惯用脑电图检测。我阅过无数此类报告,结论大多一致:脑血管舒缩功能障碍。用软化血管类药物治疗,大多无显效。门诊上见一方姓老人,两个月间,分别在正常、头晕、头剧痛的情况下,作了三次脑电图,其结果惊人的一致。这种检测证据正常吗? 作为老年人脑血管硬化可能引发头晕痛,但多不太甚,一般并未查治;但是,引发剧烈昏、闷、胀、痛改变,总还有其他主要诱发因素可查吧? 比如,心情改变、过度劳倦、外感风寒等因素都会成为诱因;但是,这类证据,西医又无法循证,只好用旁证作依据了。

循到盲证怎么办? 所谓盲证,即盲目认定的错误证据,它表面上与疾病有关,实质并无关联。出现这种情况的原因,同样是过分强调仪器检测的权威性和唯一性所致,过分强调量化指标而忽略性化指标所致。这类情况临床也十分常见。以骨质增生的诊断为例,我们作一次探讨吧。临床上,只要有肢节腰背疼痛患者,医生的首选必是影像类检查,小则拍 X 线片,中则作 B 超,大则作核磁共振,全由影像检测结果一锤定音:某某骨质增生。我阅过无数这类报告,常有 20 多岁被诊断为骨质增生的,难道不令人疑惑吗?而在我们身边,很多 60 岁以上的老年人,他们都已微佝偻着腰了,难道没有骨质增生吗?如果随机抽检,肯定人人都有不同程度的椎骨增生,因为哪有老年人骨关节不"老化"之理?但是,为什么不人人疼痛呢?事实上,随着人的年岁增大、变老,人体的关节、脊柱周围的关节囊、韧带、肌腱等软组织都在牵拉、收缩、摩擦等生活过程中逐渐老化,在骨关节连接部位和局部软组织都会产生钙离子沉积或组合钙化。影像一见这些钙聚积现象就诊断为"骨质增生"。由于这种骨质增生是一种逐步形成的软组织老化的"正常"生理现象,周围组织和关节部已和谐相处,各自留有余地。所以,多数老人,即使已变成弯腰驼背,也并不疼痛。只有在如过度疲劳,受寒伤湿等外因的作用下,这些部位是薄弱环节,才能发病产生疼痛。然而这些真正的证据恰好是循证医学不循的,当然就只能按影像取证诊断为骨质增生了。这一类型的证据其实是盲证。盲证怎么办?当然是盲治了!

总之,循证医学问世只有十来年,提出治病要证据、要严谨、要双盲、随机、对照统计都无可厚非。但是把取证完全教条化和完全依靠检验分析而否定经验医学是不正确的。从中医的角度审视,循证医学是一轮美丽的光环,是高妙的殿堂医学,不是救急的床边医学。

第三节 辨证论治一路走好

辨证论治是中医系统理论的完整临床实践,是中医治疗理论的核心和精髓。它的理论思维原则是,在不干扰破坏人体正常生命活动的前提下,建立不必打开"黑匣子"就能了解人体内部组织、器官与它们之间的实质联系和变化的认知体系,建立采用综合症状的性变量系统变化为依据的、易于从外部进行控制的一种人体构造和医疗模型。

一、发扬特异治疗优势

尽管西医的各种仪器设备已非常先进,检测手段十分高明,医学理论已达到分子生物学水平,但是西医学界普遍感到有2/3以上的内科疾病还没有特异性的治疗方法,临床上留下了大片空白。究其原因,是由于检测的取证,只是局部和面上的证据。所以面对整体、系统、多维、变化、复杂的疾病,这类证据不过是孤证,很难万全,必然留下巨大的盲点盲区,这是西医最大的临床困惑。

中医的辨证论治,重视整体,治人以治病,强调整体与局部相统一,局部与局部相协调,重视内因、外因及多因素致病,强调个体差异和动态变化。事实上,这就是临床的特异性治疗法则。对于中医的辨证论治和临床效果,用直接评价法才更全面、更公正、更求实、更科学。以下举隅以明之。

有证无病怎么治?对于中医来说,证是病的系统实质性临床表证,是病在某一阶段病机的属性。所以中医说,有是证用是法,治疗就可顺理成章地进行。

例如:陈某某,泸州农妇,58岁,1980年4月5日初诊。患者半月前似有外感,自用解热镇痛类西药治疗。表证消失后,即感心烦、微呕、睡卧不宁。又加服胃药治疗两日,诸症反而加剧,出现心烦意乱,坐卧不安,呻吟不断,通宵达旦,不能自持。急送某医学院泸县奇峰分院住院治疗。经全面检测,各项指标显示并无大异常,半月终不能确诊。经对症用药两周后,病状愈甚,众医束手。于是自请出院延中医治疗。

初见患者面红,痛苦病容,"唉哟"之声不绝于耳,声音高亢,音急速促,恶杂闹,惧强光,双手抓骚胸胁,坐卧不宁,达旦通宵。舌边红,苔微黄,脉数。前医给服芩连温胆汤,即服即呕,不能进药。

余仔细辨之,此乃太阳病误治之后,表证已解,余热未除,热扰胸膈,不能透达,起卧不安,胸中懊恼。此乃阳明轻证之懊恼,治宜清宣透热达邪外出。仲景《伤寒论》6条曰:"发汗吐下后,虚烦不得眠,若剧者,必反复颠倒,心中懊侬,栀子豉汤主之。"急处栀子豉汤:栀子12g,淡豆豉12g。煎水服,1日1剂。

服用此方,入口即受,不呕不吐,呻吟之声渐弱,懊侬之状渐轻。服药四剂后,病去若失。

有病无证怎么治?中医认为有病必有证,有证必有病。所谓有病无证者,大多因为其证轻浅并无多大不适,被患者忽略。同时也有因症状长期携带,病人已习以为常不以为是。近几十年来,西医上升为主流医学后,例行体检每年一次,出现很多"查出来的病"。这些体检查出来的病人,有很多人正如前述,自感无病无症,不予防治;但仍有部分人求治心急。遇到求治者,中医怎么治呢?

中医治疗此类疾病,采用两种思路:一是运用中医理论,寻求发病原因,循因辨治;一是启动中医独特的、超前的学术思想"治未病"理念,对其"未病先防,既病防变",进入早期治疗干预。

例如,乙型肝炎是因受乙肝病毒(HBV)感染所致。感染者中,凡肝、胆、脾各项指标检测无异常,同时又无症状者,称为乙肝病毒携带者,也有称健康带病毒者,这类病人,西医往往建议"不必治疗"。中医虽然不认识HBV病毒;但是,中医认为它是能诱发黄疸、水盅(腹水)病的邪毒。《黄帝内经》认为:"风雨寒热,不得虚,邪不能独伤人。"伤人的病邪多为内外两因。外因由感受湿热疫毒,饮食不节;内因多为素体脾胃虚弱,正气不足。对于肝病而言,中医又有"见肝之病,知肝传脾,当先实脾"的箴箴告诫作治肝护脾的指导思想。所以,对于病毒携带者,有毒者解毒,"无毒"者补脾养肝,即是此类病的治疗原则。

病例:贺正兰(化名),女教师,55岁,1992年7月4日初诊。患者因连续3年体检,检出HBsAg阳性。本人正常工作,并无不适体征。但患者形瘦体弱,面色青黄,舌肥质淡,食欲欠佳,便溏,尿微黄,脉细力小。此为气血两虚带毒型。治用气血双补,保肝解毒法。处方用八珍汤加味:黄芪60g,当归10g,川芎10g,熟地10g,党参10g,茯苓10g,白术10g,炙甘草10g,板蓝根10g,石榴皮10g。每日服1剂。此方加减服用3月后,HBsAg转阴,至今无反复。

主证旁证怎么辨?前面讲了,医生过大依赖仪器检验往往会出现很多主次不分,辨识不明的循证错误,会给设计治疗方案造成很大误差。中医在临证时,遇到病人临诊前已作过检测,务必不要轻信检验结果,不要过大采信检测指标,不要脱离辨证思路。我常提倡"临诊入静"。排除检测干扰,冷静辨识病机就是临诊入静内容。只有这样,才能真正防止错误诊断。

病例1:郭朝伟(化名),女,40岁,主治医师,1977年4月24日初诊。

患者因子宫肌瘤出血入住市人民医院。8日前行子宫全切术。术后不慎感寒,诱发咳嗽。经院方检查,诊断为支气管肺炎。急用抗炎治疗1周余,咳嗽之症有增无减,家人急邀余诊治。

见患者面色少华,痛苦病容,干咳连连,声低气急。急咳时,连续数十声不止,白天黑夜,几无休止。全身上下,冷汗淋漓,状如沐浴。牵动创口,疼痛不已,患者双手紧护腹部,痛苦不堪,泪眼朦胧。舌淡白,脉微芤。前医曾用中药1周,查阅所服之方,皆止咳宁嗽之方药,可惜罔效。

我认为,患者患子宫肌瘤日久,常有失血。平素又有慢支炎感染,加之此次手术再度失血,体虚必然加剧。气血两虚,藩篱不固,汗出溃溃,反复受凉引发咳嗽。此乃气血两虚,津血丢失之证。治宜调和营卫,敛汗止咳,方用《金匮要略》之桂枝加龙骨牡蛎汤加味治疗。

处方:桂枝10g,芍药10g,炙甘草6g,生姜10g,大枣6g,白果10g,龙骨(布包)20g,牡蛎(布包)20g。

每日1剂。经服两剂后,汗收咳止,其病若失,安养两日,皆大欢喜。不幸,到第三日晚,病患过喜大意,贪凉夜睡,复感风寒。于是,咳嗽又起,咳痰清稀,微有喘促,出现干呕。急投仲景小青龙汤治之。麻黄 10g,白芍 10g,细辛 4g,干姜 10g,炙甘草 10g,桂枝 10g,五味子 6g,制半夏 6g。服两剂后,病愈。再用张锡纯从龙汤调治善后,未有反复。

病例 2:郭媛(化名),女,42 岁,副主任医师。2006 年 3 月 12 日初诊。

患者于 2005 年 2 月开始出现痛经。每次月经来潮腰腹胀坠,剧痛难忍。2005 年 3 月 30 日彩超诊断:子宫底前壁查见约 2.9cm×2.8cm 的增强回声团,边界欠清晰,内有少量液暗区。提示:子宫腺肌症。内服孕三烯酮半年后,出现闭经。停服此药后,每 21~23 天出现一个绞痛周期。剧烈疼痛连续 3~4 天,无经血。绞痛时只有肌注曲马多、杜冷丁才能缓解疼痛。2006 年 3 月查女性激素全套四次,指标显示异常,提示有卵泡萎缩及卵巢早衰。曾求教于原大学老一辈专家,认为用药物治疗不可能使病变逆转,建议行子宫全切除手术。这一权威结论,给患者工作、生活带来极大压力和影响,抱一线希望寻求中医治疗,2006 年 3 月 12 日初诊。

初诊时余思忖:①患者年仅 42 岁,未到绝经年龄;②生殖器官无一缺失;③月经尚有周期性信息显示。只此 3 个基本点,凭个人经验,尚有希望治愈,故欣然介入治疗。

初诊,见患者面色少华,面颊斑点显现,月经半年不行,腰腹周期性绞痛,体丰形寒,舌淡质白,脉象关弦尺弱。诊断:闭经,痛经。为肝郁肾虚、寒凝血瘀型。中医认为,血遇寒则凝,遇温则行,故治宜暖肝补肾,温经活血。方用四物汤、柴胡疏肝散、失笑散合方加味,用于痛经期治疗。

处方:当归 10g,赤芍 30g,川芎 15g,熟地 10g,柴胡 10g,香附 10g,枳壳 10g,艾叶 10g,桂枝 10g,小茴香 10g,台乌 10g,延胡索 10g,蒲黄 10g,五灵脂 10g,甘草 10g。此方用于痛经期服用,日服 1 剂,痛止药停。

痛经的缓解期,重在温补肝肾,养血益源,切忌投放桃红之类克伐之品。方用当归补血汤方、四物汤加温经补肾药物。

处方：黄芪50g，当归10g，川芎10g，白芍20g，熟地20g，艾叶10g，干姜5g，小茴10g，淫羊藿10g，巴戟天12g，鹿角胶10g，炙甘草10g。每日1剂，连续用药。

服药1月后，病有转机，延长了发病周期，直到4月14日开始发痛，但疼痛稍有缓解，延到第5天出现微量经血。服药至5月16日，第二次行经，经量基本正常，经期3天，疼痛明显缓解，不再肌注止痛药物。此后，经期3~5天，周期22~25天，至此月经的期、量、色、质均基本正常，腹部轻微胀痛已不用西药镇痛。至此，患者又惊又喜，作为一家二甲医院的副院长，西医肾病专家，经过自身亲感身受，她深有感触地说："如果不是自己亲身经历，绝对体会不到中医学的博大精深。"

总的说，中医临床上标准的"病"是有限的（西医也如此），症和证却是无限的。中医以识症为基础，采用辨证为主，辨病辨证相结合的方法，既契合病变实质，又适用于临床实际，更发挥了特异性治疗的优势。

二、守住中医学的根本

前面讲得很多，中西两医是两门不同理论体系、不同学术渊源、不同价值取向的医学学科。它们完全可以各自保持特色，发扬优势，完善自我。完全可以在"中西医并重"的大环境中各自发展，共处守则。中医学的科学性、先进性、前瞻性不容置疑。它为现代医学提供了生物—心理—社会医学模式典范，让现代医学模式更贴近人体医学模式，可谓先进性；它揭示出药物的多分子、多靶点特性，为现代医学对生物药物有了实质性认识，扩大了药种空间，可谓科学性；它提出了临床疗效的直接评价方法，使很多绝症病人燃起了生存希望，可谓求实性；它提倡"治未病"的学术概念和实践，对亚健康和疾病的恶化提供了设防理论依据，为临床防治结合，干预治疗作出了贡献，可谓超前性。这些学术概念和法则正在受到西方学术界的关注和接受而融入自己的学科理念之中。他们没有忘记乔治·萨顿的教导："不要忘记我们的灵感多次来自东方。"而我们中国的学者倒忘了自己的东西的先进性、科学性。

中医从来不是一个封闭学科。且不说它本身就是一个包容优秀文化、科学哲理、医疗技术的一个集大成学科，就以它从原始医学，巫术医学到自然哲学医学和生态理论医学的脱胎换骨进化过程，就说明了它的发展和进步。面对现代的一些进步学科知识，中医必须敞开胸怀，吐故纳新，取善而从。比如现代的数理统计法，如因子分析，聚类分析，数据挖掘等，在中药古代文献整理研究中大有用处。用双盲、随机、对照的研究方法，可以对中医药的一些成就做一些统计研究，作中医的说理工具等等。

三、立足临床，植根本土，走向世界

中医要对外交流，要走向世界，是否就得改头换面，是否就要贴循证医学的标签？我看不必。

近些年，当循证医学还在襁褓中以前，中医药就已经开始走向世界，受到各国人民的接受和喜爱。比如针灸，被世界广泛认可和接纳这是不争的事实，但它并没有经过洋包装和循证医学的疗效评价。据报道，仅 1998～2002 年间，中医医疗机构共接待来访团组 1 775 批，计 19 030 人次；与各类中医药机构共开展合作项目 274 项；国内 7 所重点中医药高等院校共招收 54 个国家和地区留学生 2 728 人；2002 年中药产品出口总额达 67 095 万美元，与我国有中药贸易国家和地区的已达 154 个；世界各国有中医诊疗机构 19 000 余家，中医师约 80 000 多人，针灸师 143 800 多人；针灸传统疗法在一些国家和地区已经合法化。2007 年 8 月，美国食品药品管理局发布了一份指导性文件，首次认同中医药学与西方主流医学一样，是一门有着完整理论和实践体系的独立科学体系。由此可以看出，中医走向世界，世界向我走来，是大势所趋，是必然之势。问题是怎样走好，怎样走稳，怎样走快，这才是值得我们慎重思考的问题。因为世界需要的、欢迎的是原汁原味的传统中医,不是中西医结合的中医,我们不要把自己搞得不伦不类,里外不是"人"。如果那样疗效就大打折扣了!疗效是不分国界的,疗效才是硬道理。

我认为,要解决上述问题,应当立足本土。中医药是我们民族的至宝,我们连立足本土的问题都没有解决,还谈什么走向世界。国内都还有一些"高资"人士反对中医,说"中医有90%的糟粕",要"告别中医中药",还怎样叫世界人民接受? 在中国国内,都还有很多中医院在挂中西医结合医院的牌子,还怎么让外国人办中医院? 中国的大多数老百姓都不看中医,还怎么叫外国老百姓信中医? 所以,搞好中医,走向世界的前提是先把国内的中医搞好,把国内的医药市场争取过来,让13亿人的健康受到中医的惠泽,这才是重中之重。

中医泰斗邓铁涛教授说得好:"千万别搞错了,误以为把中医改造成西医就以为是中医的现代化。也不要以为把中药打入美国市场就是现代化、国际化了,错了。我们发展中医药不是为了让西方接受。这不仅涉及民族自尊,应该搞清楚现代化不是目的,服务人群才是目的。首先应该为13亿人口着想,保护好中国人的健康是我们对世界的贡献。"所以说,立足本土,立足临床才能走向世界,才能走得好,走得稳,走得快。人们不是常说,越是民族的就越是世界的吗? 为什么不能让中医的民族特色永葆青春呢?

"沉舟侧畔千帆过,病树前头万木春"。尽管近百十年中医遭受了百般打击,千般磨难,但终于迎来了发展的第二个春天。在国家的扶持下,我们应停止争论,万众一心,同心同德,就地出发,为中医药的发展和现代化而奋斗。

第六章 宏伟的减毒增效"工程"

几千年来,中医对药物的减毒增效研究作了不懈的努力和付出了血的代价。汉代以前,对药物毒性与效性的认识已经十分理性:他们既肯定药物中的效性,更肯定药物中的毒性;既对防毒解毒有研究,更对以毒攻毒有精专;既有减毒增效的理论总结,更有聚毒以为医用的临床实践。

《神农本草经》是我国现存最早的一部中药文献。书中所载 365 种中药,按照药物功用分成上、中、下三品,其中上品 120 种,能补养,无毒,可以久服多服;中品 120 种,能治病又补虚,无毒或有毒,供斟酌使用;下品 125 种,专主治病,除寒热邪气,破积聚,多毒,不可久服。由上可以看出,真正治病的药往往多有毒性,故称"聚毒以为医用"。

中医对药物中存在毒性的事实两千年前就已经认知,故有"是药三分毒"之说。这一结论,当然太粗略,只能作为对药物毒性和效性共同存在的一种表达和揭示;但是,中医能作出这一结论,其时间,不是几年、十年、百年,而是几百、几千年;其数量,不是百种、千种,而是几千、上万种;其试体,不是小白鼠、小动物,而是人体、人类自己!从古代的神农氏、李时珍以及之后的一代又一代中医学人,是他们在两千多年的时空中,口尝身试,亲历实践,用生命、用血的代价才取得了对药物毒性与效性的认知和创造了减毒增效的方法。

中医对中药的研究历时达数千年,可以说达到了细枝末节的程度。从药物的形态、色泽、产地、采集、储藏、炮制到药物的性能、气味、归经、毒性、配伍、制剂、使用都有尽可能详细的理论研究和临床实践。

追索世界医学发展史,古老的医学,世界各民族都是从草本医学开始,用草药,自然疗法治病。他们用宏观的哲学观同原生态的治疗方法相结合,形成了"朴素的整体医学模式"。在这一时期,中国的医学和古希腊、古罗马都属于同一时期同一水平,属哲学自然医学的范畴。由于西方古贤们在当时没有解决好对人体和疾病规律的认识论和临床治疗方法论相结合的问题,尤其是没有解决好药物的毒性和效性的深入开发研究,就必然导致治疗的局限性和丧失临床的普效性。在历史的长河中,经受不住神权僧侣和解剖理论,化学合成药物的冲击,最终在19世纪下半叶彻底被现代医学淘汰。

中医由于《黄帝内经》的问世,理论上完成了对人体和疾病规律的认识论;《伤寒杂病论》的成书,实践上解决了中医临床治疗的方法论。两部著作横空出世,奠定了中医两千余年颠扑不破的理论体系。尤其是《伤寒杂病论》是世界上第一部经验与理论相结合的,经验总结性临床医学著作,融理法方药为一体,开辨证论治之先河,首创方剂300余首,为中医方剂楷模。仲景被后世尊为"众方之宗,群方之祖"。从辨证论治的临床治疗模式到中医方剂架构的创造,其内涵旨在最大限度地减少降低中药的毒性,最大限度地提高发挥中药的效性。所以,减毒增效是中医两千多年不遗余力研究的课题,一个永恒的课题。

辨证论治是中医治病的基本原则。它采用望、闻、问、切等诊法去收集患者临床证候和相关病理资料,运用中医理论辨析疾病,确定诊断,拟定治法。辨证施治是中医治病的基本法则。它在辨证立法的基础上,以法制方,随证遣药。辨证是施治的前提和依据,施治是辨证的实践体现和应用过程。辨证准确,施治才有可靠依据,两者密不可分;但是,施治体现的是"临门一足",影响施治结果的因素尚多,要获得满意的预期效果,还有很多关键环节必须把握,否则将前功尽弃。

辨证也好,施治也好,都不是目的,是手段。目的是疗效!中医为了强化治疗效果,在施治过程中,对药物中的内在潜能进行了全方位的开发,对药物中含有的毒性进行了最大限度的克制。其中,中药在入方之前进行炮制,炮制之后进行配方,配方以后再制成药剂,剂成之后才合理应用。每一个环节都精斟细酌,十分考究,务求对药物进行减毒增效发掘。这就是中医宏伟的临床学说工程:减毒增效工程。

第一节　中医解毒增效第一招

我们生活在一个绝对有毒的空间,生活中每时每刻都会遇到各种毒物入侵。从天上滚动的乌云,飞舞的花絮,到地上急驰的车辆,遍地的塑渣;从人们的衣食住行,到诸位的吃喝拉撒;从外来的物种入侵,到自身产毒排污,无处不把一个朗朗乾坤糟蹋得混混浊浊。我们已经把自己赖以生存的空间搞得没有一处是真正干净的了,所以,可以说,天下无处没有毒。

药是有毒的,从媒体连篇累牍的用药警示报道就证明了一句老话:是药三分毒。从日常和门诊接待的病人对毒与药的敏感程度来看,用“谈毒色变”来形容已经不算夸张了。比如有的孕妇“病死不吃药”,产后怕服药。有的病人提示医生不吃厚朴,不吃木通,不吃龙胆泻肝汤等等。其实这是由于人们大多不能正确看待中药的毒,尤其不能从中医的角度看待中药中的有毒成分所致。比如,人们可以在餐馆中大吃蛇、虫、福寿螺等有毒动物;但是,如果中药中有此等物类配方,则要大惊小怪,大加贬责。为了说明这个问题,举民间一句老话“人参杀人无过,大黄救人无功”为例。这句话的意思是说,人参,大补之药,在《神农本草经》中位列上品,无毒;大黄,峻下之药,《神农本草经》位列下品,有毒。吃药时因用人参不当而致死人命,它还是补药,而不被责其过错;然而巧用大黄挽救了生命,它还是下品,而并无功绩。又比如砒霜是历来中西医公认的毒物,是毒药的代表,但是,只要按中医理论辨证施治,用得适当,用得其所,一样可以治病,而且还可以治一些疑难病和不治之症。

为了使中药减毒增效,应对中药进行炮制。中药炮制是指在配伍成剂型前,对单味中药内所含的有毒成分进行加工修治,使其减少毒性,突出效性。古时候炮制包括在制剂加工中,实际上,炮制是把握制剂第一道质量关的加工工序,所以,它是中医解毒增效的第一招。

一、中药炮制的历史文化积淀

（一）战国以前的炮制文籍

相传商代伊尹是汤液的创始人，他善于蒸调汤液炮制药物。《汉书·艺文志》记载汤液经法32卷，已经包含了不少的药物炮制知识。

《神农本草经》序列中注有以医疗为用途的炮制内容，谓："药有毒无毒，阴干暴干，采选时日，土地所出，真伪陈新，并各有法。"

《灵枢·邪客篇》中的"秫米半夏汤"已注明采用"制"过的半夏入汤剂。

《左传》中记载，宣公12年就载有使用经过发酵制成的"麦曲"。

由此可见，早在战国以前，中医就开始对中药进行炮制了。

（二）汉代炮制方法逐渐丰富

东汉张仲景《金匮玉函经》一书指出，药材"有须烧炼炮制，生熟有定，一如后法，或需皮去肉，或去皮需肉，或需根……依方拣采治削，极冷净洁。"这些记载初步反映了汉代中药炮制内容在逐渐丰富。

（三）魏晋南北朝时期炮制目的得以深化

此时期，以《雷公炮炙论》为代表，已成炮制专著。它总结了当时中药炮制成就，阐述的药物炮制方法已较为完善，并增添了新的技法，把药物由整洁修拣去毒处理发展到药性的处理上，提升了炮制增加药效的内容。

（四）唐代是炮制学术发展的重要历史时段

孙思邈《备急千金要方》在炮制方面的内容由脚注发展为条述专章讨论，为后世总结炮制方法打下了基础。

唐《新修本草》也很重视炮制，它进一步完善了中药矿物类药的炮制方法，拓宽了药物炮制范围。

（五）宋、金、元时代，炮制进一步发展

这时期的《经史证类备用本草》《太平惠民和剂局方》、李东垣《用药法象》都使本草在炮制理论方面有所发展，并且还将炮制列入法定制药范围，对保证药物质量起了很大作用。

（六）明代炮制技术又向前发展一步

本时期，陈嘉谟的《本草蒙筌》、李中梓的《本草通玄》、李时珍的《本草纲目》、缪希雍的《炮炙大法》，对前人的炮制方法既集了大全又有所增补，还引入了升降浮沉、归经的炮制技术。

（七）清代炮制传承有制未有创新

清代张仲岩的《修事指南》是一部炮制专著，归纳总结，条分缕析，颇为醒目，惜其未有增补。

（八）现代炮制的继承与创新

由于新中国政府实行"中西并重"政策，采用"古为今用，洋为中用"，推陈出新，对中药炮制进行了弃粗取精，去伪存真的研究。同时也很重视中药的炮制规范，中药炮制取得了长足进展，中西医结合已有很多创新。

总之，从中药炮制技术发展的全过程，可以看出我们的祖先为了子孙后代的繁衍昌盛，呕心沥血，一天又一天，一年又一年，历经几千年所创造的中国医药学体系，是中华民族的文化瑰宝，应当努力继承发展，决不允许污蔑中医"推行异物、污物、毒物入药，坑害患者"之谬论蛊惑人心。

二、中药炮制的传统理论依据

中药的炮制不是盲目的，它是以遵循中药减毒增效原则为前提，以传统中医基本理论为基础，以中药的"四气五味"性能为依据而进行的。它是改造中药性能的重要手段，必须规范严谨地进行。

（一）四气五味引导中药炮制

四气，就是寒、热、温、凉四种不同的药性。这四种不同的药性是依据药物作用于人体所发生的反应而得出来的结论，也是从药物产生的疗效进行的系统归纳,它能说明药物构成的性能。

五味,就是辛、酸、甘、苦、咸五种味感。它可以通过口感品尝而辨别。古人在长期的生活实践中,不但总结归纳出药物的五种味道,而且还认识到每一种药味都有各自的特性,在机体上所起到的作用也各有不同。《黄帝内经》所说的"辛散、酸收、甘缓、苦坚、咸软"更是归纳五味作用的纲领。同时,五味又归入五脏,如"酸入肝,辛入肺,苦入心,咸入肾,甘入脾"。

四气五味综合而组成药物的性能,它们之间是一个不可分割的整体,因为每一种药物,都包含了气和味,而药物间,有气同而味异,或气异而味同,也有很多药物则是一气而兼多味。总之,药的气味交混错综复杂。炮制就是针对这些错杂的药性对之进行改造而为临床所用。性味不同,作用也有出入,如黄连为味大苦性大寒之药,为减低其苦寒之太过,用味辛性温的姜汁进行"反制"则苦寒之性就可平和一些。如果用苦寒之胆汁"从治"黄连,其苦寒就更可加大。又如麻黄发汗作用很强,经过蜜制以后,麻黄的辛温性能降低,缓和了多汗亡阳的副作用,增强了润肺和中的功能。

(二)升降浮沉影响中药炮制

升降浮沉,是指药物作用于人体的大略趋向而言。升是上升,降是下降,浮有发散的意义,沉有泄利的意义。升降浮沉主要以药物的气味厚薄为依据。所谓气味厚薄,是包括四气五味及其气质的淳厚雄烈,轻清淡薄而言。《黄帝内经》上说:"阴味出下窍,阳气出上窍,味厚者为阴,薄为阴之阳,气厚者为阳,薄为阳之阴,味厚则泄,薄则通,气薄则发泄,厚则发热。"这便是分升降浮沉的理论根据。中药炮制,就是结合这一理论在炮制实践中对药物进行改制,人为地改变它的作用趋向,以适用于临床。如黄柏沉降,走下,专清下焦之热,经过酒的炮制后,作用便可向上,变为升浮,便可以兼清上焦之热,扩大了治疗范围。又如砂仁为气分药,能消食调中,健胃行气,经用盐制之后,能下行温肾,以治小便频数。请看,炮制之术,妙还是不妙?

（三）归经理论指导中药炮制

归经，就是把药物对人体的作用与五脏六腑、十二经脉密切联系起来，以药物针对人体具体部位所产生的作用功能归纳起来，叫做归经。

归经是一种用药规律，临床上遵循归经理论用药能极大增进疗效，这在临床上有着很大的现实意义。如杏仁止咳，故入肺经，生姜止呕，故入胃经。为了使用药有的放矢，在归经理论指导下，对药物进行改制。如酒制升提，姜制温散，盐制走肾而软坚，醋制走肝而收敛……

近年，现代医学把药物针对人体具体部位发挥的特殊作用，称为"靶点"作用。真巧，中医的归经作用好像与靶点作用是同一个概念。不过，归经理论早在宋、金、元时代已经形成，并且用于指导中药炮制和临床实践，一直沿用至今。至此，我们不得不由衷叹服我们的先辈为了中药的减毒增效所作出的超前的卓越贡献。

三、中药炮制的科学性

从以上可以看出，中药炮制不但有中医基础理论作依据，而且已被几千年临床实践所验证，是中医安全有效用药的保障，本来已经无可厚非。但是确有人披着"文化进步"和"科学"的外衣，无知无识地否定中医"没有丝毫的科学价值和文化价值"，没有科学性，"甚至还不够格称'伪科学'"等等。

关于价值，中医的价值首先是体现在疗效上，体现在看中医的病人身上，体现在几千年来，中医药为中华民族的繁衍生息和健康作出了不可磨灭的贡献和至今仍在作出的贡献上，社会知道，人民知道。

中药的来源非常广泛，而化学成分又非常复杂，往往一种中药，含有多种化学成分，就是用现代的先进仪器和科学手段也不能对其全部认知。故此，只有以现代已知的，具有较明显的，有生理作用的如生物碱、苷类、挥发油、有机酸、树脂等为例，体现炮制对它们所起的作用来说明中药炮制处理的必要性、有效性和科学性。

(一)炮制对含生物碱类药物的影响

生物碱是一类复杂的含氮化合物,成结晶固体态,受热被破坏或分解成游离生物碱,大多不溶于水而溶于有机溶剂,对人体能产生强烈的特殊生理作用。中药用水、火、辅料参与炮制,可使药物中原有的生物碱发生理化性变化而优化用药。如用醋制延胡索就可使药中游离的生物碱生成醋酸盐而增加水溶性,增强其镇痛作用。马钱子经用砂炒热,使其所含的士的宁(番木鳖)受到破坏,从而降低其毒性。

(二)炮制对含苷类药物的影响

苷是一种由糖和非糖物质(苷元)组成的复杂化合物。苷能溶解于水和乙醇,难容于醚和苯。所以炮制时多用酒而少用水。含苷药物通常也含有自身专一分解酶——水解苷。含苷药物经炒、蒸炮制后,可防止苷水解,有利于此类药物长期保存。如白芥子经炒后,降低了辛辣味,增强了温胃祛痰功效。黄芩经过蒸煮,可以破坏酶的活性,有利于黄芩苷的保存,增加了黄芩的抑菌作用。

(三)炮制对含挥发油类药物的影响

挥发油是一种包括醇、酚、醛、酮、酯及萜烯等成分的混合物,有特殊气味和辛辣感,多数比水轻,常温下易挥发,易溶于多种有机溶剂及脂肪油中,全溶于70%以上的乙醇中,少溶于水,呈油状液体。

很早以前,人们就知道许多植物中有挥发性香气物质的存在。如《雷公炮炙论》中就提到茵陈勿近火,因为它含挥发油成分不可用火处理。据实验,炮制后的药物,挥发油有如下变化:炒炭减少约80%,炒焦减少约40%,煨或土炒减少约20%,醋制、酒制、盐制、蜜制、米泔水制及麸炒等损失10%～15%。因此,芳香性药物不宜近火。所以,要去挥发油就应炮制以去之,如麻黄蜜制,要保留挥发油就应少煎,如枣仁后下少煎。

(四)炮制对含树脂类药物的影响

树脂是组成极为复杂的一类混合物,它在空气中由液态变成半透明或不透明固体或稠厚液体。医疗上常作防腐、消炎、镇痛、镇静、解痉、活血、止血剂。炮制可以改变它们的特性,如制牵牛子可减少其脂类物的泻下作用。制乳香、没药可缓和其刺激性,减少恶心、呕吐等副作用和毒性,增强活血止痛作用。因为高温加热可使其中树脂变质而达到了减毒增效作用。

(五)炮制对含有机酸类药物的影响

有机酸包括草酸、甲酸、乙酸、乳酸、酒石酸、琥珀酸、苹果酸、枸橼酸与抗坏血酸等,广泛存在于植物的酸性果实中。它们大多能溶于水和酒精中,故水制时,应尽量少泡多润,用辅料时,可多用酒制。

加热炮制可破坏有机酸的性能。如炒山楂可降低酸性,增加消食化积功能。含有机酸和含生物碱的药物共制,可增强溶解度,增加疗效。如吴茱萸和黄连共制。

(六)炮制对含油脂类药物的影响

油脂有润肠致泻作用,治疗上如要减少润泻之类作用,采用制霜法即可。如巴豆大毒,制霜后使用,可防峻下和去其油脂内的有毒物质。

(七)炮制对鞣质类药物的影响

鞣质属一类复杂的酚类化合物,也属于苷的一种,在医疗上有收敛作用,常用于止血、止泻、治疗烧伤等。易溶于热水和乙醇,能与铁产生化学反应,生成鞣酸铁盐。如大黄经酒炮制后,其中蒽醌类鞣质减少,泻下作用减小,收敛止泻作用相对增强。

(八)炮制对含多糖类药物的影响

多糖类是指十个以上单糖脱水形成的高聚糖,不甜,无还原性,难溶于水,不溶于乙醇及其他有机溶剂。植物中常见的淀粉、菊糖、树胶、黏液质等都是多糖类物质,通常被视为杂质,但有些多糖却有治疗效果。如茯苓多糖有利水渗湿,健脾补中,宁心安神的作用;但它易于被酸或酶水解,故炮制时应当少泡多润以防止药效走失。

（九）炮制对蛋白质氨基酸类药物的影响

蛋白质是生物体内所有化合物中最复杂的物质。它经水解后能产生氨基酸的混合物。它们对整个生物界的生命活动起很大作用。中药中普遍存在的蛋白质和氨基酸有明显的生理活性，有的已应用于临床。它们具有水溶性，炮制也是少炮多润，保护流失。蛋白质煮沸凝变，氨基酸遇热也不稳定。如雷丸、天花粉以生用为宜；扁豆炮制后，其中毒蛋白减少，有利安全用药。如黑豆、大豆、干馏炮制后能产生含氮的吡啶类，咔啉类衍生物更具有抗真菌、抗过敏和镇痉作用。

（十）炮制对含无机成分药物的影响

炮制对本类药材的影响以矿物、贝壳及化石类最为突出。本类药经煅后，可去杂质，质地变疏松，易粉碎，有利临床提高疗效。如煅瓦楞增强制酸作用。煅炉甘石可使碳酸锌变成氧化锌，以增强其消炎、止血、生肌作用。很多本类药物，炮制还可改变其化学结构，对临床有很大好处。如代赭石，为氧化类铁的混合物，醋淬后，生成可溶性醋酸铁，有利吸收发挥药效。煅磁石、煅石膏等，都能起到质的改变，优化临床用药。

从以上角度审视中药炮制，不管从化学的和物理的理论来分析，都不难看出其对中药减少毒性增加疗效是具有很大作用的。炮制中药产生的量变和质变是客观存在的。当然，不管从现代医学的和传统中医的手段来研究中药，都尚属肤浅，对大多数中药的有效成分至今尚不十分清楚，有待长期不懈地努力研究发掘，让中药的绿色效应发扬光大。

第二节　中药配方的奥秘

治病者也，辨证论治为其体，理法方药为其用。方药的应用是临床治疗过程中的一个重要环节。方剂则是把单味中药组合成"方"，然后经调配为剂而成。因此，方剂的配制是最终实现疗效的关键，成败往往在此一役。为了不致功亏一篑，中医非常重视处方的配伍和制剂的研发,并将其视为减毒增效的最大用武之地。"方"是"剂"的基础,是制剂的前提。所以,中医为了配出好方,几千年为之呕心沥血,不遗余力。

早在公元前 193 年,《五十二病方》已经传世,这是我们至今发掘出的前汉时期有文字记载的最早中医方书。然而,有完整组方原则,切合临床适用,确立了辨证施治原则,奠定了理、法、方、药理论基础,创组了 300 余首药方的则是东汉张仲景的《伤寒杂病论》。所以,后世尊崇张仲景为"众方之宗,群方之祖"。自此,后世医家一路传承创新,渐有发挥。到了唐代,医学家孙思邈又大胆开拓,著《备急千金要方》30 卷,分列 232 门,收方达 5 300 首,并首创"复方",把方剂创新推向了高潮。之后,延到明代《普济方》广搜博载,其药方已达 61 739 首。此后,各朝医家精研广达,创立了更多、更为适用之方,为中华民族的生命健康作出了巨大贡献,为华夏民族原创了一份丰富浩瀚的医学文化遗产。

2007 年 8 月有报道称,美国食品药品管理局新近发布了一份指导性文件,首次认同中医学是一门有着完整理论和实践体系的独立科学体系。这是一件大好事,为中医学走向世界拓宽了道路,为中医学能更好、更广泛地为世界人民的健康服务搭建了更大的平台。国际认同不仅仅只是对"中国古代无科学"谬论的当头一棒,更重要的是对中华民族几千年辛勤劳动创造,科学实践及民族文化价值的认同。

中药配方是中国古代原创性科学技术遗产,是古代医学科学理论与临床实践相结合的结晶,是中医学减毒增效工程中一大研究课题。

一、中药配方的意义及理论依据

中药配方不是"拉郎配",而是非常严谨、规范而又有重大的实际意义。它针对人体生命的复杂构成以及疾病的复杂变化,通过对药物的巧妙配置组合,充分调动、发挥和创造出高于单味药的"集束"效能,有的放矢地辨证用药,增强疗效。同时,又尽一切可能制约、减少中药的毒副作用。通过这一增效减毒配方设置,最终实现临床高疗效的目的。

（一）爆发力与组装增量

谈到爆发力我们得从孙思邈发明黑火药说起。

孙思邈,博古厚今,知识渊博,好钻研,善实践。尤其重视传承创新,同时还精通炼丹配药之术,在化学领域也作出了很大贡献。著有《丹经内伏硫黄法》一书,最早记录了黑火药的配方。他应该是我国黑火药的发明者。黑火药所产生的爆发力,使他对药物种类、数和量经组合后可产生的奇特威力有了深刻了解,从而进一步认识到中药配方可能获得中药增效的可行性。所以,他把爆发力现象和原理,运用到配方中,让每一方、每一药都能产生治病的爆发力作用。他所配的方药,把质和量都推到了一个高峰。因此,这也正是中医几千年来追求配好方、致力于达到配方增效作用之目的。

配方增效之法在两千年前中医就运用上了,并为之奋斗至今。这一概念,在现代科学中称组装增量。我们在日常生活中,在科学研究中,在军事战术中都有运用。比如在战争中,同样的士兵、武器、装备,如果指挥者布置、组合得好,战斗力就会极大增强而取得胜利。又如,2007年亚洲杯足球赛,中国足球队以0:3惨败于乌兹别克斯坦队,小组赛即被淘汰,创造了国足27年来亚洲杯赛最差的成绩。业内专家评论说:错误的战术安排和一盘散沙的队员组配是这场比赛惨败的主要原因。如果组配好了,国足不是可以离"四强豪言"近一些吗? 组合配伍之重要,由此可见一斑。在中药的研发问题上,朱清时院士发表看法说:"过去一段时间,中医的现代化就是把中草药的有效成分提炼出来,现在我认为这个方向是有问题的,值得探讨。因为中药的有效并不在于几个基本单元,而在于它的组装和整体配合。"朱院士说的组装配合,其实就是中药的配方。所以说,中医的配方,不但有实用性、有效性,同时更有科学性。中医药区别于一般的草医草药的实质也在这里,现代医学能灭亡世界上西方的自然医学,而不能淘汰中医的精髓也就在这里。

(二)性味归经与多分子多靶点

中医的四气五味,升降浮沉,有毒无毒,补泻,归经等概念,都属于中药性能的范畴。它是华夏民族几千年同疾病作斗争,通过口尝身试,经历实验实践,逐渐积累总结形成的中医药学理论的一部分。它们中五味和归经同我们要讨论的多分子、多靶点有相关之处,下面着重介绍。

四气,又称四性,即寒、热、温、凉四种药性,是依据药物作用于机体所发生的反应而确定的。五味,就是辛、甘、酸、苦、咸五种不同的味感,主要是由味觉器官辨别或临床治疗中反映出来的。气和味的关系非常密切,每一种药物既具有一定的气,又具有一定的味。由于气有气的作用,味有味的功效,所以,临床上必须将气和味的作用综合起来看待。一般说来,性味相同的药物,其主要作用也大致相近;性味不同的药物,功效也就有所区别;性和味不同,或味同性不同的药物在功效上也有共同之处和不同之点。

气和味,虽然同属药物之性能,关系紧密相连,但是,二者有一个较大的区别,即同一药物其气只有一个,无同药多气性能存在。而味则不同,在同一药物中,存在多味现象,一药独味者少,一药多味者多。如五味子一药,虽以酸味为主,细尝则辛、甘、苦、咸俱有,故名之。

五味中,每一味有每一味的功效和作用。如辛味药物,具有发散、行气和润养作用;甘味药物,具有和中、缓急作用;酸味药物,具有收敛、固涩等作用;苦味药物,具有泻火、燥湿、通泻、下降等作用;咸味药物,具有软坚、散结或泻下等作用。药味不同,功效不同,作用不同,药物内所含成分必然不同。

在古代,还没有出现还原理论,还不知其原子、分子是何物的时候,能通过药味来辨别、揭示同一物种是由不同物质组成的,并能区别性能和功效,是非常了不起的。

归经，是中医以脏腑、经络理论为基础，经过长期的临床实践和疗效观察，总结揭示出的药物对于人体某一或多个病变部位所产生的特殊选择性功能。中医认为，经络是沟通人体内外表里、组织、器官、四肢百骸的通道。人体一旦发生病变，各部组织器官之间都通过经络而相互影响，体表的病症可以通过经络而影响内在的脏腑，脏腑的病变也可通过经络而反映到体表。每一种中药都有它的特定效能，这些效能可以有序地、有选择地、优化地进某经络，入某脏腑，快捷准确地作用到病人的病变部位。《黄帝内经》把这种作用归纳到五味的作用之中，并揭示了各类药味对五脏的选择性，谓之"五味所入：酸入肝，辛入肺，苦入心，咸入肾，甘入脾，是谓五入。"现代医学把治疗药物应该到达的病变部位称作药物的"靶点"。我们用现代观点来回顾解释中药的归经特性，其实就是对中药的靶点作用的认证。

　　中医理论是建立在整体论和系统论基础上的医学科学，必然把五味和归经联系起来，这正好揭示的是药物的靶点性能。所以，可以把归经性能看成类同西医的靶点性能，五脏分别是五味的靶点。

　　由上可以推导出：中药由于具有天然的多分子结构，才能出现一药多味的特性；由于有了一药多味特性，才具备了中药的多靶点功能。

　　《黄帝内经》云："邪之所凑，其气必虚。"中医自古就从病因学的角度提出了多病因致病理论。认为，大凡病者（外伤、虫、兽咬伤除外），均会有内、外两个以上的因素导致，并且认为，五脏对致病因素，还"各有所恶"，即"心恶热，肺恶寒，肝恶风，脾恶湿，肾恶燥。"所以，不同的内外致病因素，都会造成人体出现多"病灶"状态。由此，为临床治疗提出了多靶点给药的要求。

　　我们从现代医学角度审视临床，那些现代医源性疾病，病毒感染性疾病，多脏器、多功能障碍性疾病等等多靶点疾病，它们病因病机复杂，病程迁延较长，恢复特别缓慢，西医治疗不理想。即使采用具有多靶点功能的中药，单方药效力不能逮，加之又无随症变化,也是很难奏效的。只有运用在中医理论指导下的中药组合"方",以及临床加减用药,才能尽可能扩大靶点的覆盖面,提高临床治疗的效性、效率。

现代医学知道,对于那些发病原因不明,病情复杂的全身性疾病,"单分子、单靶点"的合成西药在治疗上很难达到预期目的,只有"多分子、多靶点"药物才是治疗本类疾病的理想药物。用西药治疗本类疾病,有一定疗效,但是药物的毒副作用及耐药性问题,是一道难以破解的难题。因此,临床治疗用药,常陷入"中毒剂量"和"有效剂量"自相矛盾的尴尬境地:小剂量用药,没有治疗效果;大剂量用药,又产生强烈毒副作用。

近几十年,现代医学也在改变思路,对此也下了很大力气进行创研,其目标也是瞄准药物的解毒增效。众多欧美医学专家,几十年不遗余力的努力,都鲜有成效。美国30余年攻研癌症,其收效甚微,自称已是未取得任何实质进步。当然,对现代医学而言,能尊重客观规律,转变思维方法已属不易,但要在几十年解决这一医学难题确实难度太大。对那些习惯了以"纯净"为宗旨研制单分子、单靶点药物为科研思路的专家而言,要改弦易辙,从头做起确似翻天覆地。

对中医而言,这也是属于要永远奋斗的课题。在减毒增效的巨大工程中,配方是重要一役,中医药人已经为之研究、实践奋斗了两千多年,必然能在减毒、增效和克服耐药性方面取得长足的进展。

(三)整体系统论是指导配方的理论基础

东方文化从整体层面观察认识世界。他们认为,事物是复杂的,是由多层面、多元素构成的。尤其是复杂事物,更是不可分割的整体,如果应用西方的还原论对其进行分割和抽象,往往会丢掉一些最重要的部分,这样研究得出的整体性质并不真实,并不能真正还事物一个真面目。

中国传统文化是东方文化的主流,中医是中国传统文化的代表。如前面章节所述,中医坚持人体生命的完整性认识,认定只有用整体观和系统论研究人体,才是真正意义的人体医学。所以,两千多年以来,从基础理论到临床实践,始终都不脱离这一科学理论的指导。中医的"方"是辨证施治的一个重要环节,它集中体现了整体论和系统论在临床实践中的应用,是这一科学理论应用的"集大成"的典范。

其实,从大历史时段作比较,在北宋时代和以前的1 000年到1 500年这一时期,以整体论为基础的东方文化所取得的成就,就曾经大大超越了西方,只是在过后的400多年中,还原论研究取得了快速发展,创造了辉煌;但是,从近几十年时段看,现代主流科学在面对复杂事物的研究时,还原论的局限性明显地暴露出来,于是,整体论和系统论的科学性、前卫性和重要性,又开始被科学界重新认识和重视。

总之,人体是一个复杂系统,构成这一生命系统的基础是结构与功能的动态组合。用还原论解割结构,丢掉了功能与结构相结合后的生命内容,丢掉了人体生命科学研究的重要部分,使生命科学研究结论失真。中药是自然结构的多分子药物,具有多种性能效能,经组合组装后的"方"中的中药,其效能增强了,靶点增多了,毒性减少了。"方"驯化了自然药物的"野性",极大程度地发挥了各单味药的潜能。"方"对人体疾病所发挥的作用,就当前的科学、技术和经济条件而论,即使运用现代的植化、药化等技术手段,还不能真正揭示和解决方中各味中药的成分,以及人体在吸收、代谢等过程中的变化及其相互作用,当然更不可能用化学合成原理配方。只有用中医的原理和法则配方,才能超前解决这一难题。所以,只有用在"整体组装论""多分子多靶点论""整体系统论"等复杂科学理论指导下配成的中药方剂,才能应对复杂的生命变化和复杂的疾病传变。

二、药方的内涵

什么是方?《淮南子·天文训》曰:"天道曰圆,地道曰方。"《博雅》曰:"方,大也,正也。"故方者,正也,大也,道也,法也。

方能做什么？《周易·系辞》曰："方以类聚，物以群分，吉凶生矣。在天成象，在地成形，变化生矣。"由此可见，《周易》定格的"方"是能类分天象、地形，聚会万物性情的"法"；是能生吉凶、生变化的"道"。汉文字是典型的象形文字，既有形实的"符"，又有形意的"象"，意义内涵非常深刻。所以，有专家称"汉字是人类最高智慧的结晶。"中医用"方"为药物组合名之，内涵极其深远博大。

（一）方药组合的相关元素

老子《道德经》曰："道生一，一生二，二生三，三生万物。"那么，三是什么？ 三是天、地、人三才。《素问·宝命全形论》曰："夫人生于地，悬命于天，天地合气，命之曰人。"这是中医的宇宙观。这一观点，认定人是大自然中一个不可分割的整体，是自然界时空间的一部分，人与自然息息相关，共生共存。这就是建立在宇宙世界层面上的整体理论。建立在这一理论基础上的中医思维方法，是一种非线性的立体多向思维理论。在这种思维理论指导下，中药方的配制首先要求系统和完整，要求在辨证论治的前提下，把理、法、方、药中多层面、多系统间的层次关联、序列组合、集群对应等关系聚统到方里，产生集束效能。所以，实质上方是中医辨证施治作用结合的完整体现。

前面，在"五行学说贯统自然规律"一节中已经讲到，五行学说是根据人与天地相应的观念，用取类比象的方法对天、地、人之间的相关事物进行推演归类，以木、火、土、金、水为中心，区别周围相关事物的不同属性、功能以及表现形态等，视其与五行特性中的那一行相类，就将其归纳到某一行中，组成五个有链锁关系的纵行系列。同时，又用生克制化的功能规律，把五行间这一行与那一行联系起来，形成横向的系列。通过这样一纵一横，构成一个纵横交错的，既复杂又系统、既庞大又规范的链锁结构系统。五行学说形成后，不但在中医学说中有重要的学说地位，而且在中医学中运用广泛。首先它将自然界的事物和人身脏腑形体作了系统归纳并把它们有序联系起来，同时，又用五行生克制化的规律说明它们间的生理病理联系,临床上还用以综合症状,分析病机,实施辨证,确定诊断,治疗时,为中药性味理论的确立和中药配伍、方的聚类提供了理论依据和法则。

辨证论治,中药性味,方药配伍都结合五行理论开拓学说内容。以五味,酸、苦、甘、辛、咸为中心;中药配伍,是以方位、东、南、中、西、北为中心,分别向纵横,或纵或横方向发挥。由此可知,中药的"方"是以方位为中心,主要从纵的方面类聚五行系列内容。换句话说,五行系统的内容即是"方"中应当类聚的重要元素。

《素问·阴阳印象大论》和《素问·五运行大论》均曰:"东方生风,风生木,木生酸,酸生肝,肝生筋,筋生心。""南方生热,热生火,火生苦,苦生心,心生血,血生脾。""中央生湿,湿生土,土生甘,甘生脾,脾生肉,肉生肺。""西方生燥,燥生金,金生辛,辛生肺,肺生皮毛,皮毛生肾。""北方生寒,寒生水,水生咸,咸生肾,肾生骨髓,髓生肝。"

《素问》这两篇大论不但阐述了以方位为主,母生子出的联系,同时,还分别揭示了方位与时序、五气、生化、脏腑、五窍、五体、五志、五色、五味、五音、五声、五变、五性、五虫、五德、五令、五政等人体和自然事物的联系。这是以方位为系列统领,以五行为系列分类的归纳抽象天地间事物相互联系的一种法则。方位与五行共同架构成一个系统,只是方位系列揭示的是事物与人纵向的挛生关系,而五行系列则从横的方向揭示其五行之间生克制化的理论。纵横两大系列,组成一个完整的五行网络。方位是统领,五行是中心;方位是归纳,五行是抽象;方位是体,五行是用。

中医的方,以天统地,大也、正也、道也、法也。无微不至,力求完达。那么方中类聚了哪些内容?实用吗?有临床意义吗?

第一,类聚五行。其类系为:东方聚木,南方聚火,中央聚土,西方聚金,北方聚水。中医对五脏病的辨治,如果病在本脏,在未涉及它脏时,辨证、治疗、组方都较单纯。但是,人体及病因都是复杂系统,疾病的发生、发展、传变都非常复杂。往往脏与脏之间的相互因果关系,要用一种理论来阐述和揭示,解剖关系是不能胜任的。所以,中医应用五行生克制化理论来解决这一范围内的生理、病理、辨证论治和方药配伍诸多方面的难题。临床一旦遇到这类病情,方中类聚五行概念则是必然。如:肝木之病中,用于治疗水亏木旺,肝风上旋,头痛眩晕的六味地黄丸,即具滋水涵木之意,包含了水、木两行元素;心火之病中,用于治疗肾阴不足、心火独亢、咳血盗汗的知柏地黄丸,即具有壮水之主,以制阳光之意,包含了水、火两行元素;脾土之病中,用于治疗命门火衰、脾土不约、黎明泄泻的四神丸,具有补火生土之意,包含了火、土两行元素;肺金之病中,用于治疗肺实肾虚咳痰遗泄的金水六君煎,具有金水相生之意,包含了金、水两行之意;肾水之病中,用于治疗腰痠足软,梦寐惊惕的既济丹,具有水火相济、交通心肾之意,包含了水、火两行元素。总之,在脏与脏的横向病机辨治中,五行概念是方所类聚的重要元素之一。

第二,类聚时序。其类系为:东方聚春三月(正、二、三月),类寅、卯、辰时;南方聚夏三月(四、五、六月),类巳、午、未时;西方聚秋三月(七、八、九月),类申、酉、戌时;北方聚冬三月(十、十一、十二月),类亥、子、丑时。中央聚长夏,润夏三月之时。

西医治病,多不循时序,治同一种病,用对应的一类药物,一年四季无有变化。中医则认为:"不知年之所加,气之盛衰,虚实之所起,不可以为工。"比如流感一病,不同年月,流行情况不同,发病轻重有异。关于发病年时,西医还是认识的。例如,2007年1月,卫生部公布的全国流感疫情分析报告说:目前,中国已进入2006~2007年度流感流行的高峰期,北方地区的流感活动呈逐渐增强的趋势,流感暴发疫情有所增多。又如流行性乙型脑炎的发病也严格定界在每年的七、八、九三个月。虽然西医也部分考虑年时,但在用药方面,总是以不变应万变,实际收效不够理想。中医既要注重甄别年时发病,也注重在方中以巧变应万变,在方中能体现时序用药配方应对几乎所有疾病,故能治达预期。

中医的时序概念在流行性疫病中体现尤其突出,诊断和配方都有严格的时序规律。2003年我国突发非典型肺炎,西医对此"新病"实在是巧妇难为无米之炊,当时束手,没有有效药物用于该病治疗。依据"非典"的发病时序和临床症状,中医将其诊断为温病。运用温病辨证施治法则介入治疗后,收效甚捷,取得大战"非典"一役的胜利。这里想着重阐述的是,辨证温病,时序性就很强,发生于冬季者称冬温,发生于春季者称风温,发生于夏季者称暑温,发生于秋季者称伏暑等。不同季节的温病,应用方药也不一样,总的不能脱离时序特定因素用药入方。至此可以清楚,时序是温病配方时的一个极其重要的元素。

第三,类聚五气。其类系为:东方聚风,南方聚暑,中央聚湿,西方聚燥,北方聚寒。

《素问·阴阳应象大论》曰:"天有四时五行,以生长收藏,以生寒暑燥湿风。"此处所云寒暑燥湿风即五行归类之五气是也。而《素问·至真要大论》所曰:"夫百病之生也,皆生于风寒暑湿燥火,以之化之变之也。"此处指天之六气也。六气者,静而顺则化,动而过者变之。六气变为六淫,乃为伤人致病之因。六气之中,火与暑同为过胜之热气,五行将其归纳合并而论,故五行中的五气,即寒暑燥湿风耳。关于内邪致病,《黄帝内经》认为,人体受病,皆与五气有关,辨证论治时,皆应作为一个相关因素考虑,处方用药时,皆要作为重要元素入方。故此提出,燥胜风、寒胜热、风胜湿、湿胜燥、燥胜寒的治法。又对风淫、热淫、湿淫、燥淫、寒淫分别提出以治、以平、以佐、以缓、以散的用药之法。这些法则,此后成为临床配方用药的指导。所以,五气是方所类聚的一个重要元素,切不可等闲视之。

第四,类聚五味。其类系为:东方聚酸,南方聚苦,中央聚甘,西方聚辛,北方聚咸。

五味是中医学的重要内容之一。它包括两个方面的概念:一是指药物的五味,即中药本身所具有的酸苦甘辛咸五种味感,是与生具备的,可以通过味觉器官确定,这是一种狭义的五味,可以称作"药五味";二是指人或大自然的五味,即由以五行和方位构成的网络中,由方位系列比象出来的五味,是大自然和人体中存在的有五味类性质的一种广义的五味,可以称作"象五味"。大自然的五味来源为:东方木生的酸,南方火生的苦,中央湿生的甘,西方金生的辛,北方寒生的咸。人体可以产生五味,口中品尝出来的五种味感,是生养五脏之味,也属于象五味范畴。药五味和象五味通过方位归类,五行联络,使之有机地联系起来,产生了"五味所入"和"五味所禁"的理论,为药物用于人体治疗打下了基础。如《灵枢·五味第五十六》曰:"肝病禁辛,心病禁咸,脾病禁酸,肾病禁甘,肺病禁苦。肝色青,宜食甘,秔米饭、牛肉、枣、葵皆甘。心色赤,宜食酸,犬肉、麻、李、韭皆酸;脾色黄,宜食咸,大豆、豕肉、栗、藿皆咸。肺色白,宜食苦,麦、羊肉、杏、薤皆苦。肾色黑,宜食辛,黄黍、鸡肉、桃、葱皆辛。"同时《素问·至真要大论》还提出:"木位之主,其泻以酸,其补以辛。火位之主,其泻以甘,其补以咸。土位之主,其泻以苦,其补以甘。金位之主,其泻以辛,其补以酸。水位之主,其泻以咸,其补以苦。"落实到五脏用药时,《素问·藏气法时论》提出:"肝苦急,急食甘以缓之。""心苦缓,急食酸以收之。""脾苦湿,急食苦以燥之。""肺苦气上逆,急食苦以泄之。""肾苦燥,急食辛以润之。"总之,"此五者,有辛酸甘苦咸,各有所利,或散或收,或缓或急,或坚或软,四时五藏,病随五味所宜也。"

《伤寒论》用于治疗邪陷厥阴之乌梅丸,合息风、清火、温阳、扶正、制虫等十味中药于一方,融酸收、苦泄、甘补、大温、大寒为一炉,方药看似杂乱,但用于寒热错杂、虚实相兼、阴阳并见之证,确又恰到好处。最巧妙之处在于方中酸、苦、辛三种药味的应用,真深得五味应用之奥义也。中医认为:"虫得酸则静,得辛则伏、得苦则下。"仲景用乌梅之酸,细辛、干姜、桂枝、蜀椒之辛,黄连、黄栀子之苦以治蛔厥,实为上工之妙。我悟其奥义,自拟一方专治蛔逆(胆道蛔虫症),效果不错,也体现方聚五味的应用。全方共九味,名九味克蛔汤。方中用乌梅 15g,山楂 15g,赤芍 15g,干姜 3g,细辛 3g,川椒 3g,黄连 9g,栀子 9g,大黄 3g。煎水服,每日 1 剂,用治吐蛔、蛔死胆中收效良好。我们至此足以领悟五味在方中的举足轻重了。

第五,类聚五色。其类系为:东方聚青,南方聚赤,中央聚黄,西方聚白,北方聚黑。

五色,就是青赤黄白黑五种颜色。它与光谱的赤橙黄绿青蓝紫不一样。光谱的色,仅仅为自然界存在的本色而已,并无引申含义。中医的五色不一样,它是对人和自然深入观察后,归纳比象能代表其属性的一类事物。五色以方位归属分类,结合五行网络系统的功能,用于中医辨证论治临床配方。

从药物角度讲,五色不但归系方位,同时也遵循五行的五色归五脏规律。中医研究中药,不用仪器检测。两千年前哪来什么仪器?如果要用仪器检测化验,中国就不会诞生中医中药。那用什么办法呢?用观察、品尝、身试和结合系统中医理论对药物进行认知鉴定。曾经有很多人问我:中药与草药有什么区别?答曰:中药是在有严谨、系统、完整的中医理论指导下认证产生和完成临床应用的药物。它不只是用草本药,还包括用植物药、动物药、矿物药以及化学药品等。草药是指以经验效能为依据作引导用药的一种初级原始用药方式中的草本药物。西方的自然疗法用植物药与草药类同。

五色入五脏是中医研究中药归经性能与用药的重要理论之一。观察药物的颜色,对提示药物归经方向有一定指导作用。中药的药谱中,大凡青色药有入肝经的性能,如青蒿、青黛、青木香等;大凡红色药有入心经的性能,如红花、丹参、赤小豆等;大凡黄色药有入脾经性能,如党参、黄芪、黄精等;大凡白色药有入肺经性能,如白芨、白芷、白果等;大凡黑色药有入肾经性能,如黑小豆、乌药、黑芝麻等。所以,开方时,要把色开进去。

临床上,不但要把色开入方中,而且方也要开出特色。以仲景的经方为例,《伤寒论》中,阳明病的病机是热极伤津,燥热亢盛。大热少津才能发为燥。所以,阳明病是属西方的病,应白色,当用西方的白色处方去解决。白虎在"地理学"中是属西方的方位,仲景故遣白虎汤去灭西方的燥热,方名是白色,药物是白色,"白虎"所到之处自然清凉热降,病可预期。

《伤寒论》中,大小青龙汤证的病机都为风寒外束内兼里证(郁热、水饮)。太阳病的病位在东方,应青色。"青龙"在"地理学"中属东方,所以仲景遣青龙去解决东方的问题。青龙所到之处,龙升雨降,云开雾散,神清爽,水湿去,病必可除。

《伤寒论》中桃花汤一方,赤石脂其色赤,粳米其色白,赤白相间色如桃花,故名之桃花汤。方中寓中药之赤白二色,治下利脓血赤白之疾病,正是引色入方之色治法也。

写到这里,应该清楚方与色的密切关系了。

第六,类聚五畜。其类系为:东方聚鸡,南方聚羊,中央聚牛,西方聚马,北方聚豕。

五畜,即鸡、羊、牛、马、猪五种牲畜。

《周易·乾》曰:"同声相应,同气相求。"依据对同气相求的理解,中医在五畜归五脏的基础上提出了五畜补五脏的理论。具体内容是:鸡肉味酸,归属东方,能补肝养心;羊肉味苦,归属南方,能补心养肺;牛肉味甘,归属中央,能补脾养肝;马肉味辛,归属西方,能补肺养肾;猪肉味咸,归属北方,能补肾养脾。在这一理论指导下,生活中和临床上被广泛应用而效验有应。

小儿发育不良,体形羸弱,非无丰食也。面黄肌瘦者,乃脾胃虚弱而气血不生;矮小骨软者,为肾气不充而骨不长坚。临床医家常用《局方》参苓白术散治之,效果不是上佳。盖因散者,小儿服食吸收有限,再则无血肉有情之物助其建功矣。我化裁参苓白术散拟"健儿牛肌汤"方,供小儿饮服,克服了原方的弱点,服者众,收效佳,特介绍于后。

方用党参5g,白术5g,云苓5g,山药10g,薏苡仁10g,莲子肉10g,砂仁3g,牛肌(或猪肌)30g加水熬汤,添食盐调味到适口,令患儿频服。剂量为:一岁以下,一剂服三日;一至五岁,一剂服二日;五至十岁以上,一剂服一日。如能连续服用一月以上者,必有显效。方中用牛肌乃补脾养肝,用猪肌乃补肾养脾之畜肉,用以助小儿之发育生长很有裨益。

病例:刘宾(化名),男,36岁,泸州市人,2007年4月12日初诊。

患者于诊前2月4日,因腰2椎附件骨折伴脱位,腰3椎暴裂型压缩性粉碎骨折伴截瘫住院治疗26天。经实施复位、修补、植骨术后,截瘫出院治疗。出院不久,在其尾椎部形成一77mm×65mm×10mm大型褥疮,经中西医多方内外兼治病情向恶。4月12日急延我治疗。针对褥疮大肉坏死新肉不生乃气血两亏之病机,需补气血、长肌肉方能逆转病势。于是,用加味八珍汤加牛肌:黄芪50g,白芍、当归、熟地、川芎、党参、甘草、茯苓、白术各10g,加牛肌50g,皂角刺、野菊各20g共炖,调盐服食,每日一剂。一周后,褥疮部便有痒感和"推脓长肉"喜象。于是守此方此法随症加减治疗6个月后,褥疮痊愈。

《医林纂要》谓:"牛肉味甘,专补脾土。"本医案,前医也用补剂而无功者,乃大羸之病必用血肉有情之品方能增进疗效。牛肌补脾之畜肉也,可见五畜等动物类药入方,不可轻视矣。

第七,类聚五谷、五果、五菜。其类系为:东方聚小豆、李、韭,南方聚麦、杏、薤,中央聚粳米、枣、葵,西方聚黍、桃、葱,北方聚大豆、栗、藿。

《素问·藏气法时论》曰:"毒药攻邪,五谷为养,五果为助,五畜为益,五菜为充,气味合而服之,以补精益气。"在中医"方"这个框架内,所能包容的元素很多,以攻邪中药为前提,谷、果、菜、畜等都是方中元素,都能起助、益、充、养作用。当配则配,当用则用,不可不知。

以仲景经方为例。《伤寒论》113方中,红枣入方计35首,入方率高达30%以上,可想此果在仲方中何等重要。今人用仲景之方,多取头截尾,舍弃姜、枣之类不用者众,这是不懂果、菜入药之妙也。又如五谷中之粳米,《伤寒论》中著名经方白虎汤中就不能少了粳米这一味药。它看似不起眼，其实它的入方既有色气入方，又有性味配伍，地位十分重要。没有石膏、粳米之白，何来白色之猛虎？何来生津、益气、和胃之功耶？有人用白虎汤方，多弃粳米，这不成了用石膏知母甘草汤吗？可见其真的没有领会仲景方中用药之妙意。

翻开医方典籍，在历代名医名方中，采用杏李、韭薤、姜葱、豆栗等众多五谷、五果、五菜入方者比比皆是，并且都能起画龙点睛的作用，不知我们上心起眼否？

尽管现代科学并没有完全搞清楚蔬菜、水果、谷物类绿色植物对人体有益作用的真正原理，但是，还是从这些植物中含有大量的植物性维生素、激素、微量元素的角度，对它们的食用性和药用性大加肯定，并警告人们不要用合成药物替代它们。比如，除原有已知的研究发现外，现在又有"科学发现"，认为有将近400 种植物中含有植物性雌激素，其中，大豆、扁豆、谷类、小麦、黑豆、茴豆、葵瓜子、洋葱等含量最为丰富，建议人们尽量通过食用五谷杂粮蔬果摄取这类安全有效的物质。这又从西医的角度证明了中医五谷、水果、蔬菜皆当入方的科学性。

前面讲了七类物象作用配方元素的相关内容。其实这只是摘要列举，配方需要考虑的还有很多方面。比如，五虫之毛虫、羽虫、倮虫、介虫、鳞虫；五臭之臊、焦、香、腥、腐；五音之角、徵、宫、商、羽；五志之怒、喜、思、忧、恐；五毒之贪、嗔、痴、慢、嫉；象数之天数一、三、五、七、九，地数之二、四、六、八、十等应该有选择地入方。当然，不是随便取来即可凑数，而是要遵循医道法则和方的比象规律。只要法则把度好了，对于众多物象的取舍，即能做到繁而有序，杂而不乱，画龙点睛，顺理成章，反之，亦可贻害无穷。只有把握住一大时空内的多元物象，要真正悟得治病配方的真实境界，才能把繁简轻重拿捏得恰到好处。这其中的内涵是什么？刘力红教授说："中医治病的真实境界其实就是利用药物的不同属性来模拟不同的方，不同的时间、空间。时间可以用药物来模拟，空间也可以用药物来模拟。治疗疾病就是方的转换,就是时空的转换,将人从不健康的疾病时空状态转换到健康的时空状态。"对中医医道,能悟到这一层次,我想也算"思过半矣"。

总之,中医为了有效治疗复杂的人体疾病,在宇宙自然界,千方百计调动一切相关元素,配置到方这个框架中,使之竭尽完美完善。当然,配方中不能面面俱到,不能只做到面上,给别人看,而应当把握相关元素,不弃不漏才好。

(二)方的配伍架构

中医方剂,考有文字记载者达 10 万余首之众,被临床广泛应用者能达数百首之多。方剂跨越几千年时空,是中医临床实践的原始记录,是中医辨证论治的完整体现。它载录了中医组方用药的原理、规则、经验和技巧,体现了中医辨证论治的非线性思维方法,揭示了药、方、证之间的多层关联、序列组合、集群对应等整体思维方式和原则,用药模拟了时间、空间与人体疾病的自然与必然规律和内涵。中医方剂浩瀚的数和厚德的象是中华民族的宝贵医学文化遗产,值得永远研究、思考和守承。

中医学的形成,跨越了五千年历史时空。中医配方理论是其重要组成部分,是我们祖先在漫长的自然疗法实践中,口尝身试认识和总结了中药的性效功能的基础上,又逐步认识到单味中药有很大的局限性和毒性,不能适应错综复杂的人体疾病的情形下,开始了对配方的关注、实践和总结。从《五十二病方》的方药记载,雄辩地说明了配方的实践还应该向前推进上千年的历史。

为什么要配方?《吕氏春秋》曰:"夫草有莘有荔,独食则杀人,合食则益寿。"由此可以看出在春秋战国之前,人们早就认识了药物可以通过搭配组合的方法,产生减轻或清除某些药物的毒性,增强某些药物的效性和扩大组合药对复杂病症的针对性和捷效作用,这种作用就是减毒增效作用。所以说,减毒增效是配方的动机、目的、内涵和真实意义。

中医配方有一个由简到繁的实践过程,所以配方理论也是由简约到完整。那么，中医有几种配方理论？一般的说临床上常用的有性味配伍、七情和合、气机升降、母子兄弟、君臣佐使等配伍理论。其中君臣佐使配伍是最完整的配伍理论。

性味配伍是依据不同药物的性味差别进行配合，以达到更为契合病机的配伍方法。久之也成为一种治法。如酸甘化阴法，把酸味药和甘味药合用后，以酸能收敛浮阳，甘能生化津液，酸甘并用使阴虚得济，阳亢得平或缓解疼痛的配伍方法。仲景之芍药甘草汤即是酸甘化阴的代表。《丹溪心法》左金丸则是辛开苦泻的代表方。

七情和合是揭示药物间的相互作用理论。《神农本草经·序例》指出："药有单行者，有相须者，有相使者，有相畏者，有相恶者，有相反者，有相杀者，凡此七情，和合视之。当用相须相使者良，勿用相恶相反者。若有毒宜制，可用相畏相杀也，不尔勿用也。"

其中单行，是单用一味药治疗疾病，这一种处方形式不在配伍之列。相须，是用功能相类似的药物配合使用，以达到相互协同作用。相使，是在一种主药的基础上配合其他药物来提高主药的功效。相畏，是一种药物的毒性或其他有害作用能被另一种药物抑制或消除。相杀，是一种药能消除另一种药物的毒性反应。相恶，是两种药配合应用以后，一种药可以减弱另一种药物的药效。相反，是两种药配合后，会发生剧烈恶性和副作用。

七情和合配伍中，如独参汤用人参一味，是单行用药。石膏配知母可共同增强清热泻火作用，是相须类配合；黄芪配茯苓可增强益气健脾利水作用，是相使类配合，相须相使能增强药物功效，临床配方应尽可能应用。生半夏具有毒性，用生姜去消除其毒，是相畏类合用；黄芩与生姜相配，黄芩能减低生姜的温性，为相恶的配合，相畏相恶可以减少某些药物的毒性，配方时应十分注意应用。用防风去解砒霜的毒性，是相杀类配合；甘草与甘遂的配合，为相反类配合，相杀相反配合会减少效性增加毒性，应禁忌配用。

从以上《神农本草经》关于中药七情和合用药关系的论述，让我们明白了中药配方的原则和药物配合应用的减毒增效内涵。

气机升降是指药物对人体产生的一种定向性作用。这种作用产生于中药所具有的升降浮沉四种运动性、趋向性功能。升降浮沉功能既是四种药性，同时又用作临床配方用药的一个原则。

人体发病，其部位有上、下、内、外、表、里的不同，病势有上逆和下陷的差别，所以治疗上就必须针对病位择药配方。这种配方法则就是气机升降配伍理论。

临床上，病势上逆者，用降药不宜用升药，如胃气上逆的呕吐，用姜半夏降逆止呕，不用瓜蒂之类涌吐之药；病势下陷者，宜升不宜降，如久泻脱肛，当用黄芪、党参、升麻、柴胡等益气升提，不用大黄等泻下通便药；病位在表者，宜用解表发散之紫苏、生姜，而不用收敛固涩之浮小麦、麻黄根之类；病位在里者，宜用清热、泻下或温里、利水沉降类药物，不用表散壅滞类药。

以上原则，是气机升降配伍的大原则，当然不是绝对的，临床配伍时还须从药的性味归经和药物功效特点综合考虑，不可固执偏颇。

母子兄弟配伍理论，其实就是五行生克制化配伍，前面五行的内容讲得较多了，这里从略。

君臣佐使配伍理论，是配伍理论中最完整的理论，在运用本理论时，往往已包容了其他几种配伍理论。

《素问·至真要大论》曰："主病之谓君，佐君之谓臣，应臣之谓使，非上下三品之谓也。"本段论述不但提出了君臣佐使配伍概念，而且对君臣佐使作出了明确定位。在《黄帝内经》定位的基础上，《神农本草经》更加明确提出："药有君、臣、佐、使，以相宣摄和合。"

从以上两段论述可以说明，远在公元前5~3世纪的春秋战国时期，中医的君臣佐使配方架构已经确立，到公元1~2世纪时已臻成熟。

关于称谓,有人一听君臣佐使便满身地不舒服,其实只要从历史和中医的角度去理解,用行政官声作比象称谓不但妥切而且智慧:它一方面比喻了"方"在治疗过程环节的重要性,另一方面又比象了每类药物在方中的职称、职能和相关地位。

君臣佐使的实际意义是什么?君是指方中的主药,针对主证起主要作用的药物。臣是指方中能够协助和加强主药功效的药物。君药和臣药的关系多为相须和相使的配合关系。佐药的意义有二:一是能对主药起监制作用的药物,一是能协助主药解除某些次要症状的药物。君药与佐药的关系有部分是相畏相恶的配合关系。使的意义有二:一种是指引经药,一种是指次要药和调和药物。使药是对全方产生用药趋向的药和协调全方的药,是七情和合之外的概念。

君臣佐使配伍理论是方剂构成的完整框架,性味配伍、七情和合等是配伍的基础。它们都是以病机为前提,以治法为依据的合理组方。各种配伍理论,可单用,可合用,不必偏颇,不必拘泥,不必求全。必须有是证,用是法;有是法,配是方。

入组药方的元(因)素、方中各药间的相互关系和方剂的药数药量是组构药方的三大内容。前面讲了两个方面,下面讲方中药的数和量。

《黄帝内经》和《神农本草经》对于配方所用药味、方的大小早有规范。《素问·至真要大论》曰:"君一臣二,制之小也;君一臣三佐五,制之中也;君一臣三佐九,制之大也。"按《黄帝内经》这一规范,大剂药味数量也不过十三味。《神农本草经·序例》认为药味"宜用一君二臣三佐五使,又可一君三臣九佐使也。"按本经的要求,至多还是不过十三味药。仲景用方君臣佐使结构严谨,组方缜密,用药精巧,方证对应,疗效卓宏,至今仍广泛应用于临床。而在配方药物数量上,药味不多,味数少而精,被后世称作经方。在仲景有名有药的300余首经方中,药味不超过5味的达180方,占全部方剂的70%,其中有40个方仅有两味药组成。汤剂如柴胡加龙骨牡蛎汤、温经汤用药 12 味，不越十三之限。散剂候氏黑散用药 14 味，丸剂鳖甲煎丸用药 23 味，已经是用药数量的高限了。

用药之道，不再用药味数的多寡，药味多而庞杂，看似面面俱到，其实易致配伍混乱，治疗作用模糊，难于生效。药味当多而少，药力单薄，失于变化，难于契合复杂病机，达不到多靶点效果。总之，应当辨证地动态观察病机病证的发展趋势，针对病机或证型的变化而变化，将整体观念与个性化治疗贯穿始终。重在切中病证，动态调方，意在准，重在精。

中医通过辨证寻病机，立治法，依法遣药组方，选药味，定药量。辨证施治，理法方药，环环相扣，节节关联，环节皆不能废也。因病有轻重之分，表里之别，虚实之异，还有上中下三焦三属，尽管辨证准确，味数确定，而每味药的量不能恰到好处，则差之毫厘而失之千里矣。如果病重药轻，恰似红炉点雪，滋润不见，药不能胜病；如果病轻药重，犹如斧钺之诛，耗伤太过，终不能瘥疾。所以，恰当掌握每味药的剂量，这好比足球赛之临门一脚似的紧要。

君药剂量的改变，可导致全方功效改变。通常所举之例是《伤寒论》小承气汤、厚朴三物汤、厚朴大黄汤三方。它们都是由大黄、厚朴、枳实三味药组成。小承气汤中大黄用量倍于厚朴，功能泻热通便、消痞除满；厚朴三物汤中厚朴倍于大黄，治腹满痛而大便秘结；厚朴大黄汤中用厚朴一尺（示用量重而药形圆通，此乃以形、量入方也），用于治支饮胸满兼腑实便秘之证。看以上三方，药味均相同，只要主药用量不同，其方剂之名异而功效皆异也。

药的剂量不同，方的功效和毒性也有很大变化。张鹤年在观察补阳还伍汤中黄芪的用量变化对治疗脑梗死的作用时称：黄芪每剂为 120g 时，血小板聚集率改善最明显；而用量为 60g 时次之，用 30g 时最不明显。有药理研究证实，甘草与甘遂配伍应用时，用量相等则无相反作用，且甘草影响甘遂毒性；若甘草用量大于甘遂时,则有明显毒性反应,甘草用量越大毒性越大。方剂中主药剂量变化可导致疗效下降。有报道称:人参白虎汤的降血糖作用,知母与人参为1:5时降血糖作用尚强,如二者比例为5:9时,降血糖作用几乎消失。

方剂中药味剂量的变化对方剂功效影响很大。如《疫疹一得》之清瘟败毒饮,方中石膏、生地黄、犀角、黄连四味中药,随方分大剂、中剂、小剂用量不同,其余十味药各取常量。依据病势而投之,大、中、小三剂的四味主药用量差别达到 2～3 倍以上,方能做到药到病除。又如六神丸的抗炎作用,用原方量效果最好,如有一味药量改变,可使作用明显减弱。

总的说来,复方配伍,机理复杂,各药成分之间所产生的协同作用,可直接影响临床疗效,而全方药量的巧用结合,也会产生独特疗效,所以理法方药、架构数量必须恰到好处,缺一不可。

最后,把上述环节均掌握好了当然可以配出好方,但是,配方是理论结合实践尚需要磨砺千百年才能获得精品。后人除了按上述准则操作外,还须懂得配方技巧,才能事半功倍。

(三)方的配伍技巧

中医是一门跨越了几千年时空的古老医学,具有系统的医学理论,丰富的实践积累,浩瀚的临床经典。学医之人,能广博者,难于精专;能精专者,又鲜于广博,熊掌与鱼实难共有。然中医是一个伟大宝库,其精粹如浩海华贝取之不尽。学者诚能博学基础,夯实临床,择其捷要,把握技巧,欲登堂入室又有何难哉? 这里将配方技巧阐述如下。

其一,以药对为基础组方配伍。两味药合用,是最基本的复方,也是最简单的药味配伍,北齐时徐之才将其称为《药对》。药对是七情和合理论应用到相当高境界时形成的精品,性味配伍在药对配伍中也得到广泛应用。它方证契合,简明扼要,针对性强,功效突出。配方时能以药对为基础,随证配伍组方可达事半功倍之作用。

药对的应用和以药对为基础配方,张仲景堪称楷模。《伤寒杂病论》300 余方中,以两味药相配合应用的方就达 40 首之多。仲景在这 40 首药对配方的基础上又随证加味,创出更多经方。药对如柴胡黄芩配、桂枝芍药配、麻黄桂枝配、石膏知母配、半夏黄连配、人参白术配、茵陈栀子配、栝蒌薤白配、栀子淡豆豉配等都是有名的药对组合,后世医家在此基础上又发展了如荆芥防风、银花连翘、黄芪当归、龙骨牡蛎、滑石甘草等临床应用广泛的药对。在药对的基础上发展成的方剂,如《伤寒论》桂枝汤类方共 21 首,其中以桂枝白芍配为基础的方就占 10 首,接近50%。其余 10 类方的配伍方法则莫不如此。《伤寒论》共 113方,属药对基础配方占 11 类,共 104 首,占全书的 92%。这是仲景配方的一大特色,一大亮点,一大成就。

站在巨人的肩膀上才能高瞻远瞩,学会仲景药对配合方法则不失为一技巧。今有王立群等对临床常用药对进行了归纳总结,其数也达 331 对之多,可供临床选择使用。

当然,不能说只要有基础理论烂熟于胸,配方技巧了然于心,即无忧矣。重要的还须在临床中理论结合实践,反复捶打才能百炼成钢。所以说"熟读张仲景,不如临证多"啊!

其二,以经典方为基础的多方组合配伍。以两首或两首以上的经方、成方相加配合出新的方剂的法则称合方配伍。这是中药配方运用的一种特殊组合形式,也是一种简捷的配方技巧。合方的原则是以辨证论治为核心,以病机立法为依据,采用方与方、方与药对、方与药组相结合的配伍,是一种强强联合,适用于病程长、病机复杂类病证。合方的含义始出自《黄帝内经》,合方的称谓和临床实践首见于《伤寒论》,是仲景配方的另一大特色和技巧。

例如,《伤寒论》23 条、25 条均提出了合方概念。23 条注曰:"本云,桂枝汤三合,麻黄汤三合,并为六合,顿服。"25 条方后注曰:"本云,桂枝汤二分,麻黄汤一分,合为二升,分再服。"第 23 条的桂枝麻黄各半汤,第 25 条的桂枝二麻黄一汤,第 27条的桂枝二越婢一汤都是典型的合方实例。仲景之后,孙思邈提出创立复方的概念,灵活变通了张仲景的经方,用两三个经方合成一个复方,以增强治疗效果。

合方是强强联合,经典对经典,方证相对应,效能覆盖面大,靶矢束击点多,可很大程度保持和发挥中医辨证施治与个体化治疗优势,是一种宽泛大度的优化组合法则和配伍技巧,被后世广泛应用于临床。

总之,合方是为治疗复杂病证用药配方提示的一种最佳切入方式,对以减毒增效为目的的用药提供了一种实用的技巧。

其三,以经时方为基础加减化裁配伍。经方是指以仲景为首医家的经典方剂。这类方,一般为小、中剂型,君臣佐使的方制较为严格,以药味少、剂量精、功效宏为其特色。时方是后代著名医家的名方、效验方。这类方,一般为中、大剂型,君臣佐使方制尚能有序,以药味多、剂量大、功效广为其特色。

经方时方都是历代医家在临床上反复实践应用几百乃至上千年的效验精品、经典。它方证契合,功效可靠,临床上认准病证后,选用对应的方作为基础,君药不变,在臣佐使部分进行加减化裁,既能体现辨治特色,又能实施个体化治疗优势,借鉴经典配方能事半功倍地变老方为新方,增强增大原方效能,是临床配方的一个捷径,又是用药的一种技巧,被临床广泛应用。

经方化裁配方法则在仲景所创造《伤寒论》12 类序列方中,有 11 类是用此法制方,为后世树立了典范。应用此法配方,一定要在辨证准确的基础上,做到"师其法而不泥其方"。在这一点上,徐灵胎很有体会,他在《执方治病论》中说:"欲用古方,必先审病者所患之证,悉与古方前所陈列之证皆合,更与方中所用之药无一不与所现之证相合,然后施用,否则,必须加减,无可加减,则另择一方。"诚能如此组方配伍,其法已算知过半矣。

其四,注重引经药的配伍。中医认为,有一类中药可以在一定条件下改变其他药物的作用方向或部位,可以有序地引导另一部分药物有的放矢直达病所。这类可以对其他药起导向作用的药物称引经药。引经药的有效作用必须在正确配伍条件下才能有序改变或引导其他药物瞄准病灶靶点。在完整的君臣佐使配方法则中,使药的主要使命是起引经作用,调味作用居次。历代医家对此看法不尽相同,往往颠倒了使药引经和调剂的主次,故在此特别提出阐述。

归经是引经的基础,引经是归经的实践延伸。中医很早就认识到药物对人体脏腑、经络部位的敏感作用程度是有选择性的。归经是把药物对人体局部敏感选择性结合脏腑经络进行总结、归纳和分类的理论。有陆光伟等采用同位素标记或现代分析手段研究中药有效成分体内分布与药材归经关系,结果表明,一致率达90%。现代医学也表明,不同的化学药物对人体不同组织有不同的亲和力,从而决定药物的体内不同分布。这类研究,从现代的角度也印证了归经的实际存在与科学性和实用性。

引经是中医把归经与配伍结合起来发展成归经理论。犹在泾《医学读书》中说:"兵无向导则不达贼境,药无引使则不通病所。"吴鞠通《医医病书》中说:"药之有引,如人之不识路径者用向导然。"以上两位医家的论述说明了两个问题:一是欲增强方药对机体病位的准确有效给药,必须用好配方框架内使药的引经作用;二是强调了引经药的向导作用在方剂中的重要性和不可或缺性,同时还让我们认识到引经药的作用如同现代制剂的靶向作用。至此还需强调:方药的引经作用不只是"使药"的"专利",而是方中所有具有引导作用的药物都可以承担引经重任。比如吴鞠通说:"如麻黄汤中之麻黄,直走太阳气分;桂枝汤中之桂枝,直走太阳营分。盖麻黄、桂枝为君药者,即引也。"并强调:"虽其中有生姜、大枣,生姜为气分之佐,大枣是营分之佐,非引经也。"还提醒说,医生们要求病人自备的配方药,虽曰引药,实多不为引经药也,须注意,切不可谬称。虽然引经理论是一个古老的药理概念,其实现代药理和药代动力学实验都为引经与靶向相似性关系提供了现代依据。

关于引经的作用机理,王宁生等对心经引经药冰片的研究认为,引经药"可能改变体内的微环境如血管内部以及细胞膜的通透性等,使其他药物易于进入靶部位从而增强疗效。"

当然,不管是"通过药物的配伍改变其他药物成分"也好,还是打通开启了方药进入的通道也好,都还需要作大量的研究。总之,引经的靶向作用是肯定的,引经的实效性是无可置疑的。临床研究已确认,善用引经药可以增强药效,治疗可以取得事半功倍的效果,配方时如能注意一下使药的应用,也不失为配方的一个技巧。

其五,注意双向性、多功能药物的配伍用量。

在中医的药谱中,有一部分药物呈双向性药效反应,还有很多药物呈多功能药效反应,这是中药独特的药理功能,现代医学称之为药物的多靶点作用。在配方中,主药剂量变化和每味药间的比例恰当与否,对全方功用影响甚大。此中既有可能出现作用加强或显现新的功用,亦可能产生毒副作用甚至导致作用截然相反的后果。因此配方中掌握其特性和剂量恰当,也是配伍减毒增效的一大技巧。

具有双向性功效的药物如:川芎,据药理研究,既有中枢镇静作用,又有扩张血管、降低血压作用。对心脏作用而言,小剂量(5～15g)有兴奋心脏作用,大剂量(30～45g)有抑制心脏的作用;红参能大补元气,有补气固脱作用,大剂量(25～30g)时有升压作用,小剂量(3～5g)时,微有降压作用;黄连、龙胆草用1～2g能健胃,增进食欲,3～6g可燥湿泻火解毒,大量则会刺激胃壁引起恶心、呕吐;防己小量能利尿,大量则闭尿;红花少用活血,多用破血;艾叶3～5g开胃,7～10g温经止血、止痛,大量损胃;苍耳子少量上行至巅顶,大剂量下行到足膝;白术中剂量健脾止泻,大剂量则可通便下结;白芍小量收敛阴液,中剂量(20～40g)通便,大剂量(100g)泻利腹水。

具有多种功能的药物如:山楂,6g祛瘀力强可通瘀,9～12g时温通力强,可用治慢性肝炎,15～30g可抗炎解毒治慢性胆囊炎、萎缩性胃炎;决明子3～6g清热明目可治急性结膜炎、麦粒肿、虹膜炎等,9～12g时清热解毒可治胃炎、胃溃疡、急性肾炎、急性泌尿道感染,20～30g 可治急性胆道感染、胆囊炎、慢性胰腺炎、高血压;桑白皮 6～9g 有退热作用,10～20g 有祛痰、镇咳功能,15g 有利尿通泻作用;石菖蒲 3g 通心窍治冠心病,6～10g 开肺窍治慢支炎、梅核气,30g 可舒心气治中风后遗症;水蛭 1.5g 研末吞服通心肺治肺心病,5～10g 治慢支炎、高血压性头晕,12～15g 能破瘀生新治脑梗死、脑肿瘤;苦参 5～8g 利水消肿,用治肾炎性水肿、肝硬化腹水、心脏性水肿,30～60g 外治感染、各种原因所致的失眠症;龙骨、牡蛎各 6～10g 有摄汗作用,还可治鼻衄、月经过多,12～15g 有定喘作用,20g 有收敛魂魄作用,是镇静安神的妙药;泽泻 6～10g 治黄疸型肝炎、急性肠炎、神经性多汗,15～20g 可通乳、治湿疹,25～30g 梅尼埃综合征、高血压、低血糖所致之眩晕;柴胡 2～5g 用于升举阳气,治中气下陷之病证,5～10g 用治肝气不舒之胸肋胀痛,10～30g 用于解肌退热。

其六,注意"治未病"理念的应用。《黄帝内经》首先提出"不治已病治未病",后来,汉代张仲景又倡导"上工治未病"。治未病理念无论思想层面还是学术层面都是前瞻性的、高境界的追求。它充分体现了中医学动态观察病变、主动抢占先机、积极干预治疗、有效阻断病势发展变化的防治思路和治疗手段。治未病在人类生存的各个空间和时段都有实际运用,尤其在疾病发展变化的各阶段都有重要价值。仲景堪称上工,治未病之楷范,在《伤寒杂病论》中对治未病有广泛应用。有关治未病的详细内容,请查阅第七章"治未病——积极的宏观疾病防治理念"。

以上所举只是一小部分,用以说明配方时注意用量的调控,以做到辨证与病机之恰合,提示医生配方应当多实践,常积累。正所谓临床常积累,下笔才有神。

第三节　打造中药制剂精品

中药通过严格规范的炮制后,经配伍组合为方剂。方剂中的单味中药,还必须根据病情需要、药物特性、临床给药途径和具体治疗要求,将单味中药在方的架构内加工制造成临床适用的,有一定形态的中药总成——药剂。这就是中药制剂。

中药制剂是中医"减毒增效"工程的第三个重要环节。不过,在本环节中,减毒和增效,增效重于减毒,增效是制剂的目的,制法是手段。历代医家非常重视剂型的研究,历经几千年的临床实践后,创造出多种行之有效的中药剂型精品。

《黄帝内经》是中医学理论经典,不是临床方书;但是,书中却收藏了十三首药方,从中展示出当时中医已经创制出汤、丸、散、膏、酒、丹等剂型典范。后世医家传承创新,又创造出露、胶、锭、釉、饼、条、线及熏烟、熏洗、灌肠、坐药等治法剂型。近代,中医根据"古为今用""推陈出新"的方针,在保留古代传统剂型的基础上,采用现代技术手段和制作方法,进一步创造了针剂、片剂、冲剂、口服液糖浆剂、浸膏、流浸膏、塞剂、栓剂、橡皮膏、贴剂等剂型,拓宽了临床给药途径,增强了治疗效果,真可谓琳琅满目,精彩纷呈。

中药制剂的多样化不是为了标新立异,而是中药特性的需要,是治疗实际的需要。总的来说,是临床增效减毒的需要。

一、不同药性创造不同剂型

由于中药的多分子、多靶点结构,决定了药物性能的多元化。中药通过立法配方后,还必须在一个特定的环境内"匹配",才能使总成后的药物产生协同作用以达治疗预期。所以,创造一个让各味药能充分发挥作用,能协同产生暴发力的"小环境",这就是我们谋求的某一种剂型。因此,可以说,药物性能的多元化是剂型多样化的基础。

《神农本草经·序例》曰:"药性有宜丸者,宜散者,宜水煮者,宜渍者,宜膏煎者,亦有一物兼宜者,亦有不可入汤酒者,并随药性,不得违越。"当然,如有违越哪来效应?比如,当年研究青蒿的抗疟效能,做了很多实验就是找不到有效成分,后经仔细阅读了葛洪的《肘后方》后才知道要"绞取汁",而不能用煎煮之法。后来改进方法,以鲜品用醚提取,才发现了青蒿素,终于创造了疟疾的克星,为世界人民的健康作出了贡献。

从药物性能角度讲,一般而言,芳香气轻力薄之品,可作散剂,冲泡不煮;寻常之品,易溶于水者,可入汤剂,不必久煎久熬;气味厚重,难溶于水者,宜入煎剂,文火煎炼;动物骨骼之内提取的效物,自当熬炼制成胶剂;难溶于水而易溶于酒者,理当制成酒剂;大毒峻猛宜缓取效之品,只能作丸剂应用……凡此种种,用什么剂型有利于增效减毒,就创造相应的剂型以利临床之用药。

二、疾病的复杂性导致剂型多样化

前面讲了,人体医学属复杂科学范畴。临床治疗面对的是病情的错综复杂变化和有生命的机体,病变有轻重缓急、上下内外、整体局部、阴阳男女的区别,临床用药都必须根据这些区别提出具体的要求,必须采用适合病变性质、病变部位的中药剂型,即常说的宜与不宜。否则,用药将出现无的放矢,力所不逮的尴尬局面。如是,只能贻误病机,哪能增效减毒。因此,复杂的临床变化,多途径的给药手段,迫使中药剂型多样化。

南北朝《本草经集注》著家陶宏景说:"按病有宜服丸、服散、服汤、服酒、服膏煎者,亦兼参用,以为其制。"这里强调了剂型不但只根据药性,还要根据治疗的需要而决定。因此,从临床的需求又产生了另一类中药剂型。

从临床需要而言,急症、新病、全身性病证,常用汤剂;浅症、轻病、病位在孔窍者,宜内服或外用散剂;虚弱证、慢性病、宜用丸剂;血脉不通,经络不遂之证,选用酒剂;小病调养,无需大剂之证,宜用茶剂;体外局部,皮下疮疡,宜用软膏、硬膏剂局部施药……凡此种种,应该有是病,宜是剂;宜则用,适则取,完全从临床实用出发,一切为增效减毒选剂。

三、中药剂型简介

中药剂型设计，以临床实用为前提，以简便效廉为目标，以增效减毒为宗旨。剂型多样化，是临床施治中的一个重要节点，现简略介绍中药剂型于下。

（一）液剂

液剂，即中药的水溶性液体。将单味或配方药物与水（也可拌入一定的醋或酒）混合处理后去渣，留下的药溶液称液剂。液剂可包括汤剂、煎剂、露剂、口服液等品种。

汤剂，是用以上方法煮药取液，只是加热煎煮时间不长，每次煎煮15～20分钟，一剂药煎煮3～4次即可成剂。汤剂主要作内服用，也可用于局部的洗、搽、浸、泡。它的优点是吸收快，疗效速，但其煎煮方法较为讲究。李时珍为此指出："虽品物专精，修治如法，而煎煮者鲁莽造次，火候失度，则药无功。"因汤剂是中医施治的主要剂型，制剂十分重要，我特专设一节"中药怎样精煎细熬"于后，此处从略。

煎剂，又称煎膏，与汤剂的制法基本相同，只是当药物煎汤去渣后，又须用文火重复煎炼，使其浓稠，古方中大多加入白蜜同煎，稠腻即成。煎剂较汤剂稠，比膏剂稀，成液汁，多用于慢性虚弱疾病者，如《金匮要略》之大乌头煎，《外台秘要》之鹿角胶煎、地黄煎等。此种药汁不结冻者多称煎剂，药汁能结冻者称煎膏。

口服液，属现代剂型，即将汤剂略作浓缩，加入防腐剂，密封瓶装而成。此剂口服方便，便于贮存。如藿香正气口服液等，品种较多。

药露，多用含挥发性成分的鲜品药物，放在水中加热蒸馏，不用渣液，只取蒸馏液体即为药露。此剂气清味淡，便于口服，既可内服又可外用，如银花露、青蒿露等。

（二）丸剂

丸剂，是将药料研细取末，按方量混合，加入水、蜜、米糊、酒、醋、药汁等作赋形剂,制成圆形颗粒状固体剂型而成。李东垣说:"丸者缓也。"宋·沈括说:"大毒者须用丸。"所以治疗慢性病,药物有大毒而不宜入汤、散者,多制成丸剂。此剂在胃肠中吸收缓慢,作用和缓,但药料纤维质多,不易消化吸收,胃肠功能不好者宜慎用。同时,选料成丸也当精细,配方必须精练,否则难见功力。丸剂种类较多,常见的有蜜丸、水丸、糊丸、蜡丸、浓缩丸等。

蜜丸,即用蜂蜜作赋型剂而成丸剂者。此剂多补,多用于慢性疾病,长用久服,如六味地黄丸、人参养荣丸等。

糊丸,即用米粉、面粉等作赋型剂而成剂者。此类药多竣烈,大多用于疮疡疾患,如犀黄丸、小金丹等。

水丸,是利用药粉自身黏性,以水或酒、醋润湿加工制成丸剂,不加赋型剂。此剂丸粒小,吸收略快,易吞服,适用于一般疾病,如六神丸、保和丸等。

蜡丸,一种为蜜丸加蜡衣称蜡丸、一种是以蜂蜡为基础混合制成的丸药。用蜡和丸,取其不易溶化。丸方中含有毒性药物则多用此法,意在使药在肠中慢慢发挥作用,以防中毒和过强的刺激。如三黄宝蜡丸中含有水银、雄黄等毒性药物,故用蜡为丸。此丸为外用药,类似现代的栓剂,如痔疮灵栓等。

浓缩丸,系将方中部分药煎熬,将汁浓缩成膏,再将另一部分药粉混合干燥、粉碎后再制成小药丸。此丸为煎剂与散剂的合型。优点是有效成分高,体积小,剂量小,易服用,宜保存携带,可用于各种疾病的内服型,符合现代药品要求,提倡推广使用。

(三)膏剂

膏剂,是将药物用水或植物油一起煎熬浓缩而成的剂型。此剂型呈半固态稀软胶冻状,有内服外用两种。内服有流浸膏、浸膏、煎膏三种,外用有软膏、硬膏两种。内服的三种膏型,均为药料的煎出液浓缩制成的品种,均有浓度高、体积小、剂量小、吸收快、方便使用的特点。比较之下,优点多于丸剂,临床上个人认为用此剂型较为适宜。软膏、硬膏均外用于患部。软膏适用于外科疮疡肿疖,硬膏多用于跌打损伤,风湿痹痛和疮疡等疾病。

(四)散剂

散剂,系将方药研碎,按方量均匀混合后的干燥粉末。散剂分内服和外用两种。内服散可以直接用水或其他药水冲服,也可用沸水冲泡,急煎后取药汁饮服,此法是以散剂代茶剂之法,如七厘散、行军散等。优点是制备容易,服食方便,吸收快,奏效速。缺点是只适用于轻浅之病证,服用剂量偏少,方中药的相互作用弱。外用散剂,为直接外敷或掺撒于疮面患部,如生肌散等。此法为中医外科常用,与西医理念不同,行之有效,值得研讨。

(五)酒剂

酒剂,即通常所称的药酒。多系将药物浸渍于高粱酒或黄酒之中而成。《素问·血气形志篇》曰:"经络不通,病生于不仁,治之以按摩醪药。"醪药即药酒,由于酒性走窜,故药酒多用于宣通血脉,治风湿痹痛等证。可内服外用,因配方而异。如风湿木瓜酒、史国公酒等。优点是使用方便,能长久保存。缺点是药中的水溶性有效成分溶出少,浪费药料。同时,不宜饮酒的病人不宜用此剂,如临床上有的人用药酒治肝炎,用药酒治胃病都属误区,用药酒治肾病,用药酒治失眠都为妄说谬用。

(六)片剂

片剂,系将中药加工或提炼后与辅料混合,压制成固体制剂。根据形状不同,可称片剂、锭剂、饼剂等。可供内服或外用。内服者吞服,或研末、磨汁服用均可。外用者磨汁涂敷患处。优点是用量准确,体积小,易吞服。缺点是总药量小,未经煎熬之剂,方中药味相互作用小,不易药尽其力。

(七)条剂

条剂,系以纤维物做基料将方药粉末掺和其中作外用。其中药捻、药线、灸条都属此类剂型。药捻、药线用于疮疡、瘘管或赘肉,灸条用于针灸患部或穴位。这是中医传统巧思巧作,临床上有一定的作用。

(八)针剂

针剂,即注射剂。系将中药经过提取、精制、配制等步骤而制成的灭菌溶液,供皮下、肌肉、静脉注射等使用。具有剂量准确,作用迅速,给药方便,药物不受消化液和食物的影响,能直接进入人体组织等优点。此剂为中药西做的制剂,在临床上发挥了很好作用;但是,用什么标准和理论来检验鉴定这些制剂,一直有所争议,值得进一步研究。

另有丹剂,属丸散剂型范畴。胶剂,属膏剂范畴。糖浆剂,属煎剂范畴。此外,还有海绵剂、油剂、气雾剂、栓剂、霜剂、胶囊剂等众多剂型,都在为临床提供广泛的多渠道用药选择,为临床增效减毒、辨证施治作贡献。

第四节　中药怎样精煎细熬

中医治病汤药是主要剂型,汤药的煎熬质量直接影响临床治疗效果。古人十分重视中药的精煎细熬,徐灵胎在《医学源流论》中说:"煎药之法最宜深讲,药之效不效,全在乎此。"也就是说,临床上尽管医师辨证、立法、处方、用药都十分妥当,如果在熬药成剂之时有所差误,则医者之功尽弃矣! 差之毫厘,失之千里。煎药之至关重要于此可见一斑,不可不慎之又慎。它是中医临床治疗中增效减毒的一个重要环节。

然而,当今之时,课本中、医著上述之大多不详,即使在《中医护理学》中对于中药的煎制也只有寥寥数语,更不用说医师临床叮嘱不够,药房熬药人员图省工、省时、省火力而多有敷衍。殊不知浪费了中药资源,坏了医师名声,害了待救的病人! 此弊不除,煎药之法不详实为大过,于人事、于社会、于中医传承有百害而无一利,故掂其轻重,重提煎药之粗细,名之曰:中药之精煎细熬。

一、常规要求

（一）煎药锅具

古人煎药讲究法度，所用器皿十分考究。皇亲贵胄使用金银器具，称之为"上品"，其他人等使用瓷陶之类，称为"次品"，忌讳使用铁、铜、锡器具，以免坏药。今人煎药应以砂、陶制品为上，瓷、不锈钢制品次之，不能使用铜、铁、锡、铝、钢精等制品煎药，避免引起化学变化，减效而产生毒副作用。

（二）煎药用水

古人常用长流水、甘澜水、米泔水、酒水以及麻沸水等。今人煎药用水，首先要遵医嘱，如处方无特定要求时，应采用水质纯净、酸碱度不大的水，如人工水（自来水、蒸馏水、液化水）、自然水（河水、井水、泉水、天花水）等。水的用量需根据方剂大小，药物性质，煎熬时间而定，不可一概而论，务必使药物能浸泡在水中，不漫不溢，不干不竭，也可在煎熬过程中加水，有利药水之间既可疏荡而又可停留。

（三）煎药火候

古人用火有"武火""文火"之分，慢煎细熬用火为文火，猛煎急熬用火为武火。文武之道，《本草纲目》早有说法："先武后文，如法服之，未有不效者。"这是一般而言。深究一些要视药物的性能质地和临床治疗要求而定。如解表药，芳香药皆因取其气，宜用武火急煎；补益药，坚质药皆因取其味，宜用文火慢熬。

（四）煎药方法

煎药时先将药物放入容器内，加入冷水漫过药面寸许，经浸透后加热煎煮。解表类药、芳香类药沸后煎 5～10 分钟，有药香飘起时即可，不宜久煎，以免其中挥发油类有效成分散失，降低药效。薄荷、砂仁、蔻仁等药在配方中煎药时要后下药，减少煎煮时间。介壳类、矿石类、质地坚硬难煎出味的药，应打碎先煎，如龟板、鳖甲、甲珠、石决明、生牡蛎、生龙骨、生石膏等。有毒药物,如生半夏、生南星、川乌、草乌等,均宜先煎30分钟以上,一方面有利其出味,另一方面能促其解毒。

有的药物易于混浊药水或对消化道、咽喉有不良刺激,如赤石脂、滑石、旋覆花等药,应用薄布将药包好后煎熬。贵重药物如人参、羚羊角、犀角等,要另炖另熬或磨水取汁或锉细调服。如有胶质、糖类可单独溶化混入药液中服用。用膏剂、丹剂、小丸剂、散剂、自然汁及某些芳香贵重药时可按医嘱服用。

根据治疗的特殊要求,有先煎主药一味,后入余药的;有先煎各药,后入一味的;有用一味煎汤,吞服余药的;有先分煎,而后并煎的;有头煎不用,取服二煎的。凡此种种都有一定意义,总之应该按照医师嘱咐进行煎熬。

煎药时间以水沸后起算,注意不可服用焦煳药和污染霉变药物。

二、精煎细熬

以上是常规做法,更有一些操作方法则文献和课本上都未能明示规范,让人莫衷一是,直接影响治疗效果。精煎细熬还需强调以下几方面的操作:

（一）中药每煎一次应当熬多长时间

煎药的过程是药物内可溶性物质的浸润提炼过程。中药通过沸水的加热浸泡,使药质结构出现扩张而变疏松,有利于水和药物内外部分紧密接触,经沸水的不断冲击渗透,那些能溶解于水的药物成分更被逐渐溶解于水中,在沸腾循流的冲击下,药物中的高浓度可溶成分便源源不断地被水液透析出来而变低,直到药内药外的浓度基本相等而达到一个相对平衡时,浸润溶解的作用就基本停止了。经反复实验证明,中药饮片的"等量浸提"作用在15~20分钟就可基本完成了。所以,在未对某剂中药煎熬时间作特殊要求时,视中药饮片的药质坚疏干湿情况而论,中药每煎一次药的时间定为15~20分钟即可。

(二)一剂中药煎几次更好

依据上述"等量浸提"原理,中药每煎一次,浸提出的水溶性物质的量等于或小于原生药含量的 50%。如果煎第一次浸出 50% 的含药量,那么煎第二次即浸出 25%,第三次再煎出 12.5%,一剂药煎三次,总的浸出量可达到约 87.5%。所以煎中药时,每剂药煎次不能少于三次,以煎 3~4 次为好。

(三)煎药取汁时留不留残液

有人主张煎药取液时留少量残液给下一煎,使下煎药汁更浓。根据上述"等量浸提"原理,药物中的浓度和浸液中的浓度差影响药物浸出的速度,浓度差越大,浸出速度越大,反之则越小。为了增大每次煎药的浓度差,加快煎药渗出速度,就不应当为下煎留残汁,每次煎药取液要取干。所以煎药时,每煎一次都要取液务尽不留残液,才能达到上述提取效果,尽可能少浪费药物。

(四)一剂药总煎出量多少才好

依据中药的剂量大小、饮片体积状态和煎药时间长短酌量加水,煎第一次时加水可略为多一些,以能完全浸完药物为宜,煎成后的药液应当有 250 毫升左右为好;煎第二次加水可略为少些,煎成后的药液有 150 毫升左右即可;第三次加水则应更少一些,煎好后的药液有 100 毫升左右便好。最好是每剂药煎 3~4 次,煎出的总药量在 500 毫升左右,每日服 1 剂,分 3~4 次服完或遵医嘱服用。

(五)一剂药怎样分服更好

从以上可以看出,每煎一次药的浓度差很大(50% 左右),如果煎一次喝一次,会造成体内药物的浓度差太大,要影响药效。同时药的气和味的差别,对胃肠的刺激作用是不均匀的,也要影响药的疗效。所以煎熬出的 3~4 次药液应当混合后分数次(按医师要求)饮服。一般认为,次数多相比次数少要好。

三、纠错提示

在煎药成剂过程中,有些操作方法沿袭数百年以上而不知其误,一代一代以讹传讹,既不利于中药的增效减毒,又不利于节省药物,其谬误之处大矣!今纠错提示于下。

(一)骨胶类药物的烊化

古代大凡在应用胶质、糖质类药物,如鹿角胶、龟板胶、阿胶、鸡血藤胶等时,都烊化后单味冲服或冲入复方中服用。当然,如果作单味药服用,烊化后冲服是可以的。如果作复方配用,又不参加煎熬而烊化兑入,我认为有不妥之处。古人采用复方混入法的主要原因在于胶类药物价值贵重且又质地滋腻而黏稠,易于混浊汤液和胶附于其他药物之上而残留损失;但事实上只要在煎药取液时求干务净,一煎三次以上,次次取干净,残留损失是可以避免的。如果是用在复方中而又不一起煎熬,这与服单味药没有什么不同,复方配置而不同煎同熬,胶类药与其他药间的生克制化怎么能产生?这就失去了组方成剂中各种药之间的协同作用,有悖于剂增效减毒的宗旨,所以,复方内的胶糖类药物不宜烊化冲服而应一起煎熬。

(二)骨质类药物的吞服

古人大凡在应用稀有贵重的骨质类药物,如犀角、羚羊角、鹿角、鹿茸、海马、海龙、珍珠、穿山甲等时,都将其锉碎研粉后单独吞服。从表面上看,吞服贵重药粉不会造成药品浪费,况且本类药品中的角蛋白、钙盐及部分无机盐成分,都难溶或不溶于水,不如就此吞服更好。殊不知从人体消化道秉性的不同,对角质粉末的溶解吸收来看,应该十分有限。在100℃的沸水中30分钟以上都不能水溶的,进入胃肠后,又能奈何角质能溶解多少?更何况本类药物组成中还有更多的有效水溶物质,如氯化物、氨基酸、胶质、激素等,入水煎熬就更有利于吸收。在熊掌和鱼不能兼得的前提下,文火久煎久熬后服用汤剂更有利于药物成分的综合利用。

本类药煎熬时应注意两点：一是锉细研粉时能细则细，越细越好；二是煎药时能久则久，久熬更好。一般骨质类药可以先熬1小时以上，取水再同复方中其他药一起煎，煎后余留粉末也可吞服。

（三）芳香类贵重药的单味吞服

古人对一些芳香类、贵重药，如麝香、牛黄、熊胆、朱砂等的使用，常单味吞服，民间也效法古人，珍藏于家，临时急用取出当"仙丹"使用。其实此法不妥，因为单味药的疗效局限性很大，配方应用，同煎同熬，或入丸入散同时服用，才能充分发挥中药组方相须相使协同合力的治疗作用。单味服用，就太浪费药物资源了。

（四）普通药物的吞服

古人对一部分常用的普通药的使用，也是用粉碎研末后吞服的方法。其原因有两点：一是贵重，如川贝母、三七等药；二是欲减少药物的毒性对胃肠的刺激作用，如甘遂、芫花、丁香等。而今人也常用吞服法用药，其原因也有两点：一是为了方便，避免煎药熬汤的麻烦；二是为了口感好，少吃苦涩，一冲便能下肚，如丹参、山楂、决明子等。有鉴于此，这里特别要强调，这些服法是不妥的，效果是不好的，其原因有三：一是没有配方，疗效单一；二是剂量不够，吞服的量往往少于煎剂的量；三是应当特别注意，如甘遂、芫花之类有毒成分能使胃黏膜充血，对胃有强烈的刺激作用。粉末吞入后触药部位受到的刺激更强，局部中毒将会更重，不利于中药的减毒增效作用。

四、病例举隅

以上煎药之法其实还不算精细完善，如果能真正理解其真意而用于临床实践，还确实能增强药剂的疗效。当今之时，不管是医师也好，还是病人也好，能悉心遵循者不多。有的是不知，有的是不懂，有的是不以为然，而更有一些人则是持否定态度：不就是水吗？还有那么多机关？要谈水的化学成分当然是

H_2O,但是,在自然界中的水,由于"出身"不同,其中所含容的各种有机的、无机的、生物的、微生物的等等不同的东西太多了,就是现有的现代科学检测手段也都不能完全说清楚,也都是有很大的局限性。这里就不多讨论了,还是回到临床上吧。

在临床中,我每遇到棘手病例,都会从治疗的各个环节搜寻差误以解决疑难问题。有时候问题竟真是出在煎药用水上了,现择两例介绍于后供大家参考。

病例一:患儿吴某,男,5 岁,1980 年 4 月初诊。

病孩因 10 日前发热后,虽热退但上唇干燥,口舌糜烂,汗出口渴,口出秽气,纳呆泛恶,脉细数。辨证为热病后余热未清,气阴两伤,胃津不足,邪火上逆。前医用《伤寒论》方之竹叶石膏汤治疗一周鲜效。我认可前医辨证结论,由于无效,改处《伤寒论》之白虎加人参汤方加味:太子参 5g,生石膏 20g,知母 5g,粳米 5g,甘草 5g,竹茹 5g,芦根 10g。患孩服药时仍现呕恶,两剂后不但无效而呕恶加重。我急求教于家父,父亲对我的辨证用方还是首肯,思之良久后,建议我注意煎药用水,并提示用米泔水(淘米水)煎药。于是病家遵法而行,果然服药后呕恶渐止,诸症向愈,守方再进一周,病痊愈。

病例二:徐某,男,43 岁,泸州市南城乡人,1982 年 12 月初诊。诊见患者汗出淋漓,口舌干燥,舌质红赤,口渴饮冷,体倦神疲,脉浮而芤,背微恶寒,四肢厥冷,唯有胸腹内部烦灼,必须俯卧于湿地 1 ~ 2 小时后,诸症方有缓解。病已 3 月有余,延中西医大夫查治无效无果。

据症分析,此乃阳明热甚,伤津太过,气阴两耗,外有寒束,邪热内遏太盛,不能外达,四肢失于温煦而出现真热假寒之象。经病机辨证,处《伤寒论》白虎加人参汤方:知母 15g,生石膏 30g,炙甘草 6g,粳米 15g,党参 9g。

服药 1 周后,病情渺无转机!忙急邀多位老师会诊,认定辨证处方基本无误,至于无效之因,则各执一词,莫衷一是,群医束手。

我反复思之,病人得润湿之地气方安,这说明由于阳明积热不得外泄而反内灼脾阴,脾本为至阴之脏,伤津受灼自不能内安。进而思之,脾属土,土应坤元,坤卦为至阴而"西南得朋",如能取西南方向向阳地块地下面阴湿泥土化水煎药,这不正是在方中补入至阴之水吗?于是急令病人家属在西南方向阳之地下挖土层,取其湿润之泥土,浸搅于水中,待水澄清后,取此"向阳阴土水"煎原方原药,病人服后感觉良好,守方再进,渐进渐服,经治半月后病愈。

从以上两例病案可以揭示一个问题:在临床上如能按医师的要求煎药成剂,确能增效减毒,有时能收事半功倍的效果。当然,医者也好,还是病人也好,正确对待煎药的操作规程是重要的,必要的,既不能漠视,也不能猎奇,总之应当按中医的基础理论结合临床实际辨证而用。

以上,有人可能会说是悖论,如有不信,我只有引用孔夫子在《系辞》中的一句话作为自勉:"仁者见之谓之仁,智者见之谓之智,百姓日用而不知,故君子之道鲜矣。"

第五节 服药凭着感觉走

中药组方成剂后,治疗就进入服药环节。中医在治病的全过程中,每个环节都十分讲究,医者应努力完善临床治疗的每一个环节,尽一切可能提高疗效,减轻毒副作用。不正确的服药方法会给治疗的"临门一脚"造成偏差,所以,我们应该倍加重视服药法。

对于一个自然人,自己病了用什么标准来衡量?在没有检测仪器,没有 B 超、CT 机的年代,人们用什么来认定自己病了呢?用感觉,自身不舒服的感觉,有别于平时的自身感觉。中医凭什么来确定别人生病了呢?也是凭医生运用望、闻、问、切四诊来感知别人的异常状况,经过收集、分析、归纳、鉴别处理后,诊断为某种病(证)后确定治疗方案。

正确的中药服法是怎样制定的呢?是在中医基础理论的指

导下,观察人体、胃、肠对服用药物后的感觉总结而定的,所以说,服药应当凭着感觉走。

一、常规服药法

(一)服药时间

中医对服药时间的要求,最早见于《黄帝内经·素问》"腹中论篇"所载,治骨蒸之四乌贼骨一藘茹丸及"病能篇"中治酒风之泽泻术方,其服药时间,都定为"后饭"服。所谓"后饭",即是先服药然后进食之意。《神农本草经·序例》上说:"病在胸膈以上者,先食后服药;病在心腹以下者,先服药而后食;病在四肢血脉者,宜空腹而在旦;病在骨髓者,宜饱满而在夜。"当然,《本经》也说明不可尽拘,但确已具体说明了服药时间应当根据病情而有食前、食后和早晨夜晚的区别。

现在一般服药方法,要求补养药多在食前服;驱虫药宜空腹时服;急病则可不拘时间,当迅速服用;疟疾则必须于发病前2~3小时服;安神药应在临睡前2小时服用。有一些药,一日可分作数次服用,当然,应视病情而间隔适当的时间。如慢性疾患之用膏、丹、丸、散、酒剂者,应定时服用。以上均由医生视病情、药性而定,病人当遵医嘱行事。

在无医嘱的情况下,常规服药时间是:一剂药服两次者,上午一次,下午一次,或下午一次,临睡前一次;一剂药服三次者,应每间隔3~4小时服一次,或上午、下午各一次,临睡前一次。中药和西药应当间隔1~2小时服用。

在饭前饭后服用的药应该间隔1~2小时较好,因为食物或药品进入胃以后,经过1~2小时消化后进入小肠,可避免相互间影响而产生副作用,尤其应以服药后感觉舒服为宜。

(二)服药温度

仲景伤寒金匮方中所用汤剂,大多应温服,所以古今都遵循这一温服之法。从现代的生理知识来诠释两千年前的服药之法,也是非常合理的。因为病人在服用中药汤液时,控制好汤药口服时的温度,可以减弱中药的苦味,减少药液对人体胃肠道的刺激感。人的口腔温度一般在 36.2℃ ~ 38.4℃ 之间,在此温度范围内,味觉神经是最灵敏的,如果汤药的温度在 36℃ 左右,则苦味会大大减少,这时候的药液温度喝起来也正好是温热感觉。所以服药时汤药温度最好调到温热程度,此时苦味减轻,有利服用;但是,由于治疗上的需求不同,也有要求偏冷服和偏热服用的,这就须随病势病情而变。如治疗热性病用的清热药,不妨冷服;治疗寒性病的祛寒药,宜于热服。当然,在病势严重的情况下,便须使用特殊服法:热证反现厥逆的真热假寒证,病人不热反冷,便须用寒药热服的方法;寒证反现燥热的真寒假热证,病人不寒反热,便须用热药冷服的方法,此即《黄帝内经》所说"反治"之法的应用。

胃是受盛之器官,服药时,经口至胃,感觉尤其重要,从上可以看出,药温一般都是随着感觉走的。一般而论,胃欲饮冷者宜冷服,胃欲饮热者宜热服,不论药性病势,服药温度都应同胃的感觉一致,过分刺激胃部治疗就要受影响了。

(三)服药量次

一般服药每天服一剂,病情严重的,急发性高热性疾病,可在医师指导下每天服两剂;慢性疾病,也可以两天服一剂,或隔日服一剂,均由医师决定。每剂药服 3 ~ 4 次,总药量控制在 450 ~ 500 毫升,每次服 100 ~ 150 毫升。我认为服用次数多比次数少好,因为人体血液中 24 小时的含药量浓度越均匀越好;用药浓度不能太大,体积量不宜太小,因为药液进入胃肠后接触面越宽越好;药液的自身浓度不宜太低,因为药的浓度低渗入人体的速度就更慢。若按以上要求服药效果将会更好。

(四)服药姿势

坐着或躺着服药,药物都容易黏附于食管壁上,这不仅使药物达不到最佳吸收部位,而且容易对食道壁产生有害刺激,所以站立服药是最佳姿势。

二、调和服药法

"人上一百,病痛万千",中医面对千变万化的疾病治疗,针对病变机理而讲究因地、因时、因人治宜,辨证施治而不千篇一律,一成不变。她以变化之法则应对万变之病(证),这即是中医之"道"。"得道多助,失道寡助",为此,中医制定了多种服药方法,以提高服药成功率,提升治疗质量。

中药的煎剂处方,习惯上称"汤头"。俗话说,唱戏的腔,厨子的汤,人们对汤味的感觉是非常讲究的。中医为了适应病人的口感和胃感,服药时对药液从温度的冰、冷、温、热、烫和药味的酸、苦、甘、辛、咸都要进行调配,使其适合口、胃、肠的感受,减少对受盛器官的刺激,有利于药效的发挥。

(一)药温调节

服药时药液要有一个最佳服用温度,上节已经讲述清楚。要提示的是,不管有无医嘱,不管病性药性,服药时都要对药液的温度进行调节,使药温尽可能接近病人的口、胃、肠的基础温度,喜热者,热服;喜冷者,冷饮,温差不宜太大,务必要求汤药下肚,不能翻江倒海,以口感舒适,胃肠平和为要。

(二)药味调节

中药的基础味感,被归纳为酸、苦、甘、辛、咸五味。其实,从已收入《中药大辞典》中的 5 767 味临床中药来品尝,尚有麻、辣、涩、腥、臭等众多怪味,如果再加上配伍合剂,则百味出焉。人的味觉很敏感,尤其以某些病人更甚,气味稍不纯正,刺激太大,都可以导致服药时呕吐、口噤或出现一些不适体征,所以,中医非常重视中药的调味。有鉴于此,在病人服药时,如果对某剂药的特殊气味感觉不能接受时,不能掉以轻心,应该立即对此药进行调味,勾兑出适合病人口感的药味,以利病人顺利服用。

苦味是中药的主味,药品中,苦药众多,绝大多数药剂都以苦味为主,所以历来甘草就成为这类苦味方剂中必不可少的一味矫味药,其目的就在于利用此药中所含的甘草甜素来调苦矫味,利用此药的平和特性来缓烈减毒;但是,有时候病人还是对苦噤口,嫌药苦味过浓不能下咽,也可以用食糖(饴糖、红糖、白砂糖、蜂蜜)调之。一般说,可用甘草之方剂,也可以用食糖矫味,尤其是在小儿喂药时,照法运用则利大弊小。当然,应当注意的是,血糖超标或有饱满、腹胀、反酸体征的病人则不宜加糖调味,否则更会升高血糖或加重脘腹胀满,气壅满闷,切记"中满不食甘"。另外提示一点,加糖也应有所选择,如脾虚者,宜加饴糖;寒凝者,应加红糖;热积者,加白糖;便秘者,加蜂糖;脱水(失水)者,加葡萄糖。若有的方剂,苦而不能加糖矫味怎么办? 那就只有采用加水稀释和降温放冷之法权宜服用了。

酸味药,在中药中称得上第二大味。遇到药味过酸或病人忌酸,服药时便泛酸恶酸之时,都应该将药液调和后使用。如加入海螵蛸、煅瓦楞子、白螺蛳壳等制其酸味以利服用。

辛味药,数量少些,处方时用药较为谨慎。如有过浓有碍服用,也可用稀释法,淡其辛味后再服。

其他怪味药的制约服法留在下节介绍。

三、特殊服药法

人们普遍认为,中药疗效好,毒副作用小,医疗费用少,是中医药的优势;但是,中药煎药麻烦,药气难闻,药味难吃,使人望药却步,是中医临床用药的瓶颈。为此,中医同仁便千方百计为病人服药排忧解难,设定了特殊服药法。

(一)开关法

临床上如遇到病情危重、神昏口噤者,应用"开关散"或其他能刺激鼻窍的药粉吹入鼻孔,令其喷嚏搐鼻而开噤口,或用乌梅擦抹牙龈,或用钝器撬口,或插胃管等给药之法。总之,宜想方设法打开通道,急急给药,越快越好,救垂危于顷刻之间。

(二)偷关法

有一部分中药,因含有类似姜醇、姜烯、姜辣素等挥发油类物质,易刺激人体口腔、咽喉、食管黏膜,引起吞咽困难或器官损害,造成服药障碍。中医针对这类药物,采用外层增加保护膜,隔绝药物直接刺激人体器官的给药方法,称偷关法。比如,吞服鸦胆子、枯矾、马钱子、巴豆霜、全蝎、斑蝥等药物时,采用糖衣法、囊装法:以龙眼肉、饴糖膜包裹药品或用药粉装囊囫囵吞下,即是偷关法在临床上的具体应用。

(三)闭关法

有一部分中药,因含有类似酚类性质的刺激性的挥发油,易于散发,奇臭难闻,虽然经过炮制处理后,都还不能尽除其异臭,服用本类药品时,恶臭扑鼻,极易引发呕恶,用药时必须用如薄荷油、清凉油、风油精之类,能散发较强烈芳香气味的药品,涂搽于鼻孔周围以辟其秽臭,乘机服药,此即为闭关法。如服用阿魏、乌梢蛇、白花蛇等腥臭药时,就必须如法闭关辟其所含硫化物的特有大蒜异臭和蛇类腥臭,才能顺利服药。

另外,有少数病人,对芳香类挥发油气味过敏,不能适应,就可以使用暂时阻塞鼻孔法,屏住呼吸,尽快将药吞下。注意,时间切不可闭塞太长,以免呛药,这也是属闭关服药之法。

(四)障眼法

临床上有一类病人,如精神障碍者、心理障碍者和部分患儿,在服药时对汤药的颜色产生心理恐惧,厌恶和忌讳,不愿意配合服药的时候,可以用调色的方法改变药液的颜色,如用代赭石入药时,其汤色红,宜加入同性质的炭药入方相须为用,变红为黑;对于大多数黑色药可添加乳汁、豆汁使深黑变浅黑。用补脾药时其色偏黑,宜加入猪肌同煮,变黑为乳白。也可以用不透明的食品瓶装盛药液遮蔽药的颜色后,再用吸管吸食的办法。还可以在夜色下、暗室内侍其服用,这些办法称为障眼服药法。

(五)强制法

有一部分病人(婴儿、幼儿、儿童、精神障碍者),在使用过调和、障眼等法都不能顺利服药的情况下,为了有效用药,迫不得已只好使用强制服药法。强制服药法的操作步骤如下:①束缚其手足,不能让其自由活动。②固定其头部,面部微微向上倾斜。③用钝器轻轻撬开牙关,令其开口。④用金属汤勺盛好药后,小心将汤勺送入病人口腔之内,向左或向右侧面,慢慢将药液倾入口腔侧面,汤勺暂时不能退出口腔,待病人吞下药后,立即又向勺内倾倒余药,一次、二次、三次,以勺内药液吞完后,汤勺方可退出口腔,再喂下一勺,直到药量到位为止。使用本法,操作时请注意,强制决心要坚定,准确有力,不可有须臾犹豫,应该一次切中。喂药时,心要细,气要匀,语气亲切,态度和善,不慌不忙,不急不躁,手要快,药宜少,倾倒准确。总之,以病人不呛、不哽、不塞、不呕吐而顺利服药为准则。

(六)呕吐病人服药法

呕吐病人服药最为艰难,吐而不纳,用药徒劳无功。侍服此类病人,用药前可以提前服用专事止呕用的中药,如姜汁、苏叶红糖水等,再将欲服用的中药徐徐缓进,宜少,宜频,也可交替服用。如因药性、药味、药气影响服药者,可在上面服法中选法配合应用。

(七)催吐药服用法

催吐药大多其性猛烈,甚或有毒,使用较少,一般只使用于误食毒物或实邪壅塞上脘之急性疾患。在服用催吐药后,使药物迅速在胃中发挥作用,故用药不可过量,勿使药过病所,下走肠道,既难于达到催吐的目的,又可能伤及肠道。因此必须守候观察,药后一小时左右未出现呕吐者,应该马上用其他方法探吐,助其尽快呕吐。另外,如果遇到催吐过重而呕吐不止者,可依法解之:比如服瓜蒂者,可用麝香煎汤饮之;服藜芦者,可用葱白煎汤解之。

(八)泻下药服用法

泻下药服后有时有轻度腹痛,应预先告之,安慰病人,泻药要另包交给病人掌控应用,得效后能否继续使用要遵医嘱。

总之,法内法外,万变归宗。凭自身感觉,知进知退方无大碍;能遵医守嘱,守礼守法必享平安。

四、病例举隅

病例一，久痢

患者男性，45岁，初诊，1956年9月25日。夏季患痢疾，服西药而少愈，不久又下利，次数增多，红多白少，少腹胀而痛，肛门下重，便后仍有便意，日夜十余次。西医诊断为阿米巴痢疾。用西医施治近一个月，病未痊愈。近来精神疲乏，四肢酸软而不温，终日欲睡，食量大减。

"余诊之，全身呈脾肾阳虚证候，脉细弱，舌淡苔青白。拟温涩之剂：赤石脂24g（一半煎汤，一半研末冲服），粳米30g，干姜9g，鸦胆子仁2g（用龙眼肉包吞服）。服两剂。药后下利大减，精神好转，续服三剂而愈。"

此病例摘自《伤寒论运用法》张志民教授所治验案，方中用龙眼肉包鸦胆子仁吞服，即为偷关法的具体临床运用。

鸦胆子含油脂17%及水溶性苦味成分有毒物质，内服对胃肠道有强烈的刺激作用，有时能导致胃炎。为了安全用药，中医习惯制成霜后入药，但是药效略逊；如果用果仁吞服，必须用龙眼肉或胶囊包裹偷关吞服，同时用药量要控制在10～20粒以内，也不要长久服用，并请在医生指导下用药。

病例二，李婆，76岁，四川泸州人，1985年7月15日初诊。

一日前，患者因内伤饮食，外感风寒，突发恶寒，发热，头身疼痛，反胃呕吐，脘腹胀痛，下利水样便，一日泻下10余次。西医诊断：急性胃肠炎。给予抗炎、止呕、止泻、补液等对症治疗，口服与静脉输液同时给药。但是，由于病人呕吐不止，药水入口便吐，服药困难。输液时，因病人年岁高，身体弱，血管又细又脆，穿刺极难，每成功穿刺一次，给药不过5分钟便出现针孔渗漏，造成局部水肿，输液也不能正常进行。经治一日，病情无好转，急延我诊治。

由于病人素体气虚又加外感内伤，见面色无华，精疲力竭，皮肤松弛，目眶凹陷，舌淡苔腻，呕恶频频，水泻不止，六脉细微。

此乃胃气虚损,寒滞食阻,胃失和降发为呕吐;又因脾阳不振,水积寒聚,脾失运化,清浊不分,以致水泻。治宜:温中降逆、和胃止呕、渗湿利水、燥脾止泻。处方用藿朴夏苓汤合胃苓汤加减:藿香 10g,厚朴 10g,法半夏 10g,苍术 10g,白术 10g,茯苓 10g,猪苓 10g,泽泻 10g,生姜 4 片,大枣 2 枚,炙甘草 10g,枯矾 2g(糖衣包裹吞服)。

本方中,涩肠止泻之药,唯独枯矾一味,设置其独当一面,十分重要。但是,枯矾味酸涩口,煎入汤剂之中,十分难咽,尤其是呕吐病人更喝不进口,只有用偷关之法,以补脾和中的饴糖熬制成糖皮,用糖皮包裹枯矾,加工成糖衣后用药冲服。庆幸,照法运用,病人果然能顺利服药。4 小时后,呕吐泄泻开始减轻,首战告捷,令其频服,守方治疗 3 日,呕吐泄泻均止。再追投仲景理中汤之类方药调治一周后,病痊。

案中偷关所用药衣,可以用糖衣,也可以用胶囊或其他膜衣,那为什么专选饴糖(麦芽糖)为衣呢? 其原因有三:①患者素体脾虚,饴糖有补脾作用;②失水病人,应当补糖补盐,用饴糖正好中用。③饴糖包裹枯矾粉末,两者黏和难分,入胃后饴糖融化,枯矾粉末随糖散开,快速均匀,对胃肠刺激较小。大家请看,中医治病,面面巧思,丝丝入扣,绝不信手拈来,学者可有启迪否?

从以上病例可以看出,在服药过程中,巧用中药服法能收事半功倍的作用。病案是中医临床治疗实录,不是讲故事。要告诉大家的是,病案是不能复制的,但是可以依理推衍,剖析病案理解中医的辨证施治;可以启迪学者解读病例开拓治疗的便捷通道。

老子《道德经》云:"道,可道,非常道。"东方民族重"道",西方民族重"器",这是民族文化底蕴决定的,应无可厚非。但是,当"器"力所不逮时,"道"也就顺理成章了。

简约地写完"宏伟的减毒增效工程"后,不由自主地想到了屹立于华夏大地的古万里长城。它与《黄帝内经》同问世于秦汉,其保国安民功能又殊途同归。它们都是用中华儿女血肉筑成的"工程",都是炎黄子孙勤劳智慧的结晶,都代表了华夏文明的伟岸,都蕴涵了东方民族的科学精神。如今的中医还不只代表传统和历史,不只供考古和观瞻,而且尚在前进和发展,在为人类服务和传递学术光明。

我们国家旗帜鲜明地力挺中医,弘扬中医传统精良文化,真是中医之幸甚,人民之幸甚。国家"为天地立心,为生民立命,为往圣继绝学,为万世开太平",中医学人怎不奋进。

第七章 "治未病"——积极的宏观疾病防治理念

两千多年前,《黄帝内经》提出了"治未病"的人体疾病防治观念。后经历代医家在临床实践中不断完善和发展,成功应用到人体生命健康防治的各个阶段,形成了一套完整的临床防治理论,为人类的健康作出了重要贡献。中医的整体观念和系统理论奠定了中医人体、生态医学的理论基础,治未病观念则充实了中医人体、生态医学临床预防实践的方法论和方法学内容,是中医治疗学中的另一大特色和亮点。它不但充实完善了中医"真正人体生命医学"的属性,而且其学说的前瞻性、完整性和科学性也为当前其他医学科学所望尘莫及。同时,它还可以为现代医学酝酿新的医学观念,提供更加开阔的思路和发展空间,为人类健康作出新贡献。

第一节 治未病的基本概念

中医的"未病"是一个广义的概念。它的基本内容包括:人体处于阴阳调和、气血充盈、并无不适的健康状态;机体阴阳、脏腑气血微有失衡,但尚未达到"病"的"亚健康"状态;局部已病,其他尚未被祸及的部分;病证已成,尚可由浅至深的未渐阶段;病症已去,其病已瘥,尚未反复的善后阶段。总的说来,凡是人体尚未出现"病"的某一时段,或机体组织的某一部分,或病程中的某一阶段,皆称"未病"范畴。

"治未病"出自《素问·四气调神大论》,经曰:"是故圣人不治已病治未病,不治已乱治未乱,此之谓也。"《黄帝内经》高度重视人的生命,认为"天覆地载,万物悉备,莫贵于人。"而人最可宝贵的是生命,能致衰短寿的敌患是疾病。因此,《黄帝内经》把防病摄生、追求"度百岁而动作不衰"放在第一位,并提出无病先防的"治未病"理论,还警示:"夫病已成而后药之,乱已成而后治之,譬犹渴而穿井,斗而铸锥,不亦晚乎?"

《黄帝内经》提出的"无病先防""未病先治"的学说观点，是一种超前的学说思想，是最积极主动的疾病防治理论。它的总精神是：无病先预防，有病防传变，已病防恶渐，病后防反复。提倡主动出击，抢占先机，步步设防，提前干预。

第二节　治未病的理论基础

中医学是以整体观念、系统论、运动观、变化论为基础发展形成的人体生命医学，研究和揭示人与自然，人体内部各脏腑器官间的相互关联及病变规律是其宗旨。中医不但注重它们之间相互依存、相互影响的密不可分联系，而且还进一步揭示出引发人体生理、病理变化的客观规律。其中阴阳、五行、经络、脏腑、营卫、气血等学说，不但共同组建了中医的完整理论体系，而且还全程贯穿在中医学的生理、病理、预防、治疗等各个方面。中医非常重视治未病层面的研究，所以，以上各家学说也同样为治未病打下了理论基础。

一、经络是疾病的传变通道

经络是人体的一种组织器官。它不但有功能，而且具有物质存在。虽然现代解剖学尚未获得"确凿"的物质证据，那只能说明它们认识方法上的局限和滞后。比如"脾"和"胸腺"，中医在古代就有深入研究，但早前的解剖学并不承认它们的存在。直到上世纪80年代，才对它们的存在有了真正认识。西方学者说过："存在的就是科学。"笔者相信，经络以真面目示人，为时不会太久了。

经络以脏腑为中心而应天道。《灵枢·经别》曰："十二经脉者，此五脏六腑之所以应天道也。"它又能对人体全身各部构成一个可通达表里，贯彻上下，联络内外、密布人体，既错综复杂，又层次有序；既是组织器官，又有内在功能的系统。同时又是与外界环境相适应、相关联的有机整体。故《灵枢·海论》曰："夫十二经脉者，内属于五脏，外络于肢节。"

人体的有机整体活动,主要是依靠经络的密切联系沟通,才能维持人体内外上下,保持协调平衡。故《灵枢·本脏》曰:"经脉者,所以行血气而营阴阳,濡筋骨,利关节者也。"《难经》也曰:"经脉者,行血气,通阴阳,以荣于身者也……别络十五,皆因其原,如环无端,转相溉灌。"由此可见,经络是人体血气运行的通道。人体的机能协调,内外统一,全赖此道通隧。所以《灵枢·经别》曰:"人之所以生,病之所以成,人之所以治,病之所以起。"谨此,经络在人体医学中的重要性也足见一斑。

中医认为,当外邪入侵人体时,如果经气失常,卫外作用减弱,病邪可循经络而由表转里,由浅入深,由下传上,发展传变。《素问·皮部论》曰:"是故百病之始生也,必先于皮毛,邪中之则腠理开,开则入客于络脉,留而不去,传入于经,留而不去,传入于府,廪于肠胃。"这就具体地说明了外邪入侵伤人,一般多是皮毛首先受病,然后可沿经络通路,逐步深传入脏腑。既有传路,就有治路。中医在治疗疾病时,也是遵循这一由浅入深的传变规律实施防治。故《素问·阴阳应象大论》曰:"故邪风之至,疾如风雨,故善治者治皮毛,其次治肌肤,其次治筋脉,其次治六府,其次治五脏。"

当然,病邪在经络中的传变又是可逆的。也就是说,脏腑的疾病,也要反映到体表肢节。《灵枢·邪客》曰:"肺心有邪,其气留于两肘。肝有邪,其气留于两腋。脾有邪,其气留于两髀。肾有邪,其气留于两腘。"从上可以看出,经络为五脏六腑的交通要道,气血运行的必经之路,通过这一规律,临床上即可用于诊断和防治。《灵枢·经脉》曰:"经脉者,所以能决死生,处百病,调虚实,不可不通。"此段经文中的决死生,即指诊断;处百病,即指治疗;调虚实,即指治未病。

前面讲了,邪气可以凭借经络内传深入脏腑。同样,脏腑或气血病候,也能循经络外达体表。经络在传变中,主要是提供传变通道,而正气与外邪的强弱对比,才是传变"动力"。如果邪不过盛,患者体质犹强,或者病邪虽重,而能及时(提前干预)治疗,即使呈现经络病候,亦未必皆传于脏腑,所以,经络的流通为治未病奠定了临床实用基础。

二、五行揭示五脏病邪横传

如前所述,病邪由浅表内传脏腑,可以看做病邪的"直传"。而病邪在五脏间的传变,则应看做"横传"。中医运用五行的生克制化规律比象五脏的生理、病理规律。脏间病邪的受、传、舍、死也会因脏气的变化而按一定的规律产生横向传变。《素问·玉机真脏论》曰:"五脏相通,移皆有次,五脏有病,则各传其所胜。"这就明确揭示了五脏间病邪传变的有序及方向。同时,还揭示了五脏的传变规律,曰:"肝受气于心(母受子气),传之于脾(传己所克),气舍于肾(舍气于母),至肺而死(死于克己之脏)。心受气于脾,传之于肺,气舍于肝,至肾而死。脾受气于肺,传之于肾,气舍于心,至肝而死。肺受气于肾,传之于肝,气舍于脾,至心而死。肾受气于肝,传之于心,舍气于肺,至脾而死。"依据以上五脏传变规律,医者可以提前介入,导顺防逆,防患于未然,治未病于先期。

《金匮要略·脏腑经脉先后病脉证》曰:"夫治未病者,见肝之病,知肝传脾,当先实脾……中工不晓相传,见肝之病,不解实脾,唯治肝也。"本段提出的治肝先实脾的法则告诉我们,当肝脏受病之时,不要只知治肝,而需知道病邪可能传脾,就应当在邪未传脾之时,提前介入,增强脾的抗病机能,使其不受影响,阻止病势发展。这是仲景应用脏腑横传理论和"气虚邪干"理论相结合创立的治法,也成为临床治未病法则之圭臬。

三、阴阳失衡为病传机理

中医学认为,人体疾病的发生,有体内和体外两个方面、两种因素:一方面,自然界的气候变化与病邪侵袭人体有密切关系;而另一方面,病与不病的关键主要在于人体自身虚与不虚。故《灵枢·百病始生》曰:"风雨寒热,不得虚邪,不能独伤人。

猝然逢疾风暴雨而不病者,盖无虚,故邪不能独伤人。"中医对人体疾病的干预,历来主张防治并举:一方面重预防,提出"虚邪贼风,避之有时"的防外观点;同时,又注重"恬淡虚无,真气从之,精神内守,病安从来"的固内思想;但是,在防病过程中,避免外来致病因素,不使直接侵犯人体固然重要,而保养正气,增强抗病能力,使病邪无隙可乘就更加重要。

《黄帝内经》强调人类要"和于阴阳,调于四时",就是强调人体不仅要保持体内的阴阳平衡,也要与自然界相适应。所以,人体发生疾病便是人体阴阳失衡。据此病机,也说明人体与自然阴阳产生过大的偏胜偏衰才能产生不循常规的传变。《素问·评热病论》曰:"邪之所凑,其气必虚,阴虚者阳必凑之。"这便道明了阴阳失衡后,病证传变的趋向和规律,以及传变的根本原因。当然,一般情况下是"直传"或"横传",还不能导致逆传。遇到某些特别重的险恶病证时,阴阳偏差导致的"逆传"就产生了。

《伤寒论》的六经病传变,一般早期见三阳证,后期才见三阴证;但是,在病邪很重、正气太虚的特定情况下,寒邪则不经过三阳经而直接侵犯三阴经,这称为直中三阴。像这类"直中"或中风的"中脏"等病证,产生的不循常规的传变,就是因为阴阳盛衰偏大、邪正对比过于悬殊造成的逆传恶果。医者如能明达此理,"先安未受邪之地",防止直中、中脏是有可能的。

总的来说,疾病可因病因的性质、脏腑的功能、经络的部位、气血的盛衰、时令的变化等错综复杂的因素而促使病邪产生传变。它们有的可以沿经络通道传变,有的可以从五行生克传变,有的可以循阴阳盛衰传变;但是,无论以哪一途径传变,都离不开阴阳失衡,邪正较量。临床上只要把握好邪气的微胜、人体正气的强弱,擎好以正克邪这柄正气之剑,无论是治已病还是治未病,就都能得心应手。

第三节 治未病的基本内容

治未病的基本内容包括未病先防、已病早治、既病防变和病后防复四个层面的人为干预。四个层面基本涵盖了人体从健康到疾病的防御和从疾病到健康的康复，都要求超前积极的对疾病未及层面作临床干预介入。这种干预又不同于西医学的"单纯"预防概念，而是一种兼顾内外，同时采用调养、摄生、药治，而又以"治"为主的治未病的治疗学法则。

一、未病先防

未病之人怎样防患于未然？虽言治未病，但在本阶段"治"的理念，《黄帝内经》已明确提出是以调养和摄生为主体的两种方法。意在预防疾病发生，遏制疾病发展。本阶段的治意在以防寓治。

（一）调养防病

调养即协调内外，平衡阴阳，顺应环境，保养自身，既调又养，调养结合。它与治疗有一些区别：治疗，多指以药物为主的平衡阴阳措施；调养，多指以非药物为主的顺应协调内外环境为主的方法。

人有"度百岁而动作不衰"，也有"年半百而动作皆衰者"，何也？中医认为，影响人体健康的因素主要有三个方面：一是人体的先天禀赋；二是后天的生活状态；三是疾病的危害折损。调养防病应当从这三方面着手。

先天禀赋（相似于现代医学的 DNA 概念）取决于人之肾气。肾气主事人体的生殖发育，同时又藏贮五脏六腑之精气。"精"是人体生命最主要的物质基础。所以保护好精气，使之"藏而不泄"才能抵御病邪的入侵。同时，只要精气不竭，也就能更好适应四时气候的变化。

怎样才能保精不竭呢？《黄帝内经》提出"保精持满，不时御精"的原则。就是不能"以酒为浆，以妄为常，醉以入房，以欲竭其精,以耗散其真",也不能"不知持满,不时御神,务快其心,逆于生乐,起居无节。"只有淫邪不惑,嗜欲不过,持满不泄,精神内守,才能防病延年。

中医"天人合一"和"天地相应"的整体理论认为,人类的生存是与自然环境密不可分的,自然环境的变化,饮食起居的调配,精神思维的制节,社会活动的干扰等,凡是一切来自外界的自然、社会、生理、心理的因素,都可以对人的生、老、病、死产生重大影响。为什么呢? 中医认为,自然社会的外部环境和人体的内部环境,由于多种原因都能过度耗损人体的阳气(既有物质又有功能),如果耗失过大,内外失衡,人体就难于抗御外界致病因素六淫(风、寒、暑、湿、燥、火)的侵袭和防止内部精神因素七情(喜、怒、忧、思、悲、恐、惊)的刺激而产生病变。内外两因中,《内经》特别强调内因的主导作用,曰:"正气存内,邪不可干"。

精、神也是人体健康的物质基础,保养精神同样是调养的重要指标。那么怎样保持它们呢?《黄帝内经》提出"法于阴阳,和于术数"的原则,就是要求人们必须遵循自然界的生存规律和做好休养保生的法则。比如,经曰:"淳德全道,和于阴阳,调于四时,去世离俗,积精全神。"日常生活中应当"食饮有节,起居有常,不妄作劳",使"心安而不惧,形劳而不倦"。对自然环境的复杂变化,应当"虚邪贼风,避之有时","呼吸精气,独立神守"。思想心理上应当"美其食,任其服,乐其俗","无恚嗔之心","处天地之和",最终达到"嗜欲不能劳其目,淫邪不能惑其心","外不劳形于事,内无思想之患,以恬愉为务,以自得为功,形体不敝,精神不散"的境界,就可祛病延年。

当然,除了通过主动积极地把握阴阳,顺应自然,调节情志,适度劳逸,合理膳食,谨慎起居以外,还可以用气功、导引、太极拳等健身方法和针灸、推拿和药物等作医疗调养,达到人与自然、社会环境的和谐统一,精、气、神与身体的和谐统一,以提高机体正气抗御病邪的能力。

(二) 摄生防病

摄者, 吸收、摄取之意也。摄生, 即保养身体。上面已述, 调养也是保养身体。两者有什么区别? 一谓调, 一谓摄, 其差别在于, 调养是在人体完全未病的情况下防患于未然的措施。它是自我协调内外环境阴阳平衡, 增强抵抗病邪入侵能力的纯预防方法, 多不用药物或服食平性药物。摄生, 是用于人体已开始出现轻微阴阳失衡的前期时段(相似于西医的亚健康状态), 及时用以药物为主的手段进行先期干预。这是一种预防治疗的概念。同时《黄帝内经》还提出了一定的治法定位, 就是用收敛的方法来摄生。《素问·四气调神大论》曰: "收敛神气, 使秋气平。"这里明确了摄生的方法为收敛法, 也是《黄帝内经》提出的第一治法。

中医学对宇宙世界有很多独特的见解, 最著名的要算整体论和运动论了。当把它们融入中医基础理论后, 提升了中医学的哲理性、科学性、前瞻性和实效性。所以, 两千多年来, 它们一直指导着中医对人体生理、病理、预防、诊断和治疗等各个方面和各个环节的理解和驾驭, 使中医满树鲜花满树果, 收获丰硕。

在摄生防治方面, 也是依据这两大理论。自然环境的变化, 时时刻刻影响着人类的生存。一年四季之中, 春温、夏热、秋凉、冬寒在有规律地转变着。人类生活在这个赖以生存的环境里, 也必须适应四时气候的变化, 才能保持身体健康。所以, 在未病先防中, 四时的调养不同, 摄生的方法也有变化, 但始终不失调摄阴阳之本。《黄帝内经》曰: "夫四时阴阳者, 万物之根本也, 所以圣人春夏养阳, 秋冬养阴, 以从其根。"也就是说, 依据四时温热凉寒的变化, 摄生饮食与用药之法应当遵循"春食凉, 夏食寒, 以养于阳; 秋食温, 冬食热, 以养于阴"的治本法则。

人体阴阳, 一内一外。阴气主内, 阳气主外, 而二者又同时内外因应, 相互依存, 保持平衡。它们互相之间的平衡和协调, 是维持身体健康的必备条件。春夏之季, 其气浮散于外, 除了使用凉寒之品长养而外, 切忌防止阳气发散太过。所以, 不论食品、药品均不能使用温阳发散之品,只宜摄纳阳气,收敛保津。秋冬之季,其气敛藏于内,阴气偏过,除了使用温热之品温养而外,切忌防止阴气潜藏太深。所以,不论食品、药品,只宜摄收阳气,不能泄利失津。至于神气,更为重要,"得神者昌,失神者亡",随时都须警惕神气丢失。"清静则肉腠闭拒,虽有大风苛毒,弗之能害。"故摄生应重"呼吸精气,独立守神","收敛神气,使秋气平",此乃"养收之道也"。以下,本来应当讲调摄的应用,但是当前养生之法五花八门,良莠混杂,所以不如先批评一下养生悖论,以正视听,再论调摄。

(三)养生悖论

长寿健康是人类长期的向往和追求。"一方水土养一方人",注定了不同的民族有不同的养生经验;但是,由于种种原因,有很多人喜欢舶来之品,他们不但生搬硬套他人的养生之法,并且还奉之为"真经"。其结果是谬误流传,损人害己。

"生命在于运动",可谓家喻户晓。从中医养生理论而论,其实是一大悖论。前面已经讲过,决定人体生命和健康的因素有很多,哪里仅"在于"运动一项?据报道,倡导"生命在于运动"的那位外国专家,就死在长跑的"实践"途中。不是说运动锻炼不好,运动可以活动肌肉、筋骨、关节,能疏通经络,振奋阳气,畅行气血,促进吸纳,增强体质;但是,不能视之为唯一与绝对。死在自己设定的长跑路上的那位专家先生,就吃了极端的大亏。这不是很可悲吗?

"流水不腐,户枢不蠹"是我们在孩提时代就已耳熟能详的运动观念。这一中华民族的运动观念与西方的运动观念不一样。你看,那流水的运动特点:时急时缓,有曲有直,有奔腾,有迂回,有湍急,有平静,生机勃勃,长流不息,是一种可持续的运动类型。你再看那户枢的转动特点:负重均衡,往复轻匀,来回节制,动转有时,是一种可保恒久不朽的运动类型。中医在"法于阴阳,和于术数"的思想指导下,效仿自然界的可持续运动特点,创造了如气功、导引、华佗五禽戏、太极拳等养生防病运动形式,行之有效地为人类的健康作出了贡献。它与西方提倡的登山、攀岩、冬泳、马拉松等运动项目有一定的区别。前者是以顺应自然,适量强度,普适随行的运动形式为特色,目的在于养身防病;后者则是以挑战极限、超量超强度、特定运动形式为特点,其价值取向,已经不在养身防病范畴了。

"生命在于静养"。首见此论之前,看到一则有关"健美皇后之死"的报道。消息称,一"健美皇后"因患白血病而故去。噩耗不胫而走,令人扼腕痛惜。虽未曾有人指责是"运动害死了她";但是,悲痛之余,很多人确实看到了强烈持久的运动不是人类的福音。不能运动吗?那么就静止嘛。于是浮躁的学说风气又催生出这个"生命在于静养"的说法。同时,还举例说,如龟、蛇、鹤等动物,因为好静而少动,所以长寿延年;但是,人毕竟不是动物啊!让很多人难以苟同。无独有偶,外国人也有倡导静养的观点,又对不对呢?

2005 年,德国学者彼得·阿克斯特博士和女儿出版了一本新书:《享受懒惰:如何放缓节奏延长寿命》。他提出一种人体"生命能量"学说,认为人的生命能量是有限的,消耗它的快慢可以决定寿命的长短。他的理论是:"如果生活压力过大或者从事过多运动,身体会产生一种荷尔蒙,这种荷尔蒙可以导致高血压,破坏心血管系统。"同时,他发现,"当人们处于放松状态下时",人体的一种特殊免疫细胞的"免疫性远比人们处于压力下时更强"。他认为,能加速人体衰老的一种稳定的氧分子自由基,"在放松和休息的时候,新陈代谢相对较慢,这就意味着身体生成的自由基也较少"。"如果经常运动或长时间处于压力下,身体就会生成大量自由基,这就是为什么人的寿命变短的原因。"提出"睡懒觉的人则活得更长,因为他们保存了能量"。所以他提出让人们"享受懒惰"。当然,他也提出并非一点运动都不做,提倡慢走健步。此论同中医养生观念有不谋而合、殊途同归之处,这就是中医"劳则气耗"理论——两千年前提出来的能量养生论。

"逆生理养生法"：即一种与正常生理活动相反的运动方式,例如,"怪走养生法"就是有代表性的一种。该法提倡运动锻炼时,采用"横向行走、八字行走、爬着行走、退着行走、脚尖行走、脚跟行走"等等,并称,能"养生健身,祛病延年"。这是一种破坏性的运动方法,如能健身祛病,达尔文的进化论都要改写了! 建议小心介入!

"定量运动法"：即给一种运动锻炼定时定量的养生方法。例如,"饭后百步走,活到九十九"就是有代表性的一种。这是一种机械运动论。人不是机器呵! 人的年龄大小,体质情况,健康状态的不同,选择运动的形式、强度、时间、地点都应当有一定的区别,哪能都走"百步"? 另外,饭后正是肠胃消化饮食物的时段,人体的"气"消耗在走路方面,必然影响胃肠消化吸收功能。于是,有人早就批评并建议："饭后不能百步走,才能活到九十九。"

总之,近些年,养生之法,林林总总,见仁见智,各出奇招,让养生人目不暇接,无所适从。什么养生法才正确呢? 我们再回到中医养生观念上来。

(四) 调摄应用

从《黄帝内经》开卷两篇即论预防和摄生,就可以体现,中医在两千多年前已把养生预防疾病放到了一等一的位置。后经历代传承完善,已经有了比较系统完善的理论和方法学基础,足以提供我们取善而从,继承发展。今将未病的预防之法简述于后。

重视精神修养：人类的思想活动与疾病的产生有很密切的关系,精神情志遭遇过度刺激或受到长期压抑都可引发疾病。中医认为："清净则肉腠闭拒,虽有大风苛毒,弗之能害。"所以,思想恬静,既可防止内在致病因素(七情)的刺激,又可增强肌腠肤表的抗御外邪能力,减少病变。故其养身做法是：恬淡虚无,志闭少欲,嗜欲不劳于目,淫邪不惑于心。

适应气候变化：人和自然界是一个不可分割的整体,自然界的万类物种都必须适应自然的变化规律才能生存发展。人体的调节机能如果不能适应自然环境和气候变化，就不可避免地要受到病邪侵袭。《享受懒惰》一书提倡睡懒觉，其实并不全对。《黄帝内经》提出：春三月应该"夜卧早起，广步于庭，被发缓形，以使志生"；夏三月应该"夜卧早起，无厌于日，使志无怒"；秋三月应该"早卧早起，与鸡俱兴，使志安宁"；冬三月应该"早卧晚起，必待日光"，"去寒就温"，"使气亟夺"。仔细思量，这才是更科学、合理、适用有效的起居养生之法。所以，不论起居作息和精神思想，都应随时随地适应外界环境，而不是对抗和逆行，才能收到预防疾病的效果。故其养生做法是：顺应节气，调于四时。

节制饮食起居：食饮起居，朝朝暮暮，年复一年，人人如是。"民以食为天"，食物是人类赖以生存的物质基础，食饮摄入自当必然；但是，"病从口入"，如果不注意饮食的品种、性质与时量，毫不节制，只图口福，食饮非但无益，反而戕害身体。一般而言，应当食用平和味纯、自然长成、多种多类、烹饪适中的食物；忌食有毒刺激、化学培育、品种单一、垃圾制作的食品。时间和食量，应当一日三餐，基本守时，细咀匀嚼，适饱为度；不要三餐无绪，废寝忘食，暴饮暴食，饥饱无度。食饮之道，旨在节制，以自我感觉良好为度。起居是人类基本生活规律，年年岁岁，起起居居，劳劳逸逸，作息有绪，自然天成，才能人体康健。故其养生做法是：饮食有节，起居有时。中医学认为"劳则气耗"，人体一切生命活动都要消耗真气（相似于《享受懒惰》中讲的体能）。而人的气是有限的，过劳必然伤气而引起疲劳而发病。汉代名医华佗说："人体欲得劳动，但不当使极耳。动摇则谷气得消，血脉流通，病不能生。譬犹户枢不朽也。"这就说明，适当锻炼活动对健康防病有积极意义；但是动量过大则有损健康，易于诱发疾病。因此，提倡饮食有节，起居有时，保护脾气。

起居养生前面有关顺应四时已讲了，下面着重讲两点：一是动量强度；二是持满防竭。

关于动量强度,前面从中医养生的角度,对"生命在于运动"和"生命在于静养"提出了疑义。同时,又介绍了《享受懒惰》的以静为主的观点;但是它们又都模糊了运动量。前些时,《科技日报》介绍了有关"黄金分割率"在养生中的重要作用。有关动与静的黄金分割为:"大致四分动、六分静才是较准的养生之法。""0.618",黄金分割律,是古希腊著名哲学家、数学家毕达哥拉斯于两千五百多年前发现的,古往今来,这一数字一直被封为科学和美学的金科玉律,并不断被推广到其他领域。科学无国界,用黄金律指导养生也未尝不可;但是,运动量要精准到 0.618 实在不容易做到。如用"大致",则不太精准,又何必去贴黄金律这一洋商标呢?

在中医的基础理论中,很多哲学内容都吸取了道家的思想精华,养生也可如此。《道德经》称:"道生一,一生二,二生三,三生万物。""三"是什么呢? 有这么大能耐? 三是宇空间一个非常奇妙的数字,有了三就有了"道理"。"三"代表了天、地、人三才,有了三才,能不生万物吗?"三"是中国古代思想家、哲学家老子发现的"东方黄金律"。且慢! 三的其他内容在此打住,还是回到动静养生内容上来。

人类的整个生活天地,昼夜之间,计 24 小时。一般而言,工作、休息和睡眠各占 8 小时,每 8 小时包容一个生活层面。从动和静而言:工作时全力以赴,机体相对处于全动状态;睡眠时安然入睡,机体相对处于全静状态;休息时,体劳而息,机体处于动静之间,可以看成半动半静。三八制处理好了,人体动静平衡,正是养生要求达到的境界:"阴平阳秘,精神乃治。"要强调的是,三个层面都要有"度",休息的 8 小时是调节动量、静量的关键环节,掌握适合本人的强度是养生的技巧,也是养生的精髓。

关于持满防竭,其宗旨在于保精勿耗。男女婚嫁天经地义,夫妻性爱合情合理,它是人类赖以繁衍昌盛的基本功能。同时,适度性爱可以有益健康,振奋精神,和谐生活,美满家庭;但是,如果把色乐当成享受,把性爱当"手段",无度施行,毫无节制,醉以入房,竭精耗真,做不到"爱精重施",就不能"髓满骨坚",早衰是必然的事。所以,性爱的适度与否是持满防竭的关键。

情性度怎样把握呢?说起来,还是既不能定时定量,又不能无时无刻。有利健康的性爱应当:入房前身无疾患,心情愉悦;性爱时,动作温柔,配合和顺;做爱后,保洁卫生,平静休息。总体感觉应当以性爱后头脑清醒,精神清爽,心情愉悦,体力不减,并无不适为其度。因此,应泄精有度,持满防竭,保护肾气。

(五)养生运动三大原则

运动锻炼是人类预防疾病的积极方法之一。古代创造的华佗五禽戏、太极拳、八段锦、吐纳、导引和现代的广播体操等,都有舒利关节,调和气血的作用。只要能坚持运动,持之有恒,不但能强身壮体,延年益寿,而且还能预防疾病和有益于一些顽固的慢性疾患的康复。

中医倡导的这些运动方式与现代倡导的有氧运动如中小强度类的慢走、快走、打乒乓球及打羽毛球,高强度的游泳、健身跑、打网球、踢足球等不同。相比之下,都是有氧运动。只不过,中医的运动吸氧多,耗氧少;西方的运动吸氧少,耗氧多。其实有的已经成了耗氧运动。如果运动量加大,运动者出现大汗、喘息、心跳加速时已经成为缺氧运动了。

中医认为,"百病生于气也",保护正气是预防疾病的重要措施之一。《素问·举痛论》曰:"劳则喘息汗出,外内皆越,故气耗矣。"这就是中医"劳则气耗"的理论。这一理论确定了运动强度的标准:一是不能外泄大汗;二是不能出现喘息;三是不能感觉心跳。任何运动形式,越此三条底线,机体已经受到了某种程度的外透内耗,哪里还谈得上养生?哪里还谈得上有氧?所以,保护正气"防耗保氧"是养生运动的一大原则。

人是自然的一部分,人与自然应和谐相处,顺之则昌,逆之则亡。中医不主张破坏自然,对抗自然。人类也是由于顺应自然、适应自然才能在生存中成功进化,"从猿到人"。养生运动也须顺应人体生理,循序渐进,促进气血流畅,有利关节舒展,才能起到养病延年、防病保健作用。切不可专出怪招,哗众取宠,宣扬违逆正常生理的运动方法。否则,只会破坏人体正常生理,伤筋断骨,损害机体。所以,"顺应生理"是养生运动的另一大原则。

现代社会倡导的"有氧运动",一般不但运动量大(与中医养生动量相比),而且还有定时定量指标。例如有氧运动要求:一般运动时间应大于 15 分钟,最好是 30~60 分钟;儿童、青少年每天不少于 60 分钟;老年人每天最好累计行走 8 000 步以上;心率必须达到 150 次/分钟等。这些运动形式和运动量等指标的要求,与中医的要求正好相悖。那么,中医是怎样要求养生动量的呢?

对宇宙自然和人体事物,中医都是用"变"的视角去认识、对待和处理有关问题。在养生防病方面,不提倡"定时定量"。中医认为,运动人员的身体状况不同,运动的季节、气候、地域、时间不同,其运动的时间和强度都应当有所区别。不然,是达不到有氧运动的预期效果的。中医强调人体的个体差异,主张以个人的具体情况为准,要求运动时个人掌握的养生运动量应为:运动时,不喘息、不大汗、不心跳;运动后,不疲乏、不倦怠、不酸痛,以活动自如、舒适轻松、心情愉悦为准则。这就是中医养生运动的"适体动量"原则。

曾经有人问,养生运动三大原则是否违背全民健身运动精神? 其实精神是一致的。它们都是为了加强国民体质,增进国民素养;但是,也有不同之处。养生运动是以中医理论为基础,价值取向较单纯,只是想通过养生运动提升人体"正气",减少机体内耗,有利抗御病邪,达到防病目的。而现代的体育活动和健身运动,是以西医理论为基础,价值取向较广泛。除了它的健身性外,还有竞技性、观赏性、娱乐性、社交性、经营性等性质;除了有"防病"作用外,还有挑战极限、锻炼意志、竞技对抗、振奋精神、训练技巧、表演经营等作用。两相比较,以养生防病为目的,还是遵循中医理论和方法为好。

(六)注重卫生,避免染病

中国古代已经认识到环境卫生与疾病传染的关系,所以很重视个人和公共环境卫生。例如:《礼记》已有"鸡初鸣……洒扫室堂及庭"的记载。《周书·秘奥造宅经》有"沟渠通浚,屋宇洁净,无秽气,不生瘟疫病"的记载。所以,历代对环境卫生都特别重视。个人防病,更要注重室内外大小环境的保洁措施。养生运动,更要注意这一点。因为,养生运动应当吸进清洁空气。如吸进的是浊气、秽气,不但不能养生,反而还会染病。所以,场地的选择应该是空气流通,但不能当风逆流,不避寒暑。选空气中氧含量大的,日照后一小时以上的树荫之下,避免在毒日下或空气中含二氧化碳量大的夜晚林荫之中。同时,还要选场地平整,无障碍、无凹陷和其他有危害危险可能的场地。

(七)妇女养生从日常做起

妇女在生理方面异于男子,如经、带、胎、产等。所以,在养生防病中有特别注意的地方。现分三个方面简述。

月经期养生:妇女在行经期中,抵抗力比较弱,必须谨避风寒,禁止盆坐洗浴,忌食生冷、酸辣、辛燥,保持精神愉快,减轻劳动,勿作剧烈健身运动及避免房事等。所以,《妇人大全良方》说:"若遇经行,最宜谨慎,苟能调摄得宜,则经应以时矣。"若上月已有月经期病症,则宜在月经来潮之前用中药调治方可,不可延误。

妊娠期养生:妇人受孕之后,摄生十分重要,只有使孕妇在胎产期间减少疾病的发生,才能保证今后母子身心健康。中国古时即有"胎教"述训,其含义就是胎儿的治未病预防措施。所以,孕妇更要避免房事,情绪不要过度,精神愉悦适当,饮食薄味均匀。劳作应当轻微,不做运动锻炼,时常沐浴,束带宽松,睡眠充足,勿登高持重,勿乱服药物。如曾经有过流产史者,应不必等待有先兆流产症状出现时才处理,而应先期用药,此也即未病先防也。

产后养生:妇女产后,血去阴伤,在产创没有完全恢复以前,如果不注意摄生保健,就很容易患病。《千金方》说:"勿以产时无他,乃纵心恣意,无所不犯,犯时微若秋毫,感病广于嵩岱。"这说明在一千多年前的隋唐时期生育摄生已被中医排上了重要日程。产后一月至二月期间,产妇应避风防寒,衣着适宜,以防外感;饮食清淡,忌食生冷坚硬,勿食肥腻辛燥,以免食伤脾胃;大劳不宜,小作适可;情爱有度,不能交合;心志平和,七情忌过,凡有令产妇身心不适的做法都应克制,以随其心愿为宜。如有不适,应及时调整环境和用药介入。切不可担心"药毒"对哺乳有害而讳疾忌医。应及时用中药干预,防微杜渐。避免母病哺婴对婴儿的影响。

(八)幼儿养生从胎孕开始

幼儿的成长是关系孩子一生一世的头等大事。孩子的健康体质,譬如树之根本,墙之坚基,一定要根本固,基础稳,才能枝叶茂盛,房屋坚固。有关孩童的养生健体,可从以下方面做起。

养胎优生:妊娠期孕妇的养生,属"胎教"范畴,前面已经简要介绍,本段主要讲养胎。养胎是有针对性的对孕妇素体的某一个具体方面进行用药干预,使婴儿在孕育过程中发育健康,减少疾病,达到优生。这是一种药养和调摄相结合的更积极有效的有的放矢的养胎法,与"胎教"同等重要。

对孕妇来说,难免曾经有过疾患。凡曾患病的机体脏器,多有亏损而偏虚。那么,在妊娠期间,就可以一方面通过饮食起居调养,同时又采用相应的药品补养,调摄其功能,以利人体气血充盈和顺,利在养胎。譬如,母体平素脾胃虚弱者,即可一方面注意饮食调配,顾护脾胃,另一方面又同时服用健脾开胃之药,力保胎儿发育良好,母子健康。又如,母体素有肺气虚弱者,既要小心外感,防止咳喘,同时还要进服补气润肺之品,以保母子气充氧足。还有,母体肾气虚损,有过人流、药流产史者,必须谨慎起居,注意卧床,小心体劳,同时,还须积极进服补肾养胎之药,确保胎儿先天精气充足,顺利优生。另有部分孕妇,体壮无瘕但阳热过重,机能亢进,除避免进食辛燥厚味外,尚须服用清热安胎之药,以免胎热过重,引发"子烦"。总的说来,孕妇凡有阴阳失衡之处,都可胎教胎养同时进行,不必盲目忌讳孕期用药,只要是经过医师正确诊治,可不必担惊害怕。有的孕妇病了也不看医生,挺着熬着,就是畏惧药物的毒副作用对胎儿的影响。其实,带病妊娠对胎儿同样有影响和危害,所以应当积极干预养胎。当然,要强调的是,孕妇、产妇用药,除了要在医生指导下使用外,还应选用中药,小心进服西药!中医的绿色优势就在这些地方。我们门诊四十余年,孕期用药早逾千数,出生婴儿均好于预期,身康体健,母子平安,无一例获祸者。这正是养胎的补损平益法。

怀孕养子是家庭大喜之事。由于亲属期望度高,往往事事小心过度。在缺失卫生保健知识的情况下,又容易接受谬传误导,往往导致家人两个极端:要么不服药,要么乱用药!所以,孕期无度用药也是孕妇之大忌!为了指导正确用药养胎,我强调以下三点:一是尽量不服西药,因为在西药的药谱中,对怀孕母子既有疗效又很少毒副作用的药物太少,依靠西医西药很难达到预期,所以孕期治疗,小心西药;二是首选中医中药,因为中医有两千多年的孕产治疗理论、丰富的临床治法及用药经验,天然药物毒副作用较小,防治皆宜;三是用药切忌过滥、孟浪和随意,一定要在医师指导下应用。即使是服用中药,也不可乱配蛮用,大泻大补。此即养胎适度用药之法也。

足月分娩是妊娠养胎需要把握的时间关。"十月怀胎,一朝分娩"。男女媾精,由受精卵形成的胚胎,依靠母体血液供给所需氧气和营养物质,要经过 40 周的宫内发育时间,经过逐渐完善形成新生个体后,才能瓜熟蒂落平安离开母体而娩出。子宫的环境是胚胎赖以生成发育的最佳所在。如果早产,胎儿过早脱离"温床",必然受到实质性亏损和伤害,发育必将受到影响。所以遇到可能的意外早产,都应当通过护理和用药阻止早产发生。当然,也不是拖月逾期不娩就好,因为"老化"了的胎盘绒毛将会影响母体与胎儿的物质交换,也要影响胎儿发育。

所以,最好的分娩是足月分娩。

胎孕十月,一朝娩出。这是瓜熟蒂落的自然生育历程,可获母子平安之喜。但是,有一些人,对自然生育无正确了解和认识,加上爱怜之心,往往对能正常分娩的产妇,都要其做剖宫产手术,其意图在减少产妇痛苦和保障母子安全。殊不知正常分娩可以避免手术过程中因麻醉、术创、失血、用药等引发的副作用。同时,正常分娩的产程效应,对母婴双方的生理、心理调节都极有好处,尤其对初生婴儿的健康成长有积极意义,是养胎的最后一关,不可人为放弃这一机会。对产育安全的担心是人之常情,只要在产前做好对产妇的心理疏导,了解产育过程,做好助产指导,让产妇能沉着配合医生,同样可以取得痛苦少、副作用小、母子平安的最佳效果。

新生儿出生后,母乳喂养十分重要,切忌有乳不哺。不哺乳的妇女,患乳腺病的几率高出哺乳妇女很多。同时,牛奶较人乳不易吸收。在一般情况下,产妇应当积极哺乳,既利自身,又利婴儿。有乳汁不丰者,可即时服用中药催乳,勿使婴儿缺乳。

"若要小儿安,常带三分饥与寒",这是婴幼儿护理的经验之谈。《千金要方》也说:"小儿始生,肌肤未成,不可暖衣,暖衣则令筋骨缓弱。"这些教诲都是提醒人们,护理婴儿要崇尚自然,不可太热太饱,宁可留有余地。饮食有时,饥饱有节,进服绿色食品,崇尚自然养生。

20 年前,门诊时遇到一小女孩,四川泸县人,3 岁。其阴道见"红"已两年多。母亲口述,其父养蜂为业,自幼给服蜂王浆。一岁时,女儿开始来"月经",终年见红,未有断时。经省属医院诊为:女性真性性早熟。多方求医未果,经我以凉血止血之法治之,半年后痊愈。诸如此类,临床虽有异同,但是源出一因,人们何必拔苗助长?

新生婴儿除了调养摄生之外,怎样治未病呢?我外祖父认为,"新生之儿,由于秉受母胎郁热,郁久必然生风",故属多热多风之体,又由于分娩时经产道挤压及断脐术创等因,均可导致婴儿体内积滞留瘀。故婴儿离开母体时已非"全身"而出,实则为有风有热、有瘀有滞之身。所以提出:"婴儿娩出之后,且得吮食之时,即可投'定根汤'一剂,先行祛风散热,定惊宁神、行瘀导滞",以排除隐患,激发生长。"定根汤",寓意坚固根本,枝叶茂盛,风吹不倒。药用山楂5g,蝉衣3g,熟大黄1g,煎水加饴糖少许频服,1日1剂。服药时,以婴儿每日便次不多于三次为度,以婴儿大便转成黄色为限,不长期久服。中医认为,本方有养肝、疏风、通腑、祛瘀的功效。从现代医学角度看,本方有增酸、解毒,增进消化、活跃循环等功用。祖孙几代,家用临床,恒用不辍,受益匪浅。

为了阐述中医药在妇女、儿童养生及治未病中的特殊作用,笔者的论述多出自临床,多出自感悟,相比有关教材或妇儿专著中的内容,真可谓说一漏万,不可同日而语也。中医研究妇女、儿童的临床诊治,治未病以及调养摄生,时空长达两千余年,文著多达百千之众,方药、验案无可数计,实用有效世之罕见。这就足以证明中医的绿色医疗优势和临床实效的优势以及其积极的疾病防治理念优势。

二、已病早治

已病早治包括"亚健康"和"轻病未治"两个阶段的防治介入。这两个阶段都是机体已经受到病邪危害,但人体尚未出现明显的疾病症状,或已经有了轻微病症表现,但尚未影响个人的生活起居和日常工作,往往被人们忽视的阶段。中医主张及时介入,以减少治愈难度,遏制疾病的发展。这一阶段的临床干预,意在以治寓防。无论是用非药物的外治法或以药物为主的内治法,其治未病的主体是"治",调养、摄生在本阶段则只是补充。

(一)"亚健康"防治

亚健康是现代医学近年来出现的一个新词汇,其意是指人体处于健康与疾病的中间状态。中医历来无此称谓,依据中医理论来界定,亚健康应当属于机体已经出现阴阳、脏腑、营卫、气血的失衡阶段;但是,自身又并未体感不适或有症状显现而未发展到"已病"状态。

中医对亚健康的界定与现代医学不一样。中医不需要针对病原的循证医学类证据,只需从整体出发,"近取诸身,远取诸物",观象察法,捕捉机体出现的异常感觉和特征,依据中医理论,对其进行分析、概括、判断为某种性质的症候,并针对证候有的放矢地进行相应的防治。

捕捉亚健康的特异体征,一般还是习用望、闻、问、切四诊作为主要手段;但是,有一部分人群,对自己的亚健康状态往往是一无所知,遇到这种情况,就只有依靠医生对体察对象进一步进行比对、推理、验证才能更细、更深、更准确地提取可靠证据供分析判断。试想,对全身各部位,生理机能表现及一切生活细节进行观察取证,这不是细吗?不但从外界与体表的常异,而且从内心情绪的变化进行探索取证,这不是深吗?一切提取的证据,必须与本人反复对照,与他人多次比较,再用理论推导,更用实践检验,这不是很准确吗?

当然,亚健康目前尚无统一规范的辨证分型标准,但总的基本概念是有的。那就是一些常见的虚证和虚实夹杂之证属此范围。这类证情,虽然对人体损害轻浅;但是,毕竟涉及面广,潜在危害大,防治干预还是应该当机立断,及时介入。防治干预应当以调养、摄生和药用结合应用,药物治疗和非药物治疗结合应用。当补则补、当泻则泻、当清则清、当温则温。总之以使气血阴阳归于平衡,促进脏腑功能趋于正常,务使身体机能事半功倍地达到新的能抗御病邪的健康水准。

(二)初病早治

疾病,阴阳失调是实质,正邪斗争是过程,病证传变是规律,回归平衡是目的,正气衰竭是恶果。所以,任何病变都有一个由轻转重的过程。人体感邪之初,医疗应该立即介入,及时阻断疾病渐进传变,切不可迁延等待,贻误战机,造成恶果。

在现实生活中,能真正做到有病时不误时机,感病初期就及时看医问药的人不是多数。而因种种缘故拖拉延误造成失治的是多数,临床上很多急重病例大多有过延误病史,待到病情加重仓皇失措,呼天抢地时,方才醒悟是贻误治疗,悔不该当初,可惜为时已晚矣。

中医学主张对"初病"的短、平、快早期治疗,社会意义是积极的,价值取向是实效的,临床实践是可行的。中医尊重并采信患者自身的异常感觉,足以让诊断快捷取证。临床针对疾病所表现的症状、证候、病变进行综合考虑,足以揭示病机实质。这些体察辨析方法,保障了临床辨证论治的客观性、准确性和实效性。使中医对初感疾病的治疗能真正先期、主动、积极地发挥作用。

例如,恶寒、身痛,中医认为此乃感受寒湿所致,立即投用温经散寒,除湿止痛之方药可轻巧取效;但是,有的人不以为然,待到全身疫痛,伸屈障碍时,又心急火燎,送医院,大检查,往往由影像确诊为某处骨质增生类病变。于是,用牵引、理疗、内服外治也许还收效甚微。一月两月折腾下来,岂不是劳神伤财,你说冤也不冤?

又如,小儿流涕一症,由于儿童不能正确表达自身不适,加之又不发热,不影响吃饭和正常活动,一般都不被家长和医生重视。开始时,时流时止,随气候变化而反复发病。迁延一段时间后,鼻涕便长流不止,开始出现持续性鼻塞,影响呼吸。头部长时间昏、闷、胀、痛,眼、耳、喉、咽可受到一定影响,记忆、思维、智力、注意力等都可受累减退。再重时,鼻黏膜糜烂,流鼻血,还可长鼻息肉或出现更多更重的鼻部疾病。这时,现代医学可以诊断为各类鼻病,中医也可以相应的诊断为:流涕、鼻塞、鼻渊、鼻衄、鼻痔等。此时的鼻患已迁延为顽症,治疗已有相当难度了。其实,早在间断性流涕期间,正是鼻病的发病初期。中医认为,风邪犯病,由鼻孔而入。小儿鼻部外感邪气,肺气不能宣通,阻遏肺的制节而导致流涕。此时如能早期治疗,稍许辨治,发散风寒或发散风热,即可收功,哪里有铸成顽症之理?

再如,当今女性,由于生活节奏加快,各种心理压力增大,避孕方法失当,各类流产过多,妇科炎症频发,以及产育不足、性爱不够、起居失常等原因,均可导致人体阴阳失衡,气血不足,经期不调而使很多40岁左右的女性便开始月经滞后,经量减少,经期过短,甚至痛经闭经。现代医学认为,是因内分泌失调所导致的卵泡萎缩,卵巢早衰及多种子宫内膜病变,临床多采用雌激素类药物治疗,其效果并不能太如预期,更何况激素药的副作用总令患者顾忌。总的来说,病情发展到如此阶段,用药其实已嫌过晚。而有的病变,治疗已经不能逆转了,终成不治之症。当然此时选择中医治疗,虽有治愈希望,但毕竟已成顽证,治疗时间多半偏长,这会从生理、心理、经济多方面给病人以不小压力和负担。试想,如果当初一出现病变苗头就早期介入,分别以温经散寒,疏肝理气,活血化瘀,益气补血等方法辨证施治,痊愈当不费大力。

亚健康的防治和初病的早治,是人体从健康到发病初期这一时段的临床治疗干预。从治未病的全过程来看,属于第二阶段。由于这一阶段发病轻浅,体征不太明显,自我痛苦不大,容易被各方忽视。其实,这一时期是已病防变的第一仗,人体的每一次发病,都要经历这个阶段,如果患者都能重视本阶段的治疗,定会获益良多;医生如能重视本阶段的治疗,临床空间将无限拓宽。

三、既病防变

人体生病后,由于邪正双方力量的斗争变化,必然导致病情发生传变。如果不了解病邪的演变状况和掌握传变规律,临床就无法主动干预,抢在传变之前,先期截断病传病变,再寻机因势利导,引邪逆转,力图转危为安。这一法则即所谓既病防变。同时,它还代表"治未病"的第三阶段,一个十分重要的,以治疗而防病渐的阶段。

（一）六经传变的防治

"六经"，指三阳经（太阳、阳明、少阳）和三阴经（太阴、少阴、厥阴），是张仲景《伤寒论》中依据人体正气与病邪抗争所引发的人体生理、病理变化以及病势进退缓急状况进行综合分析后，揭示其规律，归纳成六个证候类型的称谓；是仲景运用《黄帝内经》热病理论和经络学理论作为说理依据，又遵循经络连络沟通人体内外的功能作基础，寻找病势盛衰，病情进退规律，用以指导临床治疗和防止病邪传变。

"传"，有传"经"与传变两种情况。传"经"是指六经病会循着一定的规律，在同属性病证中，由这一经传到另一经的病情演变。如，太阳传阳明，或传少阳。"变"即变化，是指六经病超出常规，在不同属性的病证间，由这一阳经传另一阴经，或这一阴经传另一阳经的病情演变。如阳明传太阴，或太阴传阳明。"传变"是指疾病过程中正常的与不正常的演变情况。如太阳经病由表入里，传入少阳或传入阳明，阴经则首太阴而终传厥阴，这是正常的传经。如，太阳不传少阳、阳明而径传三阴的，或始病就见阴证的"直中"，都是不正常的传变。《伤寒论》还揭示出产生传变是要受客观因素影响的，如病邪的轻重，人体素质的强弱，治疗的恰当与否，都是导致疾病变化的因素。若病人体质衰弱，或医治失当，虽为阳证也会传及三阴；若病人体质强壮，医治得当，虽阴证也可转归三阳。医者掌握了这些传变规律，就可针对实际情况，不但能正确治疗已病，同时还可以抢占可能的未受邪之地，遏止传变，防止病情加重。以下举例说明。

《伤寒论》葛根汤条曰："太阳病，项背强几几，无汗恶风，葛根汤主之。"本条除太阳病方症外，多了"项背强几几"一症。由于手太阳小肠经脉，起于小指外侧尖端后，沿手外侧上行，出肩后骨缝，绕行肩胛，相交于肩上，再入缺盆，络心，沿食管下隔膜至胃，再下行入小肠本腑。项背之处，正是邪入肩胛后相交之处；强几几，正是经脉失却濡养，邪有内传阳明之象。而经脉失养，正可知脾已失调，散精失职，邪盛正虚，热血内迫，正是引狼入室之象。仲景此方,取葛根性味辛、甘、平,入脾胃经,有解表散邪、生津益胃、升阳止泻之功效。重用此药为君,意在安抚尚未受邪之阳明,正好防止太阳之邪内传阳明或下迫小肠而出现呕、利里证。

解表发汗是太阳病的基本治法;但是,如遇到素体津液荣血俱虚者,卫阳不固的汗家,中阳不足的病家,若再误用发汗,必致津液涸竭,或汗出亡阳,或阳气被夺,都可能引发变证。所以,在遇到这些患者需用发汗时,都必须斟酌病情,周密考虑,或先治其虚,或发汗和补虚同时兼顾。这就是仲景从治未病的角度重点考虑的问题。例如:"发汗后,身疼痛,脉沉迟者,桂枝加芍药生姜各一两人参三两新加汤主之。"本条文中,因为有脉象由浮缓转为沉迟,故知其病邪欲传太阴,所以加白芍与人参和营卫补气阴。桂枝汤本为太阳病解肌之方,但在倍用芍药之后,便名曰桂枝加芍药汤,并且在条文中特别提示"属太阳也"。那么桂枝加芍药汤已是太阳病方。从新加汤的方义和作用看,此方虽然收载在"太阳病脉证并治"中,但其作用已经不在解肌,而在于补气阴,先安太阴欲受邪之地了。由此可见,新加汤是仲景又一首防太阳变传太阴的治未病方剂。

章虚谷评论仲景少阴本经用附子时说:"仲景之治少阴伤寒邪在本经,必用附子温脏,是先安未受邪之地,恐其陷入也。"此为又一治未病之法。如麻黄细辛附子汤与麻黄附子甘草汤之用附子,即为章氏所指之用法也。

六经病,除经证间传变外,还与人体脏腑联系十分密切。如膀胱为太阳之腑,外邪不解时可内传入腑,膀胱气化受阻,必然发生水停不化、小便不利、少腹满急、口渴欲饮等症状。胃为阳明之腑,胃中燥热,津液受耗,腑气不利,才有大便秘结、腹痛拒按等肠胃燥实证候。胆为少阳之腑,胆热上蒸则为口苦。胆邪犯胃,则为不欲饮食,喜呕等症状。又如,脾阳不振,可出现太阴腹满吐利;心肾阳衰,可出现少阴脉微细,但欲寐,无热恶寒;肝气冲逆可出现厥阴气上撞心的症状。了解这些传变规律后,把握病邪内外,经腑机能传变,治疗上抢占先机,寓治于防,既病防传是大有可为的。

《伤寒论》从学术层面讲,它是系统研究外感热病的发病机理,病邪传变,临床脉证及辨证施治的临床方法学。从临床层面,它对病邪传变规律的揭示,为疾病的防治,尤其是治未病的实施,提供了理论依据和施治方向。

(二)《金匮要略》病证的未病治疗

《伤寒论》和《金匮要略》都是张仲景的著作。前者是针对外感热病,以通论式的写作方法,突出病邪的传变规律,体现中医整体观念;后者是研究内科杂病,以各论式的写作方式,揭示同病异治,病证分型,体现辨证施治法则。虽然两本著作各具特色;但是,强调病传、病变和治未病的理论思路和临床实践是一致的。

《金匮要略》在《黄帝内经》"五脏相通,移皆有次;五脏有病,各传其所胜"的基础上,在第一篇"脏腑经络先后病脉证"上即提出"见肝之病,知肝传脾,当先实脾"的治未病法则。主张医生临证时,应根据其传变规律,预先采取措施,防止疾病传变。一方面要早病早治,以治防渐;另一方面又要已病防传,阻断蔓延。所以,批评说:"中工不晓相传,见肝之病,不解实脾,惟治肝也。"

《金匮要略》以肝为例,论证了五脏相传的规律及治未病的方向和治疗原则:"虚虚实实,补不足,损有余。"为什么此脏受病要同时考虑治疗它脏呢?依据五行相克理论,肝(木)克脾,脾(土)克肾,肾(水)克心,心(火)克肺,肺(金)克肝。由于脾能伤肾,肾伤则水不能制火,心无所制,火旺肺必受伤,肺伤则金不能伐木,故肝无克伐,理当自旺,病必自愈矣。对此《金匮要略》如是说:"脾能伤肾,肾气微弱,则水不行,水不行,则心火气盛,则伤肺;肺被伤,则金气不行,金不行,则肝气盛,则肝自愈。此治肝补脾之要妙也。"并说:"虚虚实实,补不足,损有余,是其义也。余脏准此。"此处仲景提出了五脏虚损时,治此脏,必补被克之脏的法则：肝虚，治肝补脾；脾虚，治脾补肾；肾虚，治肾补心；心虚，治心补肺；肺虚，治肺补肝。依据仲景提出的这一治疗规律，临床上在处理病证时，就可明确无误地照顾到全身情况，可以有效防止病势蔓延，提高康复效率。《金匮要略》中治未病实例很多，举一例以说明之。

妇女妊娠，本不为病。现代医学的药物谱中，有很多药物对人体有不良影响，故多主张妊娠期间尽可能不用或少用药物。如遇到孕妇生病，选药治疗也很局限，终致病情加重，母婴都会受到影响。中医则不然，自古对于妊娠保养胎孕，向来十分重视，且理法方药多有精研。尽管无病，只要根据孕妇素体，分清寒热以及怀孕情况，皆可服药安胎，可以保护胎产顺利，母子安康，这即是在治未病理论指导下的临床实践。如《金匮要略·妇人妊娠病脉证并治》所设当归散方，为妇人妊娠常服之方。此散由当归、黄芩、芍药、川芎、白术五味药组成，有和血清热之功效。"妊娠常服即易产，胎无苦疾，产后百病悉主之。"又有白术散方，此散由白术、川芎、蜀椒、牡蛎四味药组成，有温中去寒的作用，为妊娠养胎之方。从以上两方分析，其目的不在却病而是意在安胎养胎。要达此目的，是从两个方面入手：一是平调寒热，和谐胞宫；二是养血补气，生养气血。由于血归于肝，为肝所藏，养血即养肝，故用当归，而治肝当补脾，因施白术。这不正体现了仲景在脏腑间治未病之法则吗？

总之，仲景对于治未病是全方位的应用。它提倡养生防病，强调"若人能养慎"，"若五脏元真通畅"，则正气旺盛，可防止疾病发生。倡导有病早治，以治防变。提出："适中经络，未流传脏腑，即医治之。"当然，仲景的治未病实践，重点还是既病防传防变方面。《伤寒论》和《金匮要略》就是此中典范。

（三）温病的未病治疗

自《黄帝内经》提出治未病概念以后，历代医家对治未病的内容和实践都有不同的发挥。张仲景之后，如隋代杨上善在《黄帝内经太素》中将治未病列于卷首，称为"摄生"，提倡顺养。

金代张从正主张摄生"惟以血气流通为贵",提出促使经络流通,气血流畅,津液布散,保持人体生理功能活动有序。元代朱震亨在《丹溪心法》中专列"不治已病治未病"一节,提出摄生以治未病。明代张介宾在《类经》中,以"上古天真论"等篇的内容为依据,提出葆真摄生的观点。从以上史实可以看出,这些医家一方面对治未病十分重视,而另一方面又把治未病和摄生等同起来,局限了治未病概念。难怪当今也有学者认为,摄生是治未病的主体。其实,治未病的主体是立足于"治",而不是单纯的"防"。张仲景与叶天士的医疗实践就充分证明了这一点。上节讲了《伤寒杂病论》《金匮要略》治未病,本节介绍温病学派治未病。

热性疾病有一个特点,就是病邪容易传变。医生掌握了它的传变规律,就可以提前干预,用治疗手段阻断它的发展与恶变。温病的传变较伤寒更为快速,所以,治未病实践在临床上的意义就更加重大。

叶天士在《外感温热篇》中提出:"务在先安未受邪之地。"这既是控制病变发展的一种积极治疗措施,又是治未病的治疗原则和纲领。

温病初起,邪犯肺卫,如果治疗得当或及时,病邪即可外解而愈。如果邪不外解,则必内传入里。所以战机在此一举,其法则就是"先安未受邪之地"。叶氏指出:"若其邪始终在气分流连者,可冀其战汗透邪,法宜益胃,令邪与汗并,热达腠开,邪从汗出。"此乃邪初在表,用益胃托邪法,防止病邪由气入营。又如,"若斑出热不解者,胃津亡也,主以甘寒,重则如玉女煎,轻者如梨皮、蔗浆之类。或其人肾水素亏,虽未及下焦,先自彷徨矣,必验之于舌,如甘寒之中加入咸寒,务在先安未受邪之地,恐其陷入易易耳。"本段文字说得最清楚,斑出热不解乃热邪消烁胃津,水不济火之故,故必须清胃生津。如果其人肾水素亏,热邪最易乘虚深入下焦为患。因此,尽管病邪未及下焦,亦须先投咸寒滋润肾阴之品,务使肾阴充足则邪热无下传之机而恶化病势。所以,章虚谷评曰:"若肾水亏者,热尤难退,故必加咸寒如玄参、知母、阿胶、龟板之类,所谓壮水之主,以制阳光也。"

叶天士所用"益胃托邪法""清胃生津法"和"滋补肾阴法",均为治未病之法。如章虚谷说:"热邪用咸寒滋水,寒邪用咸热助火,药不同而理法一也。"

温病下法的运用,是临床泄热奏效迅速的治疗方法。柳宝诒说:"温病早投攻下,不为大害。"所以,大凡阳明热盛而无素体正虚者,皆可适当早用下法。这即是所谓"温病下不压早"的意思。也是温病临床"先安未受邪之地"的治未病法则。

四、瘥后调治

人生在世,安能无疾? 病痛之后,安有全身之理? 故人少有度百岁而不衰者。人之早衰,有诸多原因,然而最重要的原因却是疾病为患。人体每病一次,其机体均会受到伤损。所谓病愈也只是相对生病而言。病后之人,其精、气、神根本不可能完全康复。年复一年,病复一病,人的寿命大多被疾病消耗殆尽,怎不半百而衰? 所以,每病之后,不要见好就收,忘其所以,而是应坚持善后治疗,矫枉过正,坚持摄生调养,持续恢复,就可能把损害的健康补起来,减少寿命的消耗。

瘥后调治阶段,既可以看成是每次病愈后防止疾病反复的收尾善后措施,又可以看成为再次患病的提前预防手段。无论任何性质的疾病,都应重视这一时段的防治和调养。所以,瘥后调治有很宽广的时空平台供临床发挥。

(一)慢性病的瘥后调治

老年病、慢性病的预后调理和治疗,当属李东垣的论述较为全面和诚恳。他在著《脾胃论》时,也是一位"耳目半失于视听,百脉沸腾而心烦""神气衰于前日,饮食减于曩时"的 65 岁风残老人,他根据自己的健康教训和临床实践,特意撰写"脾胃将理法"一节,重点阐述无病预防和有病调护的实践经验。他依据《黄帝内经》"无违时,无伐化"和《难经》"损其脾者,调其饮食,适其寒温"的理论,提出"若服大发汗的升散药,或大泻的沉降药,应先一天调理脾胃"。"如次日空腹服药后,特别是服泻下药两三天内要注意调理脾胃,不然脾胃有损害时而病也不能及时治愈。"在此文中,专设"摄养"护理调养法,倡导"调节饮食,适其寒温"作为未病先防的措施。设"远欲"养生法,倡导"安于淡泊以养肝气,少思以养心气,寡欲以养肾气,省言语以养肺气,劳逸适度、饮食有节以养脾气。"个人得失不介于怀,血气自然调和,则"正气存内,邪不可干。"为了强调固气,提倡省言以保"元"气。特在《脾胃论》书末作"省言箴"以为告警作结束语,真乃诚哉善哉。

(二)急性病的预后治疗

急性病的预后调治范围与慢性病相比,范围很广,除注意精神、饮食、起居等多方面外,药物调治更是一个重要环节。温病发病急,传变快,如余邪未尽极易反复。所以,温病的预后调治更要突出防复治疗,一定要与临床治疗一起延续,把清除余邪放在第一位。同时,注意补益虚损、调整机能的相互协同作用和调治的针对性。温病学家们在调治方面就有很多经验。如调补气血用集灵膏,气液两虚用薛氏参麦汤、三才汤,清热益气、养液用竹叶石膏汤,益胃生津用益胃汤,增液润肠用增液汤,芳香醒胃、清涤余邪用薛氏五叶芦根汤,脾胃虚弱、运化失职用参苓白术散等,都是临床适用收效甚好之方法。

历代医家都很重视病后清余邪,防反复的瘥后治疗。如近代医家张锡纯创"从龙汤",用以防止服《伤寒论》小青龙汤后病情出现反复。他说:"服小青龙汤一两剂即愈者,继服从龙汤一剂,必不再发。未瘥愈者,服从龙汤一剂或两剂,必然瘥愈。名曰从龙汤者,为其最宜用于小青龙汤后也。"笔者常验用于临床,果效。

瘥后调治是治未病全过程中的第四阶段。如果是复发性疾病,那么也可以看成是这一疾病的未病先防的早期阶段。所以,对于同一种疾病而言,病愈后的善后调治和未病先防是防治时段的先后期而已,这也是与不同疾病的治未病时段的区别。在临床上,很多疾病之所以反复发病,由轻至重,迁延日久,直到病入膏肓不可救药,原因就是忽视了病愈后的巩固治疗和防止反复的调治,在不经意间,病邪即死灰复燃,愈烧愈炽,直到毁灭生命。例如,现代医学所称的急性支气管炎,由于治疗的不彻底(西医学也不可能彻底),才会由急性到慢性,由慢支炎到肺气肿,再到肺心病。如果处理好第一次病后的调治,或每一次发病的防治,就不可能沿这条疾病深渊走到终点。可以这样说,如果我们重视了这一阶段的善后调养治疗,截断了每一次疾病的再复发可能,对于健康,对于生命,瘥后调治的临床价值不是十分深远吗?

五、治未病的特色和意义

前面,对治未病的基本概念、理论基础、防治分段和临床治法等都作了简要介绍。不难看出,从思想理论到临床实践,它对人们健康的维护,疾病的遏制,以及增寿延年,减少病痛都有巨大的临床价值。而面对这样一门原创的、能体现中医学理论特色和临床辨证施治法则的系统预防医学,它的学术意义何在呢?对此,我再作如下探讨。

(一)超前的预防医学思想

《黄帝内经》认为,造成疫病有三大主要因素:一是异常的气候;二是人体正气的虚弱;三是精神的失守。异常气候变化对人体的侵袭,中医认为是引发疾病的外因。外因为害,没有内因是不起作用的。所以,可以用回避、隔离的办法防止传染。即所谓"虚邪贼风,避之有时","避其毒气,天牝从来?"但是,这只是一种被动的、局限的、不彻底的防范。所以,中医不把它作为防病的主要措施,而只能作为权宜之策。人体的虚弱正气和失守的精神是发病的内部条件。外因只有通过内因才能起作用。否则,尽管"五疫之至,皆相染易",只要能"正气存内,邪不可干",或者"精神内守,病安从来?"有介于此,虽然三虚相合能酿成疾病,致人暴亡,但是,起决定作用的还是人体的正气虚衰和精神失守两大因素。同时,这两大因素也是产生一切疾病的主要原因。确定了发病的主因之后,中医即把预防疾病的重点放到提高人体自身正气方面,把人体作为预防的主体,而外来因素,如西医的细菌、病毒等因素,则被视为客体,所以,它不是中医防治学说研究的主要课题,这也是中医为什么未深入研究微生物致病的一个主要原因。正因为如此,也体现出了中医宏观预防与西医微观预防的区别。这正是中医的预防医学特色。

中医的这种全方位的结合自然环境、人文社会、人体生理和心理思维相互联系的疾病预防观,既全面,又系统,并且揭示深刻,反应本质,实用性强,临床价值高。同时,它那种全面兼顾,重点突出,以人为主,把内外因发病关系拿捏处理得当,而准确的分寸把握,体现了构建在哲理思维基础上的预防医学的科学性和普适性。由于其效果显著,临床价值高,把治未病预防思想提升到了一个不容置疑的高度。

(二)高起点的医学防治理论

前面讲了,治未病的预防理念,同其他医学的预防理念有很大不同。因为,它不是单一的病前防感染的隔离性防御,或针对某种微生物传染的、一疾一病的病前免疫预防,而是以整体防治为主、单一防治为辅的普适性防治。所谓整体防治,即是在人体的未病阶段,既病之中,病愈之后,几乎是人体的整个生命过程,都作出全程考量,系统兼顾,分段实施干预性预防。所谓普适防治,即不止针对一疾一病,而是几乎面对所有病邪入侵的预防。根据这两类防御的思维方法,面对的主体和干预措施,不难区分出它们的预防特色和实效价值,我把前一种称为微观预防,后一种称为宏观预防。用两种预防思想相比较,无疑中医的宏观预防思想是高起点的。这种预防思维,不但可以为人类提供宽泛、适度、安全的健康保护平台,同时还为现代医学预防学说的发展拓开更为广阔的思维空间。

（三）临床干预的至高境界

现代医学的预防，不管是行为隔离，还是消毒免疫，都属于专一的预防性措施。中医的治未病预防理念，不属单一的预防，而是系统立体防治。它以治为主，同时结合摄生、调理以及多种非药物方法和手段，对预防主体进行分段酌情介入干预。积极防范，主动干预，强占先机，截断病源，以治寓防是这种多方法、多手段的基本治疗格局。由这一格局搭建起来的防治平台，极大地开拓了中医药的"用武"空间，引领了人类健康发展方向。从学术角度讲，把预防理念和临床措施有机地结合起来，就是以把治未病的临床干预推举到了一个巅峰之上。所以，《黄帝内经》称："上工治未病。"仲景说："中工不晓相传，见肝之病，不解实脾，惟治肝也。"可见，只有最高明的医生才能治未病。所以，它也成为中医学人追求的至高境界。

（四）不可企及的学术高峰

"治未病"学说在预防医学领域的地位，即便是在今天，已站到了一个至高点上。这个高点是其他医学可以企望，但，是不可企及的。原因很简单，治未病的理论和实践，必须要有两大基础作支撑：第一是中医的整体观念，系统理论、运动变化、病理传变和辨证施治等一系列学说作理论基础；第二是经过严格减毒增效规范后的数量众多的广谱的自然药作物质基础。离开了这两大基础，甭说做到，连想都是白想！你想想看，比如现代医学，近些年，尽管也在作医学模式的修正；但是，要把各分科对疾病着手点都引导到这一模式的轨道上来，怕是还有很长一段路走吧？对于那些化学药、生物药或者基因药，能任其"无病"服用吗？敢让人长期服用吗？能与自然药物、绿色药物相提并论吗？所以，治未病的预防医学高点是世界任何预防医学都不能企及的。从这个角度看，它不但具有独特的特色和品格，而且能够引领人类健康发展方向，以及为中医现代化提供了一个有效切入点。这即是它的现实意义。

鉴于此理，近几年国家不但坚定不移地大力扶持和发展中医药事业,而且在各级政府和有关机构前所未有地重视、大力倡导下,积极推动"治未病健康工程"。2008 年 1 月 25 日,吴仪在"首届'治未病'高峰论坛暨'治未病'健康工程启动仪式"上说:"治未病是中医保健的特色和优势,中医学蕴藏着丰富的预防思想,总结了大量的养生保健和预防疾病的方法及手段,具有鲜明的特色和显著的优势,在今天看来也极具先进性,具有唯物辩证法的思想品格。"还说:"治未病引领人类健康发展方向。"

第八章　中医的疗效优势

中医学历经了几千年的历史长河,受到巫术、神权、暴政以及西方医学的冲击和挑战而不毁不灭,受到各种疾病的严酷考验而能发展传承。是什么内涵和力量使中医能经受时空的淘汰和实践的检验呢? 当然凭借的是与生俱来的学说魅力和临床优势。说到优势,中医从基础理论到临床实践都具有很多优势,如:宏观的富含哲理的人体医学理论优势;超前的内外环境结合致病的病因学优势;积极的防治相参的预防学说优势以及减毒增效的绿色自然药物优势等。由于有这些基础优势的共同作为,才能凸现出这么有生命力、竞争力的临床疗效优势。

当前,在现代医学作为主流医学的大背景下,西医在外科手术,器质性疾病的诊断,危急重症的抢救,维护生命活动等需要现代科学技术支撑的领域已经占有绝对优势的情况下,中医还有优势吗? 临床还有作为吗? 有! 回答是肯定的。

现今,当世界进入 21 世纪以来,工业化、现代化进程进一步加快,人们的生存环境正发生着急剧的改变,发病因素由单一到多元,再到复杂多变。现代医学从理论到临床,再到药物研制与应用,其发展已显现出相对滞后,已难有效应对复杂多变的人体病变。由于现代人的全球化交流在不断加强,世界文明的多元化共存以及中学西渐的发展趋势,人们惊异发现,近代科学淘汰了中国乃至世界各国古代所有的学科门类,唯独无法淘汰的是中医学。于是,中医开始受到世界的关注,中医学的各种优势通过临床疗效凸现出来,中医终于迎来了前所未有的发展机遇。

当今世界尽管近代医学在很多领域已经占有一定或绝对优势;但是随着人们价值观和意愿的改变以及对中西两医认识的加深,中医药在治疗慢性炎症,慢性疼痛,功能性失调,病毒性疾病,泌尿系统疾病,血液系统疾病,妇科疾病和高热疾病等方面,其疗效均显现出了优势。

本章从临床的角度,求实地把中医药的疗效优势展现给读者,希望学医者能深入了解中医学的精华,今后在临床中能不失时机地发挥中医的特长和优势。对病人而言,今后在问医选药时能心中有数,不致盲从。

所谓疗效优势,即用同一病种作对比,视中西两医在临床治疗中的效果而言。为了说明问题,本章疾病的名称和分类,基本用现代医学的称谓,治疗时,中医则用本学科的理论和辨证法则进行临床干预。以检测指标作对比,以临床症状的消失和病家的满意程度为依据,综合衡量疗效,判断优劣。以下特引申举隅,荐良辞莠,实话实说,以抛砖引玉。

第一节 慢性炎症的疗效优势

一、现代医学治疗慢性炎症的临床简析

炎症,是现代医学对人体某一部位产生以红、肿、热、痛以及其他一些相应的感染性体征,或镜检白细胞计数异常的感染性、发炎性病变的称谓。炎症有急性炎症与慢性炎症的区别:发病急骤,阳性体征突出,机体涉及面广,为急性炎症;发病缓慢,或由急性迁延而成,或无急性过程,病情较慢,阳性体征不明显,镜检白细胞计数无太大异常,体征延及机体相对局部者称为慢性炎症。

炎症的致病因素,现代医学一般责之为细菌、病毒类病原微生物以及其他毒素、毒气、毒药、药物、物理、化学、放射线刺激或严重应激状态等。炎症几乎可发生于人体各部肌肉、组织及器官。严重时感染可由局部影响或延及全身,造成极其严重的恶果乃至危及生命。

西医十分重视炎症感染治疗,尤其是应用抗生素对急性炎症的抗菌消炎,效果好,收效也快。同时再配合支持疗法和对症治疗,在应对细菌致病类急性炎症的治疗上,临床上占有绝对优势,多为治疗首选;但是,如果应对病毒致病类炎变,其效果则稍逊中医一些。为什么呢? 因为抗生素药物的副作用较大,一般

情况下都不宜长时间大剂量应用,否则会出现菌群紊乱和耐药性,引发严重感染而无药可用,因此,用以应对迁延过久的慢性炎症,抗生素类药都难收全功。同时,致病微生物还要产生变异,如果用"不变"之药去应对"多变"的病源病因,疗效自然力不能逮。再则,西药易于产生耐药性,应对慢性炎症,耐药性的"软肋"即显露无遗,治疗作用会极大下降。凡此种种,中医药治疗慢性炎症其疗效优势就显露出来了。

二、中医治疗慢性炎症的辨证机理

中医认为,造成炎症的因素大致可分为两类:一是内因,为素体气虚或气机受阻,机体卫外功能减弱,难以御外;一是外因,为邪毒壅盛,或外创外损,干犯机体,正邪交争。治疗法则是,在辨证前提下,一面清肃外邪,同时调摄机体,双管齐下,内外同治,可收全功。另外,中药毒副作用小,可以长期服用,适宜慢性病的长程用药。再则,中药配方灵动有序,既可以应对病因变化,又可以减少抗药性的产生。三是中药有调节和激发人体自身抗炎、杀菌、灭毒和自然修复,主动愈合的功能。由于以上三大功用,决定了中医治疗慢性炎症的强势作用。所以,临床上应当积极采用中医或中医为主、西医为辅相配合的方法治疗慢性炎症,突出中医的疗效优势。

前面"中医配方的奥秘"一节中,曾记述有"刘宾大型褥疮案"一例。当时,患者在延我诊治之前,曾经连续投用抗生素两月余,对控制感染起到一定作用,但是,对褥疮的治疗可以说是一点作用也没有。随着褥疮的化脓趋势加快,疮疡愈烂愈大,病情已有向恶趋势。后经中药介入治疗仅仅一周,病情即有转机,疮溃部便有痒感和推脓长肉"喜象"。坚持连续治疗六个月,整体病情大有改善,褥疮全部愈合,病痊愈。

从本案例的对比治疗可以说明:一方面,抗生素的抗菌作用有一定的选择性,在应对复杂的慢性感染中,它的针对性和敏感性明显减弱,而它的副作用和耐药性却在不断放大和增强,同时还有可能引起霉菌感染或其他负面作用。另一方面,抗生素类药物只具有单一的抗菌作用,病灶的康复只有依靠机体的自身修复功能。一旦病人机体的新陈代谢减弱,修复功能低下或丧失,创面是很难愈合的。所以,治疗慢性炎症应用抗生素,效果都不太理想,或许有时还会产生菌群失调,对机体有害无利。

三、慢性炎症病案举隅

中医与西医不一样,中药方剂在治疗中所起到的作用,是多元的、综合的、积极的和协同的,在治疗慢性炎症中所起到的作用是西医药达不到的。为了进一步说明这一点,仅以刘宾褥疮案所用方药作一简略分析。

刘宾案所用基本方为八珍汤加味。方用黄芪、白芍、当归、熟地、川芎、党参、甘草、茯苓、白术、皂角刺、野菊花、牛肉(肌)组成。本方意在用四物汤(芍、归、地、芎)补血和血,活血生新;用四君子汤(参、草、苓、术)益气补中,温脾养胃;用当归补血汤补气生血,推脓生肌。另外用皂角刺杀虫、托毒、消溃,用野菊花疏风、清热、解毒,用牛肉健脾、养胃、补血。方中各药协同合作,共建补气养血、健脾长肉、解毒杀虫、化腐生肌的作用。另外,再从西医的视角,用动物试验、抑菌实验来分析本方药,亦会得到合理的、"科学的"结论。在抗菌抑菌方面:白术"对皮肤部分真菌有抑制作用";"甘草次酸对大白鼠的棉球肉芽肿、甲醛性浮肿、结核菌素反应、皮下肉芽囊性炎症,均有抑制作用",同时"对体内代谢物中毒具有一定的解毒能力";白芍"对痢疾杆菌、伤寒杆菌、大肠杆菌有抑制作用";熟地"对多种真菌有抑制作用";"皂角刺具有抗菌作用";菊花(野菊花)"对葡萄球菌、链球菌、绿脓杆菌、痢疾杆菌、人型结核杆菌、流感病毒及皮肤真菌在体外均有抑制作用。"在调整机体代谢,激发人体修复、愈合、免疫、抗炎、抗菌、抗毒功能方面,党参"试用于动物,证明是强壮药,连续服用有使血色素增多、红细胞增加、白细胞减少等作用";茯苓"能提供蛋白质、卵磷脂、脂肪等营养物质";当归"有抗维生素 E 缺乏症的作用";黄芪"能改善皮肤血液循环及营养状况";牛肉富含蛋白质、氨基酸、脂肪、维生素、钙、磷、铁、胆固醇等物质。以上是从西医学的角度对刘宾案基本方药的解读。从中可以看出,该方不但具有多分子、多靶点、抗细菌、灭病毒的作用,而且还具有提供基础营养物质,促进新陈代谢,提升机体各种生理功能等多种功效。

以上,是通过中西两医不同的视角去分析解读中医方药对慢性炎症的治疗,可以充分说明中医学从理论到实践的应用,都能在本领域凸现中医药的优势和特色,都能获取较为满意的效果。

第二节 慢性疼痛的疗效优势

一、现代医学治疗慢性疼痛的临床简析

疼痛是人体的一种如创伤后的极其难受的感觉体征。它常见于各种病证的各阶段或全过程中。它既可以是兼症,也可以是主症。从中医角度讲,还既可以属于"证",也可以属于"病"。由于人体的素质不同,往往疼痛是病人十分急迫要求解决或缓解的症状。西医对疼痛的药物治疗,一般是用镇痛药、退热止痛药、抗风湿药等对症药物,都能收到相对快捷的效果;但是,它们的止痛作用,主要是通过抑制调节痛觉的神经中枢而产生。所以,止痛只是治疗中的一个对症措施,实际上并未真正解决病变实质,往往是缓解了疼痛,病症并没有治愈。加之这些药物有可能成瘾,或对肝、胃、肠、皮肤、血液等有种种副作用,故都多用于麻痹剧痛,如外伤、手术后剧痛及晚期癌痛等,或者限量用于一些慢性疼痛的治疗过程中。这样一来,就明显局限了这类药物的临床应用。

二、中医治疗慢性疼痛的辨证机理

中医非常重视对疼痛性疾病的研究,《黄帝内经》中设有专

篇论述,深刻揭示了发病的病因病机,为中医临床治疗奠定了基础。"三因"发病学说是中医的病因学基础,痛证在"三因"学说框架内,中医认为寒热虚实的博弈,会破坏人体阴阳平衡,会致使脏腑经络气血功能失调而引发疼痛。一般情况下,人们多把"痛则不通,通则不痛"作为疼痛的病机。其实这不是唯一的病机,《黄帝内经》中有较详细的论述,今引述之。

寒邪干犯,气滞则痛:寒邪侵袭人体,干犯经脉,导致经脉凝滞,气行不畅而出现疼痛。如《素问·举痛论》曰:"经脉流行不止,环周不休,寒气入经而稽迟,泣而不行,客于脉外则血少,客于脉中则气不通,故猝然而痛。"此乃气滞"不通则痛"之论。

寒气收引,经脉痉挛:寒性收引,可致脉络痉挛而引发疼痛。如《素问·举痛论》曰:"寒气客于脉外则脉寒,脉寒则缩踡,缩踡则脉绌急,绌急则外引小络,故猝然而痛。"此乃"痉挛则痛"之论。

寒热相搏,脉满而痛:两邪相搏,脉既满大,气血复乱,胀满而痛。如《素问·举痛论》曰:"寒气客于经脉之中,与炅气相薄则脉满,满则痛而不可按也。"此乃"胀满则痛"之论。

寒热相冲,脉充而痛:寒热冲逆,血气散乱,经脉扩张而产生剧痛。如《素问·举痛论》曰:"寒气稽留,炅气从上,则脉充大而血气乱,故痛甚不可按也。"此乃"脉充则痛"之论。

血寒则凝,血瘀则痛:血遇寒则凝,凝则血不得散,血瘀必然致痛。如《素问·举痛论》曰:"寒气客于肠胃之间,膜原之下,血不得散,小络急引故痛。"此乃"血瘀则痛"之论。

荣卫俱虚,血虚则痛:寒气客于血脉,血不荣则虚,注心相引而痛。如《素问·举痛论》曰:"寒气客于背俞之脉,则脉泣,脉泣则血虚,血虚则痛。"此乃"不荣则痛"之论。

热邪闭塞,闭而必痛:热气滞留,坚于阻闭,均可不通,不通则痛。如《素问·举痛论》曰:"热气留于小肠,肠中痛,瘅热焦渴,则坚干不得出,故痛而闭不通矣。"此"热闭则痛"之论。

总而言之,寒热虚实的博弈是疼痛病证的发病病因,不通不荣的形成是人体痛候的病机。中医依据疼痛的病因病机辨证施治则能在第一时间介入治疗,同时能收到很好的效果。尤其是很多疼痛性疾病,由于西医不能准确循证干预,治疗则很盲目,中医治疗则大有可为。慢性疼痛疾病,不适合长期服用西药,选用中医治疗疗效非常显著。以下举例以说明。

三、慢性痛证病案举隅

(一)功能性腹泻腹痛(五更泻)治疗病例

伍华珍(化名),女,70 岁,四川泸州市人,2007 年 9 月 12 日初诊。

患者素体虚弱,长期尿频便溏。12 年前开始每日午夜过后,下腹疼痛隐隐,一直延至黎明时分,急发少腹攻痛,痛剧难当。疼痛之时,下利频数,欲泄不畅,反复后重,一个夜晚蹲厕可达十数次。黎明泻后,疼痛缓解。经医院多种检查,诊断为功能性腹泻。以功能性腹泻用药治疗 12 年未见好转。

余诊治时,见患者面色黧黑,形态消瘦,腰膝肘冷,少腹喜暖,下夜发病,痛泻如前,便下黏腻,似痢非痢,镜检正常。下利之时,二便同行,黎明时分,泻后痛缓,夜夜如此,痛延 12 年。中医诊断:五更泻。此乃脾肾气虚,寒凝气阻,顽固不化,少腹痉挛。治宜温补脾肾,导气解痉。方用四神丸合痛泻要方加味组成。方药:补骨脂 12g,肉豆蔻 12g,五味子 10g,吴茱萸 5g,白术 10g,白芍 30g,防风 10g,陈皮 10g,厚朴 15g,广木香 10g,干姜 5g,槟榔 12g,甘草 10g。水煎服,每日服 1 剂。服用本方 4 剂后,便后稍有减少,后重有所减轻,腹痛由攻痛减为隐痛。上方随证加减服用 3 周后,诸症消失,病痊愈。

(二)肢体疼痛(热痹)治疗病例

黄进朝(化名),男,7 岁,四川富顺县人,1988 年元月 9 日初诊。

患孩于月前突发四肢红肿热痛,急由县至省,虽转诊过多家大医院,排除风湿性关节炎、类风湿性关节炎、痛风等病后,疑诊纷纭,莫衷一是,以肢体疼痛对症用药治疗鲜效,日日向剧。由于用水浸泡时久,肢节几近泡烂。因担心可能恶变,曾有医院建议截肢,家长不能接受,故来泸寻诊。

诊时,患儿肢节红肿热烫,剧烈疼痛,呻吟哭号,通宵达旦,苦不欲生。虽数九寒冬亦欲求冷水浸泡以缓解热痛。手足在冷水中浸泡半小时左右,可见水烫盆热,必须频频换水,以求宁时。经月余折腾,患孩已精神疲惫,但口渴欲冷,小进食,便尚可,舌红苔黄,脉弦。

此病《黄帝内经·四时刺逆从论》首载,乃阴不足而阳有余。由于患孩素有蕴热,复受风寒湿邪,寒热两相搏击,热毒流注关节四末而发。中医诊断:热痹。治宜清热祛湿,宣痹止痛。用《金匮要略》白虎加人参汤方加味:知母 10g,甘草 5g,石膏 30g,山药 10g,党参 5g,泽兰 10g,苍术 5g,苡仁 30g。水煎服,每日 1 剂。

服本方 1 剂后,诸症均有缓解。续服 5 剂,红肿热痛尽消。患儿酣睡一昼夜后,方能站立握物,食饮自助。于是,在上方基础上加健脾养胃之品巩固治疗到 23 日,病愈归家,未有反复。至今,该患儿事业有成,家庭幸福。

上案是西医不能循证诊断的病例,中医却能通过辨证施治准确有效地治疗。另外如风湿性关节炎、类风湿性关节炎、痛风、各种骨关节疼痛,选择中医治疗,均能达到一定预期,收获好的效果。

(三)糖尿病并发末梢神经炎(历节病)治疗病例

胡孝顺(化名),男,58 岁,四川省泸州市人,1990 年 7 月 18 日初诊。

病员患糖尿病 3 年,一直坚持西医降糖治疗。时至 1989 年 12 月底,酒后突发全身烧灼疼痛,剧烈时犹如火烧刀剐,伴泄泻消瘦,行动艰难。经省市医院诊断为糖尿病并发末梢神经炎。西医治疗 7 个多月,病情日趋恶化,众医束手。由于剧烈疼痛,苦不堪言,患者以为将不久于人世,已失去治疗信心。

初诊时,除上症悉具外,尚见患者身体羸弱,头眩气短,神疲自汗,欲呕便溏,肢节身痛,屈伸不利,舌淡苔白,脉小涩弱。同时,又询得患者多年嗜酒,从不禁口,饮后感寒而发病。

此乃活脱脱一例历节病。《金匮要略》说:"少阴脉浮而弱,弱则血不足,浮则为风,风血相搏,极疼痛如掣。"本病仲景用桂枝芍药知母汤主之。笔者用此方化裁:桂枝 12g,白芍 10g,生姜 2 片,白术 15g,知母 12g,防风 12g,黄芪 50g,葛花 12g,山药 12g。此即原方去麻黄辛散、甘草甘甜和炮附子大热,加黄芪、山药补气敛汗,葛花解酒毒,同时此三味又有对症降糖之意。每日水煎 1 剂,频服为度。

服用本方 1 周后,疼痛及诸症开始缓解,病家大喜,在此方基础上加减调补脾肾 7 个月后,病愈。3 年后,此患者因酒精导致肝硬变,但末梢神经炎未复发。

以疼痛为主症的病证,范围很广,中医治疗理论完整,普适有效。以上 3 例病案,比之临床,如沧海一粟,乃举一漏万,其法其方,实可推而广之,用而效之。中医治疗此类病证,重不在病名,而在病机;治不在止痛,而在愈痛。辨证施治时,坚持以治本为主,标本兼顾。所以,临床疗效,往往是痛解病愈,不留隐患,在应对此类急慢性病证方面有一定作为。而在治疗慢性疼痛,如癌症疼痛、神经性疼痛、手术后遗症致痛及妇女胎、产、经、带类致痛以及广泛的无名疼痛等方面,中医治疗均能在疗效上体现优势。

第三节 功能性失调疾病的治疗优势

一、现代医学治疗功能性失调疾病的临床简析

功能性失调,从宽泛的层面讲,指人体组织器官因各种病因导致其部分或全部丧失功能,在短期内又不能修复或治疗,影响日常工作、生活乃至生命的器质性病变。

西医对功能性失调的诊断,除观察临床所表现出来的相对

体征外,还必须依据相关检查检测指标与正常生理指标相比对后的结果作为证据,才能最后作出诊断。而中医则是以个人的身体"不适"为主,再结合望闻问切四诊所能捕捉到的病"象",如色象、舌象、血象、气象、形象、脉象以及排泄物、分泌物等,一切与人体生命活动相关的功能的、物质的存活生命表征组成的综合症候与正常个人生命表征作分析、对比、判别,再作出最后关于病与证的诊断。

西医对功能性失调的治疗,一般多采用去除病原、保护病变主体和对症用药治疗等方法,有时还用外科手术支持配合,力图扩大战果。然而,往往这一类疾病的发病原因大多是多方面的,甚至有些病因是尚未搞清楚的。所以,去除病原很多时候都暴露出一定的局限性,难于完全有效阻断病原对病变主体的伤害。保护病变主体的治疗,主观上无可厚非,但客观上,治疗效果也多不尽如人意。因为,单分子单靶点的化合药物既不能满足病变主体的保护性广谱药物需求,又不能起到激发病变主体功能恢复的作用。严格说,只有单纯的保护作用,恢复还要靠人体自身的修复功能来完成。关于外科手术支持或配合,这是一种在西医内科处于束手无策或难以应付病变的情况下所作的一种权宜之计,从救死扶伤角度看,是一种积极的治疗措施,从医疗技术的层面看,是一种器官修复研究,于整体生命的延续虽然有一定的作用;但是,对病人而言成功率低,生存时段有限,费用高昂,很难普适于临床。

二、中医治疗功能性失调疾病的辨证机理

中医与西医不同,在根除病源和保护病变主体两个方面都密切相连,同时,对病源的研究视角也是多角度。所以,结合临床才有多层次、多法则的干预手段。对病变主体用药,不是单纯保护,任其自生自灭,而是积极地用中药激发病变主体功能的恢复和增强。中医内科一般都不依赖外科支持。因为,它认为人体不是无生命的机器,拆卸挖补对整体生命而言,可能愈拆愈散,愈补愈烂。另外,由于中医外科相对落后,不能促使中医内科功能治疗的纵深开拓。因此在某脏器发生功能失调时,主要立足于药物对整体生命功能的恢复,借助于脏腑间的共存互补关系,利用整体生命的激发来带动受损脏器的功能修复。这样一来,就大大提高和增强了患病脏腑器官恢复功能的可能性和可行性。从药物治疗角度而论,这正是中医治疗功能性失调类疾病的优势所在。以下举隅说明。

三、功能失调性疾病病案举隅

(一)慢性肾功能衰竭(癃闭)治疗病例

慢性肾功能衰竭,是指由各种慢性肾脏疾患所致肾功能恶化的结果,进行性病变的终末阶段即为尿毒症。尿毒症期,可导致消化系统、神经系统、心血管系统、呼吸系统和皮肤等出现病症以及水电解质平衡紊乱。

慢性肾功能衰竭的治疗现今仍感棘手,西医治疗一般是采用去除诱因,控制饮食中蛋白的摄入,及时处理代谢性酸中毒,纠正水、电解质平衡失调及对症处理。对尿毒症的晚期治疗,主要采取透析疗法和肾移植。对西医而言,肾衰竭已不能实质逆转,以上措施,是救死扶伤之努力而已,疗效多不能尽如人意。对病人而言,往往以人财两空而告终。

中医无"慢性肾功能衰竭"病名,它归于中医"水肿""关格""癃闭""虚劳""肾风"等范畴。中医治疗,可发挥中药少毒副作用,尤其是对肾的少或无损害作用,以及中药对人体脏腑功能的激发作用等优势,从脾、胃、肺、心、肾入手,采用益气补血、升清降浊、开阖肾关、通调三焦等治法,可使肾之功能逆转,病痊康复。

杨学联(化名),男,56岁,四川泸州市人,1989年3月13日初诊。患者有肺部感染及慢性肾炎史。1988年9月1日因咳嗽、浮肿、尿频、尿急入住某医学院附属中医院,诊为急性肾小球肾炎合并肺部感染。经治疗80天后因肾功能不全转本院附属医院治疗。住院治疗半年,病情多次反复,病势严重。检验结果:血尿素氮 4.78mmol/L,血肌酐 813.28μmol/L,同位素肾图显示:双肾功能重度受损。病人 7 天 6 夜无大便,2 天 1 夜无小便,诊断为慢性肾功能衰竭。经西医及时处理代谢性酸中毒,纠正水、电解质平衡失调,对症用药,以及口服透析、腹膜透析等治法均少获效,连续 2 次通知病危!病家情急速邀余初诊。症见:面肿无华,头晕神疲,胸闷咳嗽,呻吟细弱,腰痛腹胀,口鼻尿臭,舌苔厚腻,脉弦滑。此乃肺肾久病,其气必虚,肺失清肃,肃降无权,三焦水道不能通调而尿闭;肾体劳衰,尿毒充斥,尿素及脾,转味失职,糟粕难于传化而无便。中医诊断:癃闭。经曰:"闭癃则泻之。"故当清降肺气,通调水道,化浊利湿,除满通便。方用藿朴夏苓汤合小承气汤化裁:酒大黄 5g(为末冲服),制半夏、白豆蔻、黄芩、杏仁、佩兰、瓜蒌仁各 10g,厚朴、茯苓、枳实各 12g,藿香 15g,芦根、石膏各 30g,每日 1 剂,水煎服。服药 24 小时后,头晕、腹胀、腹痛均有减轻,日解小便 8 次总尿量 > 1 600ml,解大便 2 次,总便量达 1 200ml。两剂药后,病情转危向好,谨守 1 诊方,重调肺脾,辅以补肾,随症加减治疗 10 个月后病痊愈。近 20 年来每年体检,尿常规无蛋白,肾功能正常,病无反复。至今老人精神矍铄,身体安好。

笔者临床 40 年来,治疗慢性肾衰逾 30 例,如云南威信的李某,宜宾兴文的白某等,无一不是从死亡线上挽救的生命,他们都能健康生活,肾功恢复,基本无反复。

另外,属于中医肾虚范畴的病证,如阳痿、早泄、滑精、男性不育、女性不孕、早衰、闭经、性冷淡、夜尿多、尿床、尿失禁等,临床时中医都占有绝对治疗优势。以下举一例以兹说明。

(二)尿失禁(遗尿症)治疗病例

患者张福莲(化名),女,72 岁,泸县人,2004 年 11 月 5 日初诊。患者于 2 年前偶有看见水流即遗尿的现象,尔后发展到听到自来水流声即要遗溺。至一年前开始出现夜尿次数多或尿床现象,本以为年迈体虚,自当如此,遂不以为意。又延至年底,由小便常常失禁迁延到完全失禁,终日只能靠垫尿不湿过日子,生活十分苦恼。家人急送医院诊查:尿常规正常,肾功能正常,影像检查泌尿系器官无占位病变。一西医大夫解释为心理因素引发尿失禁,无对症药物可投。于是,来我门诊求治。

初见病人形体羸弱,久有气喘,腰膝酸软,舌淡体小,尺脉细弱。此乃肺肾气虚,节制失常,水道不固。中医诊断:遗尿症。治当纳气固肾,制节水道。方用《医宗己任编》都气丸加味:熟地黄15g,山茱萸12g,山药12g,泽泻10g,牡丹皮10g,茯苓10g,五味子10g,菟丝子10g,覆盆子10g,桑螵蛸15g。水煎服,每日1剂。治疗1周后,小解渐有知觉,守方以滋肾纳气,固涩尿遗加减治疗1月后,诸症见良,尿有节制,尿失禁告愈。

(三)肝硬化(臌胀)治疗病例

肝硬化,是指以肝脏实质损害为主要表现的慢性全身性疾病,多由病毒性肝炎、慢性酒精中毒、营养严重失调,肠道感染,药物或工业毒物中毒及慢性心功能不全等病因导致肝脏肿大,质地坚硬以及肝功能减退与门脉高压等一系列临床症状和体征。

西医采用药物保肝、利尿和对症治疗等方法。对门脉高压有时采用脾肾静脉吻合、门腔静脉吻合、脾切除等外科手术配合治疗。这些临床措施,对早期病例,经过适当治疗可以有一定好转;但是对肝硬化的肝功能失代偿期,已不可逆转,多会因肝性昏迷,上消化道大出血及并发肝癌,感染及肝硬化性肾功能衰竭而死亡。

中医无肝硬化称谓,根据其病机体征,本病归属于"癥积""臌胀"范畴。中医认为,由于湿热蓄毒,饮食不节,嗜酒过度等原因致使肝失疏泄,气郁犯脾,气滞血瘀,络阻成积,水湿内停发为臌胀。脾痛及肾,气化无权,水湿不行而臌胀日益加重,肝肾阴虚,虚火炎上,耗血动血而见神昏惊厥。由此可见,肝硬化乃是肝、脾、肾三脏受病致气滞、血瘀、水蓄。依据中医理法方药,予以疏肝理气、健脾除湿、温肾行水、行气活血、逐瘀散结、软肝消积等治法,确能收到较为理想的效果。当然,本病一般都涉及到多脏器功能受损,治疗难度很大;但是,由于中医的治法和方药对人体器官功能的激活性强,促机体修复再生作用相对可靠,抗细菌、抗病毒药谱宽,毒副作用小,为长期治疗用药、调养恢复创造了条件。所以,软化肝脏、促进再生、消除体征、恢复功能等临床实践的可行性较西医更大,这也正是中医在本病治疗中的优势。以下举一例以说明。

彭珍敏(化名),女,70 岁,四川泸州市退休职工,1989 年 8 月 21 日初诊。患者因肝胆区、胃脘部长期隐痛伴腹胀、食欲不振,多年来从慢性胃炎论治。年前因诸症渐重,家人急送医院诊治。经查,患乙型肝炎,两对半检测"大三阳",肝功谷丙转氨酶显著增高,总胆红素、直接胆红素、间接胆红素显著增高,血清白蛋白与球蛋白比值倒置,肝扫描显示(当时泸州尚无 B 超机):肝硬化,疑似肝癌。住院十月余,病危。与院方商定,病人自动出院。初诊时,患者颜面黄肿,四肢羸瘦,腹大如鼓,状似蛙形,舌淡苔腻,便溏尿少,三关脉细。此乃肝气遏阻,脾肾阳虚,气滞血瘀,水湿积聚。中医诊断:臌胀。治宜疏肝补气,健脾温肾,消积化瘀,除湿利水。基本方为:黄芪 50g,当归 10g,红参须 5g,白术 10g,茯苓 10g,白芍 30g,山药 30g,大腹皮 30g,郁金 10g,五味子 10g,地鳖虫 5g,炙甘草 10g。水煎服,每日 1 剂。

以上方为基础辨证加减治疗 3 个月后,诸症均有显著好转。坚持治疗近 1 年,临床诸症消失,检测指标正常,起居自理,生活正常。预后 5 年肝病无复发,后因突发高血压病故,享年 75 岁。

(四)原发性不孕(肾虚不孕)治疗病例

女性生殖器官功能失调性疾病在妇科病中比例很大,除炎性疾病,器质性病变外,大多属于功能失调方面的疾病。如一些不孕症、习惯性流产、功能性失调性子宫出血病、更年期功能失调性子宫出血病、黄体功能不全、功能性痛经、卵巢早衰等。本类疾病,病因比较宽泛,很多时候临床上难于准确掌握,还有很多病目前病因尚未完全明了。从西医循证医疗的角度,既然原因不明,治疗从何下手? 当然,治疗是盲目了些;但是治疗还是要进行,故常采用性激素,或用抑、促排卵的方法治疗,有时也用手术配合。实事求是地讲,此类治法是西医在努力而为,其实,除了副作用大而外,也不大符合妇女生理,所以,仅能短期使用。但是还常常治疗不彻底或留下后遗症。因此,西医治疗此类疾病往往多捉襟见肘,难达临床预期。

中医对此类病症的认识,多从肝、肾、气、血、冲、任的寒热虚实,郁滞瘀阻进行病因病机探讨。因为中医认为,肾主生殖,为藏精之脏,如先天禀赋不足或后天肾精亏损均可导致气血不足,冲任失荣,又有肝肾不足,精血亏少,亦可导致胞宫失于温煦濡养;又如肾气不足,虚寒内生,或经期冷暖不和,致使经脉凝涩。肝喜条达,藏血之脏,如有情志不调,肝气郁滞,气机失畅,经血瘀阻等,都有可能导致女性生殖器官功能失调。针对此病之病机,中医用益气补血,育肾养肝,协调冲任,温经散寒,疏肝理气,行血化瘀等治法,能收好效果。

中医对女性疾病的研究,其历史之久远,理论之完整,方药之安全,实践之有效,是世界任何一门医学所不及的。尤其在女性生殖器官功能失调方面的治疗,又更显其领先优势。以下举例说明。

喻玉荣(化名),女,36岁,贵阳市松山冷冻厂职工,1985年4月5日初诊。患者婚后12年不孕,曾在全国多所医院就诊,诊断为双侧输卵管不通或原发性不孕等。经多方治疗无效,遂求治于余。初诊时,正当月经来潮,患者月经先期,经来不畅,经色深红,伴有瘀块,少腹刺痛。又询得病人平素白带量多,带中有血,时有异臭,外阴瘙痒。此因湿热下注肝肾,腐瘀阻遏胞络。治宜清热解毒,活血化瘀。方用当归10g,川芎10g,赤芍20g,鸡血藤20g,红藤10g,败酱草10g,薏苡仁30g,冬瓜仁30g,三七10g,金樱子10g,怀牛膝10g,甘草10g。水煎服,每日1剂。

以上方加减随证治疗两月,经医院输卵管通水检查,双侧输卵管已通。又逾两月,仍然不孕,又专程来泸求治。细询患者,由于久不孕产,家庭少欢,心情抑郁;病延日久,肝郁肾虚,自当难孕。故改进疏肝解郁、养血调经之方治其肝郁肾虚之不孕。方用黄芪50g,当归10g,川芎10g,白芍20g,熟地20g,香附10g,郁金10g,仙灵脾10g,紫河车10g,金樱子10g,炙甘草10g。月经后第8日开始服用,水煎服,每日1剂,连服8剂。

服药3个月后受孕,但两个月孕期未满即自然流产。1年之间连孕连流,又急来泸求治。

笔者思量,此妇因久病迁延,肝肾两虚,肾尤亏极。然男女生育,皆赖肾脏作强,肾气亏极何能荫胎保孕?中医诊断:肾虚不孕。故用张锡纯寿胎丸方加味:菟丝子15g,桑寄生10g,川续断10g,真鹿胶10g,潞党参10g,嫩黄芪50g,全当归10g。孕后即服此剂,水煎服,每日1剂。用本方保胎3个月后,胎气稳定,发育正常,停药护理,10月胎足,喜得贵子,母子安康,皆大欢喜。

人体器官功能失调,虽然原因很多,但是,当疾病挨到功能衰退或完全丧失时,器官的组织已经因纤维化而硬变。比如矽肺、肺气肿、老年慢支炎等疾病,其肺组织已纤维化;肝硬化、肝腹水、肝癌等疾病,其肝组织已经纤维化;肾功衰、尿毒症等病,其肾组织已经纤维化。一般说来,西医学认为,这些纤维化的病变组织已经不能逆转,多半只能靠"人造器官",如呼吸机、心脏起搏器或"人工肾"等来辅助延长病患者的生存时间;但是,中医的整体理论观和脏腑相生学说,建立了用整合相关脏腑功能来激发脏腑气血的恢复(纤维化的逆转)理论,从思维法则上到临床实践上都是前瞻的、先进的、科学的和有实效的。同时,中医还认为在中药宝库中,有一类中药含有抗纤维化的物质,再把这类药物通过方剂整合,就有达到使纤维化组织逆转的可能。目前已有报道称,中国科学院上海生命研究所已经首次找到一种叫"苦荬菜"的药用植物,其所含"内酯苷—O"的成分有逆转人体器官组织纤维化的作用。这一成果,一方面说明西医对转逆纤维化的思路在转变在进步;另一方面也旁证了在这一领域中医理论实践的正确和可行性。同时,也表明了中医在这一层面的领先疗效优势。

第四节　病毒性疾病的治疗优势

一、现代医学治疗病毒性疾病的临床简析

所谓病毒性疾病,即由病毒感染所致的一类疾病。西医学认为,引发感染的病原微生物主要分两大类:一类是细菌,治疗用抗菌素;一类是病毒,治疗用抗病毒药。病毒性疾病种类多,数量大,不亚于细菌感染类疾病。病毒性传染病如流行性感冒、非典型肺炎(SARS)、病毒性肝炎、流行性乙型脑炎、狂犬病、登革热、流行性出血热等;儿科传染病如麻疹、风疹、幼儿急疹、水痘、脊髓灰质炎等;急性病毒感染如急性咽炎、上呼吸道感染、急性支气管炎、腺病毒肺炎、病毒性心肌炎等;慢性病毒疾病如:带状疱疹、扁平疣、寻常疣等。治疗上,西医对急性病和传染病多用抗病毒药、支持疗法和对症治疗;对慢性感染疾病,用抗病毒药、维生素类药和免疫疗法、外治法;但是,临床疗效都不够理想,治疗时旺火缺薪总是不能得心应手。事实表明,现代医药占据了清楚病因,明晰致病特点等基础理论的制高点,但在病毒性感染等疾病的治疗中所占的优势并不明显,而通过长期研究,中医药在此领域的优势正在逐步显现。

二、中医治疗病毒性疾病的辨证机理

从东汉张仲景到清代叶天士,中国的医学家们都一直在不懈地揭示疫病的发病规律,研讨临床治疗法则,并总结写作了浩瀚的医学典籍,积累了众多的临床医案,为治疗打下了坚实基础,有效驾驭了疫病的防治。中医治疗疫病,不是一对一的针对变异的病原微生物,而是针对可供病原微生物孳生的内外环境。中医认为,破坏了病原微生物的孳生场所,即可一战而灭致病病毒,病即可愈。可以这样认为,中医不是瞄准的一个"游靶",而

是张开了一张大网。谁的几率高呢,这不是很清楚了吗?中医这种治疗法则,好比那门捷列夫元素周期表一样,一切新病毒,一切新病种,都像那些未曾发现的物质元素一样,其实都在元素周期表的预期之中。因此,中医治病,都是以小变应大变,犹如探囊取物,手到擒来。中医学认为,万物都在运动变化,哪里只有病毒一类?但是,万变不离其宗。这"宗"指的是规律,掌握了规律,就是擎住了纲领,便可纲举而目张,所以,中医不怕病毒发生变异。从这一点说,这就是中医治疗病毒性疾病的优势所在。

当然,在治疗本类疾病中,还有绿色医药、多分子多靶点等特色,都可以提供抗病毒的多层面优势。以下举几例临床病案以资说明。

三、病毒性疾病病案举隅

(一)病毒性感冒(暑温表证)治疗病例

郑静(化名),女,15岁,四川泸州市人,1979年7月4日初诊。

患者于两日前突发高烧(39.5℃以上),头痛,流清鼻涕,咽喉疼痛,咳嗽,全身酸痛,恶心,西医诊为病毒性感冒,用西医药治疗,未好转。因父母均是西医专家,当时又面临中考,故相信只有中医治疗才有捷效。于是,急延笔者治疗。

初诊时,患孩面颊潮红,头剧痛,呼吸急促,高热寒战,厚衣被,无汗,舌苔腻,脉浮紧。余思量此乃暑热之际,本病由外感寒湿,内伤食滞所致。中医诊断:暑温表证。于是急投《温病条辨》新加香薷饮并加味:香薷6g,银花10g,炒扁豆10g,厚朴6g,连翘6g,藿香10g,苏叶6g,神曲10g,桔梗6g,马勃6g,甘草6g。用以解表散寒,祛暑化湿。水煎服,每日1剂。连续服用两剂,则热退病瘥。病愈后应时参加中考,取得好成绩。

(二)重症肝炎(瘟黄)治疗病例

周玉平(化名),女,38岁,四川叙永县人,2003年3月26日

非常中医——历经数千年检验的人体生命医学

初诊。

患者于 2003 年 3 月 8 日始发头昏、纳差、恶心、呕吐、双下肢肿胀,全身困倦等症,在当地按胃窦炎用药,治疗病情日渐加重,急于 3 月 24 日到泸州某三甲医院诊治。经 B 超显示检查:肝大、脾大。乙肝标志物"两对半"结论:"大三阳"。肝功:白球蛋白比(A/G)1. 10,总胆红素 95. 7μmol/L,直接胆红素 95.7μmol/L,间接胆红素 31. 00μmol/L,丙氨酸氨基转移酶(ALT)2 074.8U/L,天门冬氨酸氨基转移酶(AST)2 873.5U/L。诊断:重症肝炎。急令住院治疗。3 月 26 日来我门诊部寻求中医治疗。

初见患者,急危重病容,面目全身深度黄染,高度疲乏,恶心,呕吐,不欲进食,腹胀痛甚,便溏,下肢浮肿,尿黄尿臭,舌苔黄腻,脉弦。中医诊断:瘟黄。此乃瘟湿毒邪干犯肝、胆、胃、肠,影响肝胆疏泄,脾胃运化失常,以致湿困中阻,热毒滞留,发为呕逆,胆液不循常道,外溢肌肤,下注膀胱而全面目黄、全身黄、尿黄而少。治宜清热利湿,疏肝和胃。方用《杏苑生春》茵陈四苓汤化裁加味:茵陈 30g,栀子 10g,茯苓 10g,猪苓 10g,泽泻 10g,藿香 10g,竹茹 10g,黄连 10g,木香 10g,五味子 10g,虎杖 10g,大青叶 10g,板蓝根 10g,甘草 10g,水煎服,每日 1 剂。同时滴注清开灵,抗毒保肝,免疫支持。对症治疗 1 周后,诸症缓解,病情逆转,4 月 1 日肝功复查,ALT 降至 283.5 U/L,AST 降至 387.7 U/L。以上方加减治疗 4 周后,于 4 月 22 日复查,B 超:肝脾回缩,肝功化验:除总蛋白 82.5g/L,总胆红素 24.2 μmol/L,直接胆红素 14.5 μmol/L 三项略高于正常值外,其余各项指标全部正常!两对半结论:"小三阳"。至此,病人诸症若失,并无苦痛,精神、食欲如常人。嘱患者带中药返家巩固治疗。追访至今,一切正常,病无反复。

(三)带状疱疹(水蛇丹)治疗病例

彭纪平(化名),男,16 岁,四川泸县太福镇人。2006 年 8 月 29 日初诊。

16 年前,患孩出生仅三天,即啼哭不止,通宵达旦,家长莫明所以。继后发现患孩右手臂内侧有两条链珠状水泡成带状分布,左胸肋、腋窝部成条片状分布,前胸线、下口唇、左下眼睑成布点状分布。疱疹呈颗粒分布,间隔均匀,排列有序。遇风遇冷时,皮肤粟起,毛发竖立,哭啼加剧,右手臂僵硬,面色紫青。避风、保暖、近热则缓解。家长心急如焚,多方求治,有诊为慢性湿疹者,有诊为带状疱疹者,疑诊云云,治疗无效,病情日重,故寻来求治。

初见患孩,痛苦病容,形寒肢冷,厚衣护体,行动迟缓,右上臂已伸屈困难,两条链珠状疱疹已成疮疡:一条沿手少阴心经脉循行路线分布;一条沿手厥阴心包经脉循行路线分布。疱疹点点,串连有序,水湿糜烂,痛甚微痒,感寒时冷痛穿心,右上臂已经不能伸屈,行动已经僵直,唇白舌胖,口腔水湿,脉浮紧。西医诊断:带状疱疹。中医诊断:水蛇丹。

此孩乃冬月临盆,保暖不足,风寒、水湿、胎毒互结,干犯右手臂阴经脉络。风寒痹阻,则臂肘拘挛,恶寒疼痛;水湿不行,则阻于皮下,发为疱疹;毒邪壅滞,则气血不荣,蚀肤烂肉。治宜发散风寒,宣脉通痹,温经除湿,调和营卫。用《伤寒论》麻黄连翘赤小豆汤加味:麻黄 10g,连翘 10g,杏仁 10g,赤小豆 20g,大枣 12 枚,桑白皮 10g,生姜 10g,甘草 10g,桂枝 10g,苍术 10g,白术 10g,茯苓 10g,猪苓 10g,防风 10g,丹皮 10g,蛇床子 10g,水煎服,每日 1 煎,嘱其连服 7 剂。9 月 5 日复诊,患孩恶寒恶风好转,疼痛明显减轻,手臂舒展改善,疱疹创面部分结痂,明显收敛,尚微有痒痛感。上方加黄芪 50g 再服 1 周。9 月 12 日三诊,诸症基本消失,能着薄衣,手臂能伸能屈,创面部分尚未脱痂,肋胁部尚有微痛。守二方稍事加减又进中药 1 周。两月后,患孩又特意前来告知,病已痊愈,准备外出打工。至此,本病完满告愈。

带状疱疹临床并不鲜见。其中,以成簇成片,发热灼痛,分布于胁肋腰肩,以阳性特征为主者多见,故称"缠腰火丹"。而像本例,以条索状,寒湿冷痛,沿经络走向分布,以阴性特征为主者极其罕见,故称"水蛇丹"。笔者临床 40 余年,见到的"经络人"只此一位,收治的冷蛇丹病也只此一例,其病程长达 16 年之久,而疗程仅用 21 天即告痊愈者也绝无仅有。故对此病案的治疗思路再作如下分析。

病逾 16 年,风寒束表不解,伤及营卫,理当首解风寒。《伤寒论·辨可发汗病脉证并治第十六》曰:"脉浮而紧,浮则为风,紧则为寒,风则伤卫,寒则伤荣,荣卫俱病,骨节烦疼,可发其汗,宜麻黄汤。"于是加桂枝与主方中麻黄、杏仁、甘草组成麻黄汤方,发散风寒,蒸发水湿。麻黄连翘赤小豆汤,是《伤寒论》用于阳明病"伤寒瘀热在里,身必黄"的方剂。据此条文可知,此方乃针对阳明瘀热横侮肝胆而致身黄的用方,它具有发汗除湿解毒利胆的作用,是一首消除水湿停聚皮下的良方。同时也可看出,它的方药靶点作用正在人体右胁肋部之"肝胆区"。然手厥阴经的支脉,循胸、出胁、下腋三寸、上抵腋下,其病候有臂肘部拘挛、眼睛发黄等症。再观患孩的右胁肋部肝胆区疱疹云集,成片成簇,故用此方祛湿解毒,同时另加苍术、白术、茯苓、猪苓,除湿健脾,养荣生肌,丹皮解毒祛瘀,活血行血,防风发表祛风,蛇床子燥湿杀虫。总之,本方以除湿为中心,散寒解毒为两翼,共同发力,一举取效。

以上三例,旨在说明中医学在治疗病毒性疾病时的快捷疗效。虽然乃一隅管见,但也可观一斑而见全豹。

第五节　泌尿系统疾病的治疗优势

一、现代医学治疗泌尿系统疾病的临床简析

泌尿系统是从现代医学解剖学角度把肾、输尿管、膀胱和尿道四个与尿液产生、输导、储存和排泄有联系的相关脏器归纳为一个体系的称谓,它有消除、排泄身体内有害或无用的代谢废物的作用,是调节水盐代谢和酸碱均衡,保持体内环境相对平衡的

重要器官。一旦以肾为主的系统发生障碍，人体的水盐代谢就会产生紊乱，酸碱平衡将会失调而产生疾病。如果治疗不当或迁延严重时，将有可能危及生命。

本类疾病，单纯由细菌感染者不在多数，而多病因、多元复合感染者居多。如临床常见的急性肾小球肾炎就是一种免疫复合物肾炎，除因链球菌感染外，其他如葡萄球菌、肺炎球菌、疟原虫、乙型肝炎、麻疹、水痘及肠道病毒都可以诱发本病。在这种情况下，如果青霉素治疗不理想时，就很难循到有针对性的多靶点抗病毒药用于治疗。所以，抗病毒药物在本系统疾病的治疗中也难以大展宏图。激素、免疫抑制剂是本系统疾病临床常用的"当家"药物；但是，毒副作用大，总的疗效差，在临床尚未找到更有效的药物之前，西医也是不得已而求用之。

总之，现代医学在治疗本系统疾病上，从学术理论到临床药物，治疗预期差距很大，确实是临床上的一大薄弱层面。

二、中医治疗泌尿系统疾病的辨证机理

现代医学称谓的泌尿系统，如前所述，它是一个仅与尿液的泌、导、储、排有直接关系的系统，器官也只包括肾、输尿管、膀胱、尿道四个器官，所以，它是一个"小水液代谢系统"。

中医从整体理论的视角，把尿液和机体内的一切正常体液和分泌物，如胃液、肠液、涕、泪、汗等，总称为津液，并统一进行研究。把有关津液的生成、输布和排泄过程与相关脏器，统归成以肺、胃、脾、肾、膀胱与三焦共同作用的一个大的水液代谢系统。《素问·经脉别论》说："饮入于胃，游溢精气，上输于脾。脾气散精，上归于肺，通调水道，下输膀胱。水精四布，五经并行。"这就是中医对津液的生成、输布和排泄过程的简明概要描述。

从以上描述说明，津液（尿液）的分泌是必须依靠胃的"游溢精气"，脾气的"散精"，肺的"通调水道"，小肠的"分清别浊"以及肾的"蒸腾气化"等多脏腑共同作用才能实现，而不是仅仅

依靠肾以下的四个"终端"器官来完成。当然,肾在整个输布排泄过程中,确实起着非常重要的作用。因为,人体的津液最终亦都要通过肾的蒸腾气化,升清降浊,使"清者"蒸腾上升,向全身布散;"浊者"下降化为尿液,注入膀胱,最后排出体外,故《素问·逆调论》说:"肾者水脏,主津液。"再则,尿液的排泄量,实际上决定着机体全身水液代谢的平衡,而肾是人体生命活动、气化作用的原动力,因此,肾在尿液排泄过程中起着主导作用,故《素问·水热穴论》说:"肾者,胃之关也,关门不利,故聚水而从其类也。"

中西两医对泌尿系统的生理、病理、基础理论的不同而研究视角则大异。中医是以大系统归类,着眼于全身相关脏腑的统筹研究,能最大限度地揭示本系统发病的本质,临床上能据理解决所涉及的多病因、多脏器和并发症的治疗,同时还创立了提壶揭盖,淡渗利湿,温阳利湿,温肾利水等治疗法则,用于临床有效实用。从大系统理论的建立,到治法方药的创造,给予临床治疗极大的想象空间和发挥余地,这即是中医治疗泌尿系统疾病不同于西医的关键所在。

三、泌尿系统疾病病案举隅

(一)急性肾功能衰竭(关格)治疗病案

曾晓英(化名),女,45岁,四川泸州市人,1998年6月3日初诊。

患者继往体健,无肝肾病史。近因上呼吸道感染合并肠道感染,连续3天大剂量使用庆大霉素静脉输液,引发全身浮肿,呼吸艰难,呕吐不止,大便滞下,尿量极少,病情急剧恶化。1998年5月31日晚急诊入住某医学院附属医院。经B超、CT、生化等各项查体检验:肺部水肿,肝功能异常,肾功能严重损害。其中,尿量 < 250ml/24h,尿蛋白(+ + +),血肌酐 800μmol/L,血尿素氮 17.5 mmol/L,血红蛋白72g/L。诊断:急性肾功能衰竭。通知病危。行对症处理,支持疗法,急行血液透析。血透后,胸

闷好转,呼吸稍畅,浮肿有消,体重减少 7kg,但它症未见明显改善。第一次血透后,血肌酐下降 20μmol/L,血尿素氮下降 1.4 mmol/L。据此,病方请求中医配合治疗。

6 月 3 日晚中医初诊。症状:患者颜面黄胖,五官变形,双眼眯缝;全身悉肿,下肢凹陷没指,脘腹胀满如膨;胃痉挛,呕恶频频,入水即吐,4 天不能进食;呼吸艰难,呼多吸少,语声低微,言不连续;大便后重滞下,小便点滴难排;苔白腻,脉芤弦。中医辨证:患者因外感风邪又内伤饮食,感邪之体复受药毒内侵,损及肺、胃、脾、肝、肾。《黄帝内经》云:"出入废则神机化灭,升降息则气立孤危。"肾脏气衰,气不能升,水浊不降,三焦壅滞;浊阻中焦,脾胃受困,水犯上焦,肺气难宣;脾胃受伤,腐熟运化失职,胃海上泛,则呕恶不止;脾不运化,枢机不利,肠不能"分清别浊",毒不能排出体外;其精华不藏,气血不升,滋养不行,穷必及肾;尿毒充斥,水道不行,小便不通,泛滥为肿,故既关且格。中医诊断:关格。治法:和胃除湿,降逆止呕,疏浚三焦,启闭消肿。方用霍朴夏苓汤加味:藿香、厚朴、制半夏、甘草、紫苏叶、猪苓、泽泻、车前子、蝉蜕、苍术、黄连、砂仁各 10g,车前草、茯苓、广木香各 20g,水煎服,每日 1 剂。当晚少量频服,不呕为度,至凌晨呕吐渐止,但尚有恶心,已稍感饥饿,进食 100ml 左右清粥后,5 天来第一次安睡 4 小时。6 月 5 日第二次血液透析后,血肌酐 680 μmol/L,血尿素氮 14.9 mmol/L,尿量 >600 ml/24h,尿蛋白(+++)。守方随证加减治疗到 10 月 7 日检验:血肌酐 98.0 μmol/L,尿素氮 5.8 mmol/L,尿酸 μmol/L,肝功能、血红蛋白、尿蛋白、尿量均正常。至此诸症悉除,恢复胜病前。追访至今无反复。

此病例为中西医配合治疗,但是,西医专家也认同,如果没有中医介入治疗,不可能收到如此理想的疗效。

(二)系统性红斑狼疮性肾炎(虚劳水肿)治疗病案

陈大玉(化名),女,52 岁,四川泸州市中学病休教师,1988年 5 月 13 日初诊。患者于 8 年前发热,全身烦痛,服用西药多时,发热身痛反复不解。而后面部两颧出现紫红色糜烂斑疹,并呈蝶形分布,手指肢节处也出现紫红色瘀斑伴水肿,凡皮损之处痛痒均甚,心悸头晕,腰痛,下肢水肿。经全国六家医学院校附属医院反复作几十项检验,诊断:系统性红斑狼疮性肾炎。由于患者皮损及体征很典型,有两家院校还为患者摄像用于教学。8年来,不间断的中西医结合治疗,疗效小,常反复。

初诊时,患者现重病容,面黄少气,颜面浮肿,蝶形皮损显现,发热胸闷,心悸脱发,腰痛尿少,下肢水肿,大便快利,舌淡苔白,脉沉而细。此因患者素体虚弱,内有郁热,复感风寒湿邪后,又失治误治,迁延而成。久服解热镇痛西药,发汗太过,风去湿留,寒湿郁热互结于皮肉之间,引发痛痒肉烂;食滞胸痞,下之过早,致使水湿不利,湿阻三焦,发为水肿;肺不制节,脾不散精,肾不固密,必然清浊不分,精气流失,全身衰损。中医诊断:虚劳水肿。治宜:宣肺降气,健脾除湿,温阳补肾,疏浚三焦。基本方用《金匮要略》麻黄杏仁薏苡仁甘草汤方加味:麻黄5g,杏仁10g,薏苡仁30g,白术10g,云苓10g,桂枝10g,附子10g(先煎30分钟),泽兰5g,丹皮5g,生姜2片,大枣10g,炙甘草10g。水煎服,每日服1剂。一诊方服用两剂后,患者惊喜万分:困扰几年的发热居然两日即退,水肿与其他症候亦感好转。以后守前法前方加减化裁治疗半年后,体征基本消失。又坚持服中药巩固半年后,查体,一切恢复正常,患者精神焕发,身体健康,追访至今愈20年无反复。预后,一次患者偶遇华西医大曾经给她诊治过此病的大夫,令该大夫十分惊诧:深叹中医学的博大精深。

(三)肾病综合征(虚劳黄肿)治疗病案

吴耀(化名),男,4岁,四川泸县人,1995年2月7日初诊。患孩于2年前突发全身水肿,急送某医学院附属医院诊治。尿常规检验:蛋白(+++),隐血(++),尿蛋白定量6.22g/24h;血浆蛋白:总蛋白56g/L,白蛋白29g/L,球蛋白27g/L;血红蛋白65.7g/L,诊断:肾病综合征。给予强的松口服以及抗凝对症治疗等,住院45天病情时好时坏进展不大,遂要求出院寻中医治疗。

初见患儿,满月脸,面色无华,神疲体倦,下肢水肿,尿少便溏,舌嫩胖,苔淡白。中医诊断:虚痨、黄肿。此病乃典型的脾肾两虚之候:脾虚健运失联,水谷不化;湿浊内停,泛滥肌肤;肾虚开合失调,代谢障碍,小便异常发为水肿。再则,脾气下陷,肾气不固,升运封藏紊乱,摄泄颠倒,水谷精微随尿向外泄漏,故致虚痨。治宜温补脾肾,消肿固精(水谷精微)。拟补气固肾汤主之:黄芪 10g,党参 5g,茯苓 3g,白术 3g,甘草 3g,薏苡仁 10g,莲子 5g,益智仁 3g,补骨脂 5g。水煎服,每日 1 剂。以上方为主,随证加减治疗 1 月后尿量增多、水肿减轻,尿常规检查:蛋白(+),隐血(-)。守方坚持中药治疗半年后,激素减完,各项临床指标全部正常,体征基本消失,巩固治疗半年后,病痊愈。

笔者认为,肾病综合征常见的大量蛋白质流失,低蛋白血症,高脂血症和轻、重水肿四大临床症候群,皆因患者肺、脾、肾三脏虚损所致。故拟补气固肾汤以补气、固肾、渗湿,力图恢复三脏之功能,通调清浊渠道,摄纳蛋白流失,达到消肿愈病之目的。方中黄芪合四君子汤(参、术、苓、草),旨在补养肺气、脾气,激发气机功能。参芪两药均为补气要品,都入肺脾两经;但是,也有不同之处:黄芪侧重补肺气、补卫气、补经气;人参重在补脾气、补营气、补脉气。参芪共用而量重,肺脾得以双补,有利于恢复肺的通调制节和脾的水精布散功能。同时黄芪与茯苓、薏苡仁相配用,更有利于水湿下渗而利尿消肿。另一组药莲子、益智仁、补骨脂,三药均入脾肾,有温阳补气、分利清浊、固涩精气的作用。方中两组药物合用,有治肺之标、启脾之制、固肾之本的作用。针对肾病综合征的病机十分妥帖,故有确效。

应用本方时,随证加味如下:肾阳虚甚,加附子、肉桂、鹿角胶;隐血潜血重,加三七、茅根、丹参;尿蛋白多,加蝉衣、前仁、草薢;水肿甚者,加赤小豆、茯苓及冬瓜皮;血瘀明显,加桃仁、红花、川牛膝、益母草;阴虚阳亢,加夏枯草、白菊花、珍珠母;湿热夹杂,加石韦、红藤、车前草。

　　从以上论述和所举病例,完全可以看出,中医治疗泌尿系统疾病理论科学,治法合理,久经实践,疗效肯定,确具一定优势,应为临床所首选。

第六节　血液系统疾病的治疗优势

　　血液系统疾病又称造血系统疾病。现代医学认为,人体造血系统包括血液、骨髓、脾脏、淋巴结以及分散在全身各处的淋巴—网状内皮组织。血液系统疾病是指原发于造血系统,或主要病变在造血器官内的疾病。病变表现常反映在周围血液内白细胞成分的变化。另外,一般还常将血小板病变所引起的出血病(如紫癜)与血浆凝固功能障碍所引起的出血病包括在本系统疾病范围内。本系统疾病包括:各类贫血、真性红细胞增多症、白细胞减少症和粒细胞缺乏症、白血病、淋巴瘤、骨髓纤维化、出血性疾病、脾机能亢进症、网状内皮细胞病等。

　　中医无血液系统之称谓,但依据其病史及临床体征,可归入"血证""亡血""血虚""衄血""虚劳""虚黄""黄肿"等范畴。中医认为,肾藏精,主骨生髓,为造血之本;脾统血,主运化,为血生化之源。若肾虚不能助脾运化,脾虚不能散精充肾,一为先天造血之本,一为后天生血之源,两脏不能相帮,精髓不充,则生血机能障碍,生血不足必致血亏。心主血脉、生血,参与造血过程,若心气虚或亡血,则血无所养更可致血虚。气为血之帅,气虚则不能摄血,则可血溢脉外而致出血。另外,肝藏血,助运化而生气血,也参与造血和保护血的过程,若肝气郁结可致血瘀。肺主调节,制节心血,也参与生血行血过程,若肺气亏虚,气不运血,可致血滞。由此可知,血液系统的病变与脾、肾、心、精、髓以及气、肺、肝都有密切关系。

一、现代医学治疗血液系统疾病的临床简析

　　现代医学治疗血液系统疾病主要采用针对病原、药物治疗、补充血液和手术支持等几种治疗方法。

（一）针对病原的治疗措施

针对病原去除病因是本系统疾病首先考虑采用的治疗措施。西医认为本系统疾病中很多疾病本身只是一种症状而非一种独立的疾病。如贫血类、出血类疾病，它们可由多种疾病或很多原因引发，如果治疗时不能明确诱发病原或病因，盲目用药治疗，症状可能减轻或暂时好转，但却可能掩盖内在疾病，最终导致恶化，使治疗功亏一篑。

（二）药物治疗措施

由于引发本系统疾病的原因很多，有感染性、化学性、物理性、变态反应性、肿瘤性、代谢性、失血性或原因不明等。在多病因发病的前提下，西医用药从以下几方面着手：补充人体血液所缺物质，如维生素类的 B_{12}、叶酸等；铁剂类的硫酸亚铁、含糖氧化铁等；刺激血细胞生成类的丙酸睾酮、氯化钴等；减少血细胞破坏类的肾上腺皮质激素药泼尼松、氢化可的松等；骨髓抑制剂类的环磷酰胺、马利兰等。

本系统疾病的治疗用药存在两大困境：一是药谱窄，临床选择性小；一是药物毒副作用大，不适宜长期久服。比如维生素类药只适用于巨幼红细胞贫血类维生素缺乏症的补充治疗；铁剂药物只针对缺铁性贫血的缺铁补充治疗。很多病种，都是靠激素和骨髓抑制剂作当家药，根本无太多选择。像骨髓病性贫血，脾机能亢进等病西医根本无针对性治疗药可用，只有考虑其他疗法。在毒副作用方面，不管铁剂、免疫抑制剂还是肾上腺皮质激素，对消化道都有很大刺激，易于引发恶心、呕吐、腹泻，甚至消化性溃疡，穿孔等副作用。至于免疫抑制剂和肾上腺皮质激素则还有诱发膀胱炎，尿出血和肝脏、肺及心肌损害，还有抑制血小板、白细胞生成，引发高血压、高血糖、骨质疏松、水肿、失眠、精神异常、肌肉萎缩以及儿童生长发育等副作用。从临床层面看，一方面药物毒副作用大，不适宜长期用药；另一方面所面对的又是慢性、恶性疾病，必须长期治疗。治疗与用药在临床这一节点上，显然出现了一道不容易逾越的障碍。

（三）输血治疗措施

输血是西医在病人严重贫血、缺血或失血的情况下，紧急补充血液的方法。它能起到在短时间内抢救生命、稳定病情、争取时间、延长生命的作用，为后续有效治疗提供积极支持。输血用于外科手术或失血后贫血类疾病，迅速输入全血、血浆等以补充血量和挽救休克状态，无疑是一种科学而先进的治疗手段；但是，由于长期多次输血，会增加输血反应以及出现含铁血黄素沉着的危险（有时因某些因素可加速红细胞破坏，引起急性溶血发作）。所以输血不能长期、多次应用，更不能依赖输血，它只是本系统疾病治疗中的权宜之计。

（四）手术支持治疗措施

所谓手术支持治疗是西医内外科结合的一种治疗方法，是西医一大治疗特色。一般在内科治疗前途不佳或病情严重时，借外科手术以挽救或补救治疗。外科支持治疗措施主要有脾切除和骨髓移植等。

现代医学认为，脾脏是体内主要毁血场所，切除脾脏可以减少体内红细胞的破坏。脾切除对于某些溶血性贫血、遗传性永久性细胞增多症、脾功能亢进症等有疗效。但脾切除有并发感染、发生原因不明性心肌炎、血栓形成以及影响儿童生长发育等副作用。故必须严格控制手术指征，必要时谨慎应用。

骨髓移植用于本系统疾病的治疗尚有很多免疫问题未能解决，以及其他如骨髓源问题，高费用等门槛问题有待解决，故不能列为一种普适的有效治疗方法。

二、中医治疗血液系统疾病的辨证机理

在中医学的古籍文献中没有"血液"这一称谓。《灵枢·决气篇》曰："谷入气满，淖泽注于骨，骨属屈伸，泄泽，补益脑髓，皮肤润泽，是谓液。中焦受气取汁，变化而赤，是谓血。"由此可知，中医将人体内参与正常新陈代谢的液体物质中，流注于脉管外而非赤色的流质称"液"，如津液、精液、骨髓等；将流注于脉

管内循行的赤红色液体称为"血",类同于现代医学的血液。

中医将有关血的生成、运行、滋养、调节、贮藏过程中所产生的疾病都归入血证(血液病)的范畴,依据现代医学血液系统疾病的临床体征,将其归属于血证中虚证或虚实夹杂证范畴。

血液系统疾病主要以贫血性和出血性疾病为多,同时又与肿瘤性和特异性类的疾病一起构成本系统疾病的主体。以下从中医辨证论治的角度分析病机及中医的临床治疗优势。

(一)贫血类疾病的辨治

现代医学以实验检测人体循环血液单位体积中血红蛋白、红细胞数或红细胞压积低于正常参考值者称贫血。中医无贫血称谓。中医根据患者皮肤黏膜及眼结合膜苍白,面色苍黄,手掌及指甲部位苍白,头晕、目眩等临床体征,将其归属"血虚""虚劳""血枯"等病证范畴。

贫血的病因病机,多与先天不足、后天失养有关。肾为先天,藏精主骨生髓而为造血之根本。肾所生化的元气,推动激发着各脏腑的生理功能,从而使心气得以推动,肺气得以宣发,肝气得以疏泄,脾气得以转输,在各脏腑功能综合平衡状态下,奉心化赤而生成血液,并促进血液运行与新生。所以凡遇贫血类疾病,保精补肾可以资血生血,达到改善或治疗贫血源头的作用。

脾为后天,统血主运化为生血之源泉。脾气可以将摄入的饮食物转化为水谷之精气,又从水谷精气转化为营气和津液,再从营气和津液转成赤色的血,此即"中焦受气取汁,变化而赤是谓血"的机理。同时,肾的先天精气全赖脾的后天之谷气化精充养。如果脾失健运,水谷之气难于化精,则造血生血之源泉枯竭矣。所以,凡治贫血之疾病,补脾养血为一要法,即所谓"存得一息之气,养得一息之血"。

中医治病既重视内因,也注重外因;既重视治本,亦重视治标。中医针对贫血类疾病的临床病证,在古代已经有了较深入的研究,亦即辨证分型,同病异治之由来也。如《灵枢·决气篇》曰:"血脱者,色白,天然不泽,其脉空虚。此其候也。"《医宗金鉴》曰:"失血过多,面及爪甲之色具浅淡苍白,乃脱血症也。"这都与失血性贫血相似。《类证治裁》说:"黄胖多肿,其色黄中带白,眼目如故,洋洋少神,多虫与食积所致。"这与寄生虫及食积引发的缺铁性贫血相似。《医门法律》载:"营血伤,则内热起,五心常热,目中昏光见火,耳内蛙聒蝉鸣,口舌糜烂……不死何待也"之记述,这与当今再生障碍性贫血相似。总之,从《黄帝内经》到仲景以后,中医辨证分型渐详,为临床开拓了更广阔的治疗思路。

《金匮要略·血痹虚劳病脉证并治篇》曰:"五劳虚极羸瘦,腹满不能饮食,食伤、饮伤、忧伤、房室伤、饥伤、劳伤、经络营卫气伤,内有干血,肌肤甲错,两目黯黑,缓中补虚,大黄䗪虫丸主之。"仲景在此提出了一个大治法——活血生血法。他认为,已经营卫损伤,则肌肤不得濡养,活血既能祛瘀,又能推陈出新,这同于现代医学的活跃了微循环、提高了细胞的通透性、有利于新陈代谢的说法相似;但不同的是,中医的活血化瘀之品,不但能活血化瘀,通脉畅流,更重要的是还能有助于新血的生成。这一治法,对如慢性再生障碍性贫血、骨髓纤维化及慢性粒细胞白血病等久病不愈兼见血瘀的病例,有西医达不到的特殊疗效。

(二)失血类疾病的辨治

临床上凡有自发性出血或损伤后出血不止,经实验室检测有血小板计数、功能、寿命和抗体等方面异常,或骨髓象中细胞有质和量的变化,均属现代医学的出血性疾病。中医依据其临床体征,将其归属于"血证""虚劳""斑疹""衄血"等病证范畴。出血的病机多为"血热妄行""瘀阻血溢""络伤出血""脾不统血""气不摄血"等。依据病机,多采用对人体机能起调整和激发止血作用之法及对疾病本身有直接治疗作用的治疗法则,标本兼顾。

《素问·五脏生成篇》曰:"诸血者皆属于心。"《素问·经脉别论篇》曰:"肺朝百脉,输精于皮毛。"王冰说:"肝藏血,心行之，人动则血运于诸经，人静则血归于肝。"《金匮要略注》说："五脏六腑之血，全赖脾气统摄。"由此可见，出血性疾病与心、肝、脾、肺四脏均有密切联系。其中尤以脾气对血的统领固摄作用和肝气的贮藏调节作用对防止出血更具有重要意义。

根据人体脏腑功能特点与出血病机，中医对出血性疾病常用以下法则施治：

1. 断流止血法：对于妄行出血，流急量大，易于血脱气亡之病证，应紧急采用断流止血之法。如压穴阻断、冷冻、内服药物等，争分夺秒防止气因血脱、血随气亡而贻误生机。

2. 凉血止血法：对于火热熏灼或热劫营阴损伤血络而致气血俱热、气耗血溢之证，应急以清热凉血之方药治之，以达火降血止之目的。

3. 祛瘀止血法：对于离经之瘀血、阻迫脉络、加重出血或加大瘀积，致使体内愈出血、愈瘀积、积愈重、血愈出的恶性循环，宜投活血化瘀之方药，可达活血止血、瘀去新生的目的。

4. 补气止血法：对于正气虚损、气不摄血、血溢脉外、耗气伤血之病证，当急以补气扶正之方药，固护血液，以使统血行于脉内，推血运于脉中而达气旺血止的目的。

5. 理气止血法：对于情志过急、气逆于上、血随气逆、迫血妄行之病证，可应用疏理气机之方药，促使气降火平，气行血运，达到气机正常、血循经脉而血止的目的。

6. 收敛止血法：对于久病久损之脉络，血液跑、漫、滴、漏之破创，应选用收敛固涩之方药，如山茱萸、五倍子、赤石脂、禹余粮等药味组方配伍，以促使敛口愈创，达到生肌止血的目的。

以上为止血常用之法，临床采用时应正确辨证，分清轻重缓急，采用标本兼顾，或一法或数法灵巧施治，切不可拘泥用拙。

（三）肿瘤、特异性疾病的辨治

本类疾病根据其临床表现及发病特点归属中医"癥瘕""积聚""痰核""瘰疬""失劳""侠瘿"范畴。此类疾病多因气滞、血瘀、痰结、湿聚而成，中医主张用消积、软坚、化瘀、收敛之法，以破积散结,化瘀通络,除湿涤痰,收缩肿块。

1. 软坚散结法:运用消积、软坚之方药,促使积块逐渐消散,气血畅通。

2. 活血化瘀法:采用活血、行血、祛瘀血之方药,促使瘀阻消散,脉道通畅,瘀去新生。

3. 补虚化积法:用补养气血之方药,提高脏器机能传输,促使脉络吐故纳新。

4. 除湿涤痰法:用除湿化痰、化浊之方药,促使内停之湿浊,痰结消散,气机健运。

5. 收敛肿块法:用收敛萎缩肿块之方药,促肿瘤肿块逆向吸收,以致消散。

中西两医治疗血液系统疾病虽各有其理论与治疗方法;但还是普遍感到棘手,很难达到病家的价值诉求。然而,中医学拥有的整体调节、绿色医药、辨证施治等应对慢性病、恶性病的优势以及活血化瘀、收敛肿块等独特思路和治法,相比现代医学的治疗方法,更能彰显医疗费用低、破坏性小、治疗彻底及普适性强等特点,更受病家认同和欢迎。

三、血液系统疾病病案举隅

(一)急性单核细胞白血病(M5 型)(热扰动血)治疗病例

李磊(化名),男,10 个月,住重庆市巴南区。1999 年 5 月 10 日初诊。

患儿因高热 3 日不退,于 1999 年 5 月 1 日入住某医学院附属医院。入院病历称:10 天前,患儿受凉后出现流涕鼻阻,偶有轻咳。入院前 3 天,患儿出现发热,体温 39℃左右。入院检查,T38.7℃,面色稍苍白,面部全身皮肤见有瘀点瘀斑,咽部充血,扁桃体 1 度肿大,双肺、心脏阳性,肝大,肋下 7.7cm,剑下 7.4cm,质软,脾肋下 4cm,幼稚单核细胞 0.47,入院诊断:急性白血病待查。医院急以抗感染治疗。5 月 3 日骨髓血细胞学检验报告结论:单核系极度增生占 0.605,幼稚单核细胞 0.545,单核细胞 0.06,支持急性单核细胞白血病(M5 型)的临床诊断。采用对症抗感染治疗。

5 月 10 日,患儿挂床寻求中医治疗。初见患儿面色苍白,发热烦忧,瘀点瘀斑如前,舌质淡红,苔厚腻黄,便通尿畅,命关脉络紫色隐隐。

中医以温病法则辨证:湿阻中焦,热扰动血。治法:清热除湿,凉血止血。主方:藿香、半夏、厚朴、白蔻、神曲、山楂、竹茹、紫草、丹参、赤芍、泽兰、三七、丹皮、生地、玄参各 5g,芦根、龙牙草、甘草各 10g。煎水频服,每日 1 剂。药服 3 剂,3 日热退,瘀点瘀斑有所减退。5 月 13 日,家长恳请出院,出院最后诊断:急性单核细胞白血病(M5 型)。

出院后,守前法施治至 7 月 6 日查血:常规白细胞分类,幼稚单核细胞 0.05,多核细胞 0.16,淋巴细胞 0.72,嗜酸性粒细胞 0.04,单核细胞 0.03。至此患儿带药回渝坚持中药治疗。

回渝后,7 月 30 日,患儿又发高烧住进重庆医科大学儿童医院。入院查体时,除急性上呼吸道感染体征外,其面色红润,肝肋下 4cm,剑下 3cm,骨髓血细胞检查,仅原始幼稚细胞 0.02 一项异常外,其他指标全部恢复正常。

二次出院后仍坚持守服补气养血,除湿醒脾,凉血生血之中药 2 年余。至今病无反复,身体康健。

(二)血友病甲(虚劳出血)治疗病例

熊仲强(化名),男,1.5 岁,泸州市兰田人。1997 年 9 月 6 日初诊。

患儿门诊时出具二份医疗文书:一份为中国医学科学院输血研究所检测报告。检测结果称:"Ⅷ因子促凝活性相当于正常人的 2%,Ⅸ因子促凝活性相当于正常人的 90%。临床诊断:血友病?"一份为华西医科大学附属第二医院出院证明书。证明书称:"患儿因反复皮下血肿,皮肤瘀斑 1 年,左臀皮下血肿 2 天入院。无鼻衄,无牙龈出血,无便血、血尿。入院时查体:全身散在皮下血肿,瘀斑以躯干为主,面色苍白、消瘦。辅检:白小板

计数 342×10^9/L,血红蛋白 108g/L,出血时间 3 分钟,凝血因子Ⅷ活跃仅为正常人的 2%。临床诊断:血友病甲。"患儿住院 2 日确诊后,自动要求出院治疗,于 9 月 4 日出院。

家长主诉,1997 年 7 月 20 日在卫生院肌注庆大霉素针时,左臀部针孔处出血不止,用压迫止血法止血,愈压愈肿。遂急到泸州某医学院附属医院诊治。血常规检测正常。服止血药与轻压止血维持到 9 月 2 日,全身血肿增多,疼痛加重,于是急投华西医科大学诊治。

余初见患儿面色苍白,形体消瘦,神疲无力,食欲不振,全身多处血肿及瘀斑,以皮下组织、肌肉及关节部为多,并伴疼痛。舌淡苔白,大便稀溏,三关脉隐约淡紫。中医诊断:虚劳出血。此乃后天失养,脾气亏虚,脾不摄血,阴血外越,溢于脉络之间而致的脾气虚损脾不摄血之证。治宜健脾养血,活血化瘀。首方用《小儿药证直诀》之五味异功散加味:红参须 3g,云苓 3g,白术 5g,陈皮 3g,炙甘草 5g,山药 5g,莲米 5g,芡实 5g,阿胶 5g,三七 5g,仙鹤草 10g,牛脾肉 10g,麦芽糖 3g。煎水频服,每日 1 剂。服用半月后,瘀斑明显开始吸收,未出现新血肿,疼痛也有减轻。守上方加减用药治疗 1 年后,自觉皮下出血消失,只有偶遇外伤碰撞后才有轻度出血。由于患孩家在农村,将连续服药改为间断性服药,两年后,出血基本控制,遂停药观察。时至今日,孩子已逾 11 岁,身高正常,体质偏瘦,无自主出血体征,学习生活正常。

(三)再生障碍性贫血(小儿虚劳)治疗病例

王小俊(化名),男,1 岁,泸州兰田人,2002 年 3 月 18 日初诊。

2001 年 11 月 2 日因患孩发热、咳嗽,咽喉部红肿,皮下小瘀斑而入住某医学院附属医院。经实验室检验,全血细胞 16 项指标偏低,示全血细胞减少。11 月 5 日做骨髓细胞检查,髓象示:"骨髓增生低下,其中粒系占 15.50%,红系占 0.50%,粒:红 =31:1;粒系增生低下,幼稚细胞缺乏,各阶段比值均偏低,形态未见异常,红系比例极低,淋巴细胞相对增高占 0.786,可见 0.015 幼稚淋巴细胞,分类易见浆网状细胞,多见成骨细胞,巨核难见,血小板少。意见:再生障碍性贫血待排(建议多部位穿刺)。"1 周后,再次抽取左胫骨髓检测,两次检查结果相符,临床诊断:再生障碍性贫血。

余初诊见患儿明显发育不良,形体瘦小,囟门未合,面色黄肿,精神萎靡,舌淡苔白,口腔黏膜多处瘀点,尿清长,便稀溏,三关脉隐隐。中医诊断:小儿虚劳。此乃先天不足,肾气虚弱,血源不充;后天失养,脾化无权,精髓不足。脾肾两虚,复感病邪,心肝、气血、精髓日损,统血无气,运血无力,必然血出成瘀,酿成脾肾亏虚,气劳血亏之证。治法:健脾补肾,益气养血,活血化瘀。首方用:当归、川芎、白芍、茯苓、阿胶、芡实、莲米各 3g,熟地、人参须、白术、鹿角胶、炙甘草各 5g、黄芪、龙牙草、牛脊髓各 15g,煎水放淡盐频服,每日 1 剂。治疗 1 个月后,全血常规查检各项指标略有上升,患儿面色较前红润,精神好转,食欲增加。在首方基础上随证加减用药治疗 2 年零 4 月后,经检验全血常规指标全部正常,于 2004 年 7 月 12 日停服中药。至今,患儿发育健全,身体健康。

对于血液系统疾病的治疗,中医不从血液内在细胞组成的变化着手,而是从血液内在属性变化与机体脏腑,自然环境改变所发生的关联实施辨证治疗。本来,从不同的视角认识事物,都有各自的正确性和局限性,也无可厚非;但是,在现实生活中,有关治疗安全,实际疗效,医疗费用等,在同一时空和条件下,确实存在很多利弊比较和趋利选择,这更在情理之中。当前,尽管现代医学在本领域的科学实验水平有显著提高;但是,在病因、病理、药物和治法诸多方面还有很多盲点和禁区。要真正把科研成果普适于临床,尚有很长一段路要走,瓶颈要破——科研不等于临床。

中医在成熟的医疗理论和长期实践的基础上创新,没有从实验室到临床这么一段不易逾越的屏障,所以,一开始便是"床边医学",更贴近临床,贴近病人,在安全、疗效、费用诸多方面均更能满足病人的需要。

第七节　妇科疾病的治疗优势

妇女因肩负有生儿育女繁衍后代的使命,故其组织器官多有别于男人:生理上有经、孕、胎、产等特殊机能,疾病有月经病、带下病、妊娠病、产后病、妇科杂病等多种病种。现代一般将妇女疾病分为妇科疾病和产科疾病两大类。若论产科疾病的治疗,现代医学的手术、抗炎、灭菌、补血、补液等方法,临床上无疑有很大优势。然而,若论妇科疾病以药物为主的治疗,其疗效优势还在中医。

一、现代医学治疗妇科疾病的临床简析

现代医学治疗妇科疾病一般是以临床护理、药物治疗、手术治疗三种治法为主。由于西药的毒副作用,很多药物对肝、肾、胃肠有很大损害,对妇女、胎儿的健康不利,故有效可靠的治疗药谱相对较窄。因此,妇科很多疾病多以临床保养为主,药物治疗为辅。这样,除轻浅病证有效外,大多重症疗效都不能尽如人意,临床干预难收预期效果。例如先兆流产、习惯性流产,初病时多采用卧床保胎,继后再用黄体酮、维生素 E 等药治疗。又如妊娠剧吐、妊娠高血压综合征等,所选用的镇静、降压药物,其副作用制约了用药剂量和服药时间,治疗效果必然有限,难收全功。如遇到妊娠合并肝胆疾患,仅用保肝药是不够的,治疗用药的有效性实在太小,所以,临床用药捉襟见肘,难显峥嵘。

妇科病中尚有因各种病因引发的生殖器官功能性疾病,如功能失调类的功能失调性出血、功能失调性闭经、功能失调性痛经等;功能衰退类的卵巢早衰、不孕症、更年期综合征、子宫肌瘤、子宫脱垂等疾病。对功能性疾病,现代医学采用对症治疗、性激素治疗、手术治疗等法。这些治法总体说来尚存在副作用大、治疗不彻底和后遗症多等弱点,至今不能克服。故此,临床

上在治疗妇科疾病时,西医大夫有时也建议寻求中医配合治疗。

二、中医治疗妇科疾病的辨证机理

中医研究妇女疾病历史悠久。早在三千多年前的殷商甲骨文卜辞中就有不少生育问题的记载。两千年前的《黄帝内经》已有妇女解剖、生理、诊断、妇科病的有关论述。早在公元前二世纪已有"胎产书"等妇科专著问世。以后历代医家继承创新,著述累累,为后世留下了丰富多彩的医学理论知识和临床实践积累,为中医发挥对妇科疾病的治疗优势奠定了坚实基础。

中医以整体理论研究人体,但是为了突出妇女生理病理特点,仍很重视妇科疾病的特殊性,所以,在两千多年前就已开始分科。只是,这种分科是在"大内科"的基础上的分科。因此,内科与妇科分而不离,紧密结合。这样,更符合妇科疾病的病机,更有利于临床辨证施治。例如,中医认为妇科病病因主要在于人体肝、脾、肾、气、血和冲、任、督、带的失调,临床离开了对这些脏腑经脉的整体调治,治疗妇科疾病就是一句空话。如,金元四大医家的医学理论,本为内科而立,但是同样可以用于妇科。其中刘完素用寒凉泻火之法以通经,李东垣用大补脾胃以升举血气,朱丹溪用滋阴降火清热以养气,张子和用祛痰逐水以调经。由此可以看出,妇科病的疗效优势是在对整体病机的揭示和融汇各家治疗大法的基础上建立的。

中医"男主气,女主血;治男重气,治女重血"的论述为妇科病重视血的生理病理与病机研究提供了准确定位。同时又结合自然界寒热温凉属性与人体组织器官生理,对血的起源归宿,病理特性,病机治则等进行了深入研究总结和精辟论述。如血的起源归宿总结为"血之根在肾,血之源在脾,血之舍在肝";血的属性总结为"血喜温近凉,血恶寒远热";血证病机总结为"血寒则凝,血热则腐,血温则行,血凉则生";血证治则总结为"血寒宜温,血热宜清,血滞宜行,血虚宜养"。这些论述,从定性的角度揭示了血的生理病理内涵,非常贴近临床,为中医药治疗妇科疾病开辟了无限广阔的实践空间,为中医创造妇科疾病疗效优势夯实了基础。

三、妇科疾病病案举隅

(一)习惯性流产(滑胎)治疗病例

张莉(化名),女,28岁,四川泸州人,1980年11月6日初诊。

患者因避孕屡次失败而有过5次流产史,8周前又一次检出早孕,3日前开始出现阴道出血,近日出血量逐渐增多。同时,还伴有腰酸痛、腹下坠且胀痛,经医院检查宫口松弛,妊娠试验尚呈阳性。临床诊断:习惯性流产。又据多位妇科专家会诊称,结合患者的病史,可以判断为不可避免性流产,建议放弃。

由于孕妇惧怕失去最后生育机会,导致今后终身不能成功产育,故寄希望于中医,寻我处诊治。

初见患者面色少华,神疲力倦,佝腰搂腹,痛苦病容,头晕耳鸣,夜尿频多,下血淡紫,它症如前。舌淡苔白,六脉细弱。此乃脾肾两虚,胎失所养,冲任不固,统束失调,发为"滑胎"。治宜脾肾双补,益气固胎。方用张锡纯《医学衷中参西录》寿胎丸加味:菟丝子20g、桑寄生10g、续断10g、黄芪60g、红参5g、白术10g、阿胶10g、仙鹤草30g、荆芥炭10g、炙甘草10g。水煎服,每日服1剂。服用1周后诸症均有缓解,于是,以寿胎丸为主,补肾气,固冲任,坚根基,连续进服中药两月,流产诸症消失,患者整体状况大有改善。但是,患者正气尚虚,胎儿发育不理想,于是改为补气养血为主,补肾保胎为辅,投《傅青主女科》固气汤:人参15g、白术10g、熟地10g、当归5g、茯苓5g、甘草5g、杜仲5g、山萸肉5g、远志5g、五味子5g为主,随症加减,进一步巩固治疗2月,孕妇气血恢复,身心别无不适,经妇产科检查,胎儿发育良好。10月胎足,产1男婴,母子平安。追访22年后,孩子已长大成人,身体康健,聪颖可人,工作顺利,学业有成。

（二）不孕症（肾虚不育）治疗病例

吴贤芬（化名），女，41岁，四川泸州人，2003年8月27日初诊。

患者婚后夫妇同居18年未能受孕。经泸州、贵阳两所医学院校附属医院检查，排除男方因素，一致确认女方原发性输卵管阻塞。经过近10年的多方医治无果后，于1998～2002年5年间，先后赴广州、海南、北京多家三甲医院做第二代试管婴儿5次，均因受精卵在母体内存活少于1周而宣告失败。失望之际，转念寻求中医治疗。

初见患者神气抑郁，面丰色晦。行经腹痛，喜热喜按，经色淡红，淋漓不畅。平日带多，色白黏腻。胸腔痞闷，食欲不振。苔白腻，脉细滑。此乃寒湿互结、痰气阻滞之"不孕"。治宜温经行气，化痰导滞。用《太平惠民和剂局方》二陈汤、《济生方》香棱丸化裁组方：制半夏、陈皮、茯苓、白术、苍术、莪术、木香、丁香、小茴香、川芎、王不留行各10g。煎水服，每日1剂。以本方为主加减治疗3月后，经医院输卵管通水检查：双侧输卵管畅通。

停药试孕2月无果，又恢复中药治疗。

查患者腰有不适，下夜疼痛，夜尿频多，性欲冷淡。经期迟后，月经量偏少，经行不过2日。双尺脉沉而弱。此肾亏血虚之证。中医诊断：肾虚不育。拟补血调冲、益肾种子之方：黄芪50g，生晒参3g，当归、茯苓、熟地、狗脊、肉苁蓉、仙茅、仙灵脾、鹿角胶各10g。水煎服，每日1剂。以此方为主化裁治疗3个月，2004年4月20日查出早孕。患者大喜停药自调。

3月后，因无不适，患者随丈夫外出旅游，2004年7月9日至山东时不慎跌仆，损伤胎气，出现少腹胀痛，阴道出血。急入住山东省立医院，临床诊断：①盆腔粘连；②右侧输卵管妊娠（流产型）。手术治疗后出院，难得的一次自然孕育终告失败。

回泸后患者告知，当山东省立医院的妇产科专家们了解到自己的治疗过程后，都十分惊叹中医药的神奇疗效。之后，由于其他原因,患者放弃了再治疗。

(三)功能失调性子宫出血(血崩)治疗病例

曹淑(化名),女,42 岁,四川泸县人,2008 年 5 月 20 日初诊。

近两年以来,患者月经一直差前错后,时断时续。同时还发生子宫无规律性出血,并时常量多。用止血药治疗可以暂时减少,但病情迁延,日渐加重。

本次子宫连续出血 50 余日,经多家医院检查,排除器质性病变,进行分段全面诊刮后初步诊断:功能失调性子宫出血。经诊刮、止血药、孕激素、补佳乐等药物治疗后,病情无好转,出血量日渐增多。本周,血流如崩,患者只能用尿不湿替代卫生巾才能防止出血溢流。近日 24 小时内需要更换 7 个以上尿不湿。医院建议急行切宫手术治疗。因患者恐惧手术,由一妇科专家推荐请笔者中医诊治。

初见患者,面色晦黄,神情衰疲,头晕目眩,息短声低,腰腹胀痛,经血如崩,步履维艰,危重病态。舌质水淡,苔薄白灰。二便尚行,六脉细小。此乃冲任不固,气虚亡血之“血崩”。治宜固摄冲任,益气止血。用《傅青主女科》固本止崩汤加味治之:熟地 10g,白术 10g,黄芪 50g,当归 10g,姜炭 5g,红参 5g,白芍 10g,云苓 10g,炙甘草 10g,三七 10g,阿胶 10g,荆芥炭 10g,侧柏炭 10g,龙牙草 20g,木香 10g。水煎服,每日 1 剂。服用本方 1 周后,崩血大止,小有漏红。上方中以党参易红参须,血余炭易姜炭,又服中药 1 周后,崩漏均止,诸症改善。再以健脾益肾,气血双补调治以善其后。40 日后月经来潮,经量不多,经期 3 日。仍坚持上方上法,调治半年后,病痊愈,无复发,身体健康如前。

中医治疗妇科疾病主要采用中药方剂,激发人体脾、肝、肾的生理功能来达到治疗目的。而用于激发人体脏腑功能的方药又能恰到好处地超越激素药产生的临床效果。这为妇女生理特殊性对西药的选择局限性开阔了用药渠道,突破了西医药治疗妇科疾病的临床瓶颈。因此,更能对妇科急慢性、特异性疾病产生总体治疗优势。这也是中医治疗本类疾病能更好、更快、更广泛、更彻底的一大内涵。

第八节　高热疾病的治疗优势

高热，四川民间称"发高烧"，是临床常见的危重症状之一。在人们的日常生活中，一旦有人发烧，则首先打针输液唯恐慢了坏事，总认为西医快中医慢。几天治疗下来，高烧仍不退时，才又心急火燎地去看中医……那么，治疗高热真的是中医慢么？不是。其实中医治疗高热经济实惠，又快又好。

一、现代医学治疗高热临床简析

健康人经常保持恒定的体温（37℃±0.5℃）。现代医学认为，正常体温是人体大脑皮质和丘脑下部体温调节中枢控制下并通过神经、体液的作用调节的。当人患病时体温调节中枢发生障碍，导致产热过多或散热过少而使体温超过正常范围，称为发热，当体温超过39℃时称为高热。西医还认为，发热是人体防御疾病的一种反应；但热度高，会给机体带来许多危害。最常见的高热是由于粒性白细胞和单核细胞发生吞噬作用引起，或接触病原体、内毒素等而释放出的内热源性高热，及某些物理化学因素作用于体温中枢引发。

人体出现高热时，出现畏寒、战栗、皮肤苍白及干燥无汗，体温可在短时间达到高峰，同时患者还可出现皮肤潮红、灼热、呼吸急促，心率加快，眼结膜充血，口唇疱疹，头痛等症状，甚则可见意识障碍。

现代医学对高热的治疗一般采用物理降温，如头置冰袋，酒精擦浴等，必要时加用退热药，如安乃近等。同时针对病因治疗。

引起高热的原因很多，临床上一般分为感染性高热和非感染性高热两类。西药对细菌类感染发热效果很好，由于本类高热最为常见；所以往往被人们误认为"西医退烧快"。病毒类感染发热临床同样常见，但由于西药抗病毒药的药谱窄，种类偏少，所以应对病毒性高热和"复合"性高热其疗效就十分有限了。西医对非感染性高热，如坏死物质的吸收，变态反应，代谢障碍，体温调节中枢失常以及原因不明性高热，临床除对症治疗外，其退热措施和疗效都不尽如人意，这即是西药退烧的软肋。

二、中医治疗高热的辨证机理

早在两千多年前中医对高热就已经有了较为深刻的认识。中医不凭借体温计测定体温，而是凭病人自身对寒热的感受及特殊症状，脉息等发病体征作为判断发热疾病的依据。如《素问·至真要大论》曰："热淫所胜，怫热至，火行其政。民病胸中烦热，嗌干，右胠满，皮肤痛，寒热咳喘……"《素问·平人气象论》曰："人一呼脉三动，一吸脉三动而躁，尺热曰病温。"后世医家根据这些特点，总结出发热疾病（温病）发病急，传变快，发热重，恶寒轻，以及身痛咳喘，高热不寒，烦渴尿黄，面红目赤，甚则热陷心包而昏厥等症候，以此作为判断高热，鉴别属性，分析病机，实施治疗的重要依据，并经临床长期实践检验证明可靠有效。

中医认为，人体的正常体温主要是通过机体所具有的两种物质——营气和卫气的相互协调来维持。如《灵枢·营气篇》载："营气之道，内谷为宝。谷入于胃，乃传之肺，流溢于中，布散于外。精专者行于经隧，常营无已，终而复始。"《灵枢·本脏篇》说："卫气者，所以温分肉，充皮肤，肥腠理，司关合者也。"由此可以看出，营气与卫气的生理功能有：营养人体，温煦脏腑，润泽皮毛，保卫肌表，抵御外邪，司汗孔开阖，管体温调节。至于它们的生成部位，《灵枢·营卫生会篇》说："人受气于谷，谷入于胃，以传与肺，五脏六腑，皆以受气。其清者为营，浊者为卫，营在脉中，卫在脉外。"从这几段经文可以清楚说明，营气、卫气乃水谷精气所化生，一内一外，一阴一阳，共同维护人体生命的存在。同时还昼阳夜阴，昼夜变化，循行人体经脉，调节人体温度。

尤其在外的卫气,以调节外来温变和邪气的入侵为己任,保障机体内外体温的平衡。而营气在内,流溢脏腑,保障精气布散于外,遏制内热熏蒸,避免破坏机体内外体温的均衡。同时,应当强调的是,营卫两气在人体内外都有一定的循行规律,这就是人体生命节律的一个重要组成部分。一旦这种内外调节功能遭到致病因素的破坏,人体的正常体温就可能产生变化而发生疾病。

中医依据发热的病机,将高热(发热)分为外感发热和内伤发热两类。外感发热主要由外感六淫邪气侵袭卫分,卫气便起而抗争,从而产生恶寒战栗,汗毛竖起的现象。如果卫气战胜邪气,则恶寒消除,汗出而热退,同时,卫气得以平复。反之,邪气偏胜,稽留于皮肤之间,发热就会加重,产生高热。如再不退热,则邪毒入里伤及营气或热灼津液,或热结便闭,甚则由气传营,邪入心包,神昏谵语,病情日趋严重,发为危证。内伤发热则多见于体质虚弱及慢性病患,有时亦兼有外感,相互夹杂,营卫俱伤,病变更加复杂难治。

治疗发热性疾病,从汉代的张仲景至清代的叶天士,至今已愈两千多年。众多医家,代代相传,继承发展,使热病治疗学说丰富多彩,日臻完善。针对高热治疗,创立和完善了解表法、清热利湿法、清热解毒法、清热宣肺法、清热化痰法、清热生津法、泻热通便法、清热凉血法、清热开窍法、清热定惊法、凉营透热法、清热涤暑法、气营两清法等治法和众多有效的经方、时方以及临床实践医案,破解了病因、药物等多种因素的制约与局限,为高热的治疗打下了坚实可靠的基础,创造了无可置疑的临床疗效优势。

三、高热病案举隅

(一)流行性脑脊髓膜炎(春温发热)治疗病例
郝大平,女,25岁,泸州市人,1983年3月12日初诊。

患者于4日前以突发高热(39.8℃以上)、剧烈头痛、喷涌呕吐、口腔皮肤黏膜有多处瘀点、颈项强直等症状而急送川南矿区职工医院。经检验确诊:流行性脑脊髓膜炎。通过抗感染、对症、降温、镇痉等法治疗效果不显而急求中医配合治疗。

初见患者,全身灼热(40.1℃),口渴烦呕,头胀头痛,情绪躁忧,神昏谵语,头项强直,肌肤发斑,唇龈凝血,舌体绛红,舌小无苔,脉数大。

此乃春温重症。由于顺传速变,卫分不解已转气分,气分不解已入营血,故成卫气营血同病之证。治疗首用清心营,凉血散血,透热转气。处方:玳瑁粉10g,生地30g,赤芍10g,丹皮10g,元参10g,寸冬10g,紫草10g,薄荷10g,大青叶10g,板蓝根10g,甘草10g。次用清气泄热,益胃生津,引热退卫。处方:石膏50g,知母10g,元参10g,麦冬10g,生地10g,芦根30g,竹茹10g,竹叶心10g,葛根30g,大黄3g,甘草10g。最后,清热解毒,清肺透表,格邪外出。处方:连翘10g,银花10g,大青叶10g,板蓝根10g,寸冬10g,元参10g,葛根30g,芦根30g,沙参10g,薄荷10g,甘草10g。

笔者在医院现场一次处以上三方,嘱其每方按次序服用2~3剂,水煎服,每日可1~2剂。

笔者离院后,患者在医院速进上方,每剂服1日,连服2日,三帖处方,共治6日,患者热退神清,瘀斑消散,又调治3日后出院。出院时该院主管大夫深有感触地说,如果不上中药,不可能收到如此满意的效果。

追访患者至今,病痊愈,身体康健,无任何后遗症。

(二)流行性乙型脑炎(暑温发热)治疗病例

罗小强(化名),男,25岁,四川泸州市货车司机,1993年8月17日初诊。

患者于1993年8月14日晚突发高热,伴头痛、呕吐,急送市人民医院诊治。经1天多检查治疗,病情加重。16日凌晨患者体温急速升至40.5℃,头痛如裂,频发呕吐,呼吸急促,腹壁提睾及腱反射减弱,脑膜刺激征明显,脑电图显示异常。由患者家属请求转某医学院附属医院治疗。家属告知,经该院诊断,确诊为流行性乙型脑炎。立即采用水袋、室内降温,西药解表、镇静、止呕、镇痛及对症治疗,并通知病危。17日凌晨病情尚有变进,患者亲属急延笔者治疗。

刻下,除上症悉具外,更见患者高热神昏,面赤汗少,气息急促,频发抽搐,偶见惊厥,舌红苔黄,小便黄少,大便3日不解,脉象弦数。辨证:查悉患者于酷暑之下抢运燃煤2天,情急体倦,身心疲乏。加之患者素有里热,渴多饮冷。时值酷暑,湿热蒸腾极易损伤阳气,今患者内气已伤,正虚邪盛,暑邪入侵,热燔阳明,熏蒸体表,壮热不退;内热里结,外热熏扰,湿与热搏,阻于胃肠,失于和降,既关又格;情急损肝,肝气内虚,引邪入室,风火相煽,扰乱神明,神志不清。暑热炎上,故而面红目赤;热阻脉络,因此头胀头痛;热陷厥阴,肝风内动则发痉厥、抽搐、脉象弦数。诊断:暑温。暑阻中焦合并暑热动风型。治则:清热化湿,凉肝息风,生津增液,通腑泻实。方药:石膏80g,知母15g,川连5g,炒山栀10g,厚朴10g,枳实10g,芦根50g,竹茹10g,薄荷10g,钩藤15g,大蜈蚣1条,白芍10g,生地10g,大黄6g,甘草10g。水煎服,日服1剂。

本方重用石膏、知母清解暑热,以消内热;合川连、山栀、厚朴、枳实、大黄苦寒清肝通腑泄热,加芦根、竹茹清胃生津,和胃止呕;选薄荷、钩藤、蜈蚣凉肝息风,定惊解痉;配芍药、生地、甘草酸甘化阴,养筋除痉;添大黄泻热开关,通解腑实。

本方连进两剂后立现佳象。19日晨2诊时体温降到39℃,头痛、呕吐、拘挛均缓解,便通顺畅,但体倦神疲。上方去川连、山栀、厚朴、大黄,加太子参、山药嘱服2剂,每日1剂。

21日晨第3诊,体温36.8℃。脑电图正常,它症悉除,但精神疲惫,纳差脉弱。用补气生津之品调治善后。于24日痊愈出院。追访至今,患者康复彻底无任何后遗症。

(三)伤寒(暑伤气血)治疗病例

罗玺(化名),男,17岁,四川合江县中学生,1999年10月29日晚6时初诊。

1999 年 10 月 14 日患者因突发高热,立即入住县人民医院,治疗 1 周高热不退,又急速转入某医学院附属医院治疗。经全血常规检验 11 项指标异常。B 超、CT 检测示肝大、脾大。肝肾功试验、白蛋白 2 项偏低,肝功能 4 项超高。10 月 29 日骨髓血细胞学检验报告称:血细胞增生明显活跃。粒细胞系统增生占 57%;红细胞系统占 32%,以晚幼为主;巨核细胞易见,血小板少见;网状细胞 9%。结论:恶网待排。通知病危。住医院治疗 1 周,40℃ 左右高烧不退,病情进行性加重,家长与主管医师协商好,准备于 11 月 1 日(星期一)自动出院。在绝望中一亲友推荐来笔者处就诊。

当时,患者已经不规则持续高烧半月,最高时,达 40.5℃。初见患者面色晦白,疲惫至极,双目失神,大汗如洗,呕恶频发,牙龈出血,口腔黏膜瘀斑点点,舌淡苔黄腻,尿少便可,脉象滑数。

中医辨证:《黄帝内经》云:"气虚身热,得之伤暑。"询知患者素体羸弱,气血先亏;嗜食辛辣,内伏郁热。刻下时令恰值夏末秋初金阳鼎盛,暑温交争,骤感暑邪必发暑温。今患者正虚内伤,邪热内窜,邪正交争,气分热盛,则见壮热不已;气虚表弱,藩篱失固,内热熏蒸,迫津外泄,故大汗淋漓;脾虚胃弱,湿聚热积,湿浊犯胃,胃失和降则反胃呕恶;暑湿困体,清气不升,浊气不降,上蒙清窍则头目胀痛;气热不退,直捣心营,燔灼血分,腐血动血,则吐衄发斑;气随汗泄,正气不振,清阳不升,水液不行,则见神疲体倦,溲少便难,舌淡苔腻,脉细无力。中医诊断:暑温。暑伤气血证。治法:清气泄热,凉血解毒,祛暑化湿,收敛津液。自拟清热凉血汤:石膏 80g,知母 10g,藿香 10g,厚朴 10g,法夏 10g,连翘 10g,银花 10g,大青叶 10g,板蓝根 10g,紫草 10g,丹皮 20g,生地 30g,丹参 10g,赤芍 10g,浮小麦 30g,嘱其水煎服,每日 1 剂。

患者于 30 日上午 9 时开始服用本方,不分次数,连饮频服。至 11 月 1 日(星期一),原计划自动出院,当主管医师查房时,患者高热已退至 38.6℃,大汗已止,神智较清,查房配合。众人十分惊诧,追问患者"私自"服用了什么药?患家如实出示以上中药,经研究后,决定取消患者出院,继续留院观察,并同意继续服用笔者所处方药。

11月1日10时二诊,见患者大汗已止,去浮小麦、麻黄根。舌苔尚厚,加苍术、云苓祛湿;口唇咽干,加葛根、麦冬升清增液。水煎服,1日1剂,嘱服4剂。

11月6日三诊。高热退至正常,神情已清,二便尚可,饮食小进,斑疹隐退,唯神疲体倦,脉细无力。以上方变化巩固治疗至11月8日,作第二次骨髓细胞学检查,报告称:"增生明显活跃,粒系占54%,偶见发育不平衡。红系占34%,个别细胞有所偏大。网状细胞1%。比例较上次下降,形态改变较上次有所好转。结论:骨髓三系活跃,网状细胞较上次明显减低。"

11月8日后,患者带药回家调养。病家告诉笔者,医院检验室在患者退热后的11月4日出具了1份10月29日送检的骨髓微生物学检验报告,检出:伤寒沙门菌。故出院时的最后诊断为"伤寒"。

作为中医治疗,不管是"恶网"还是"伤寒",高热是事实,名称对于辨证论治并不重要,重要的是辨证准确。用异病同治的理论,于临床便可以顺理成章。从中医角度,采用对病症的定性治疗入手,可以随证用药,及时、灵便、快捷高效地控制病变局面。能及时应对临床变化体现了中医治疗高热的理论和实践优势。所以有专家称中医是解决问题的"床边医学"。

以上,从八个方面(系统)简约地介绍了中医的临床疗效优势。其实这只是临床病证的一小部分,能体现中医优势的病域还十分宽泛。另外如神经系统疾病、内分泌疾病、增生性疾病、退行性疾病、遗传性疾病、免疫性疾病、儿童疾病、老年疾病、多脏器损害性疾病、疑难杂症、非标准疾病、各种临床综合征、病因不明性疾病以及人体亚健康状态等内科临床领域,疗效均有显著优势。所以常有"中医的优势在内科,西医的优势在外科"的说法。此说虽不甚准确,但也不是全无道理。

第九章　中医的临床作为

中西两医是建立在不同文化、不同价值理念、不同理论体系架构内的两种医学门类，它们都为人类的健康作出了不可磨灭的贡献。在几千年同一百多年的实践对比中，人类总是能作出睿智选择——扬长避短，取善而从。因此，客观公正地揭示、介绍它们各自的优势和作为，对促进两大医学的发展有好处，对维护病人的切身利益亦非常有好处。

第一节　保守疗法的中医空间

前面第二章"中医的脊梁"讲了，曹操使华佗总结汉代以前几千年的外科医疗积累文献付之于一炬，毁了中医学半壁江山，致使中医手术外科一蹶不振。先贤们以民族生死存亡计，更加激发了扬长避短，把中药治疗推进延伸到临床治疗的各个层面中去的决心。经过两千多年的临床实践和积累，中医成功了。由于加大了中医药治疗外科疾病的理论研究和临床实践探索，催生了保守治疗理念的提升。

一、保守治疗褒贬议

所谓"保守治疗"，当然是相对"积极治疗"而言。其含义是，临床遇到某种病证或某种病灶，采用手术干预治疗时，称积极治疗；而采用非手术方法时，则被称为保守治疗。保守一词，在新中国词典里是一个贬义词，有落后、守旧、不求进取的意思。如与传统中医治疗联在一起后，往往被一些人理解为缓慢拖延，不积极主动，不争分夺秒，并意味着敷衍与放弃。为此，往往为一些病急乱投医的人所不齿，心急火燎地选择积极治疗，根本不分析病情，不斟酌后果，结果造成终身遗憾。其实用"保守"还是"积极"的治疗手段，临床上的实际内涵绝不只是文字表面含义那么简单。相对于某些疾病而言，保守治疗反而成了安全、保险的代名词,若运用得恰到好处,其综合价值效应反而无可限量。因此,保守治疗往往更为一些有基本医学知识而理智的病人或家属青睐。这样一来,保守治疗外科疾病,就为中医放开手足,展示疗效,有所作为亮出了一大片广阔空间。

对于现代医学而言,它凭借其有多学科的现代科技成果作支撑,在外科手术治疗方面,小到包皮环切,大到脏器移植,可以说是高歌猛进,硕果累累,在外科领域展示了它的绝对优势;但是,在临床层面,虽然手术能治疗很多疾病,可以挽救无数伤病员的生命,却不能包打天下治疗所有外科疾病。况且,手术本身也是一种人为创伤,加上失血、流血及麻醉药、抗生素的应用,都会给机体带来很多毒副作用和术创造成的伤害。因此,现代医学也认为,在有手术指征的前提下,非手术不可的才用手术治疗;小手术能治愈的,不用大手术治疗;以预防为目的的手术治疗,应当避免。这既符合医疗道德宗旨,又满足了病人的价值需求,追求的是和谐。

从现代医学自身的发展而言,内外科的发展也不平衡。相比之下,内科发展较缓慢,相对滞后;外科发展较快,成果丰硕。西医内外科分科虽严,但是临床上内外结合,相互支持较多。尤其是很多原因不明或多脏器损害的重症疾病,当内科治疗力不能逮时,往往要寻求外科支持。

作为人体,乃血肉之躯,毕竟与机器有异。不能说,零部件说换就换、说切就切,而对"原件"没有损害。站在现代医学的立场,脏器的切除或修补,很多时候都是无奈之举,不得已而为之。如果有不用手术都能治愈的上上之策,又何苦劳动手术刀呢?真能不大动"干戈"而治愈,可想而知,那将是一个完满的结局,病人及其家人都会求之不得,皆大欢喜。这上上之策就是保守治疗。

二、中西外科有多大差异

什么是中医外科? 中医外科是整个祖国医学的一部分,历史悠久，内容丰富。春秋战国时期外科学已逐渐形成。如春秋战国时期所著的《五十二病方》中已经记录了创伤、冻疮、诸虫咬伤、痔漏、肿瘤等外科疾病；《黄帝内经》中《灵枢·痈疽篇》已载有 17 种外科病。至汉代，已出现了我国历史上最著名的外科学家华佗；西汉已有我国第一部外科专著《金创瘛疭方》问世。以后历代，研究外科疾病的病因、病理、诊法、治法、方药的著述层出不穷，并都有很大发展创新。只是外科名称，明代以前分别称疡医、金镞科、创肿科、疮疡科等。直到明代汪机著《外科理例》时，在其前序中始称："以其痈疽、疮疡皆见于外，故以外科名之。"可见，外科名之由来只是因为痈疽、疮疡生于人体外部的特点，借其与内科相对称谓而已。至此，汪机不但定义了中医外科概念，而且明确了外科疾病之范围。

从汪机所明确的病种来看，与现代医学相比较，其范围都局限于生于病人体表的、能够用肉眼直接诊察到的、有局部症状可诊视的疮疡病、皮肤病、肛门病和外科其他杂病，如痈、疽、疖、疔、流痰、瘰疬、乳病、瘿瘤、岩以及眼、耳、鼻、咽喉、口腔、意外损伤等病。而西医外科除包括这些疾病外，还包括西医内科无治愈可能的，必须依靠外科手术切除、修补、缝合、移植等治疗的一切组织、器官、内脏疾病。

中医外科在华佗时代就已经可以使用药物麻醉，施行死骨剔除、剖腹、开颅等外科手术，这在当时已是世界领先了。但是，由于华佗的《中藏经》《青囊经》上部以及西汉医家所著《金创瘛疭方》等外科医著毁损失传，中医外科手术治疗就一蹶不振。时我不待，时势造人，在手术治疗极度萎缩的情况下，中医借助内科优势，全力加大了药物治疗的研究进程，把内科用药延伸到几乎每一种外科病种的临床治疗中，外用药及小的穿、刺、切、割、挂线、结扎等，手术反而成为辅助治疗手段了。所以，外科病的病因、病理、诊治、方药都遵循系统理论，整体观念，"治外必求于内"等理念，与内科治疗理论一脉相承。或许，如果说得明白点，就是用内科的治疗法则治外科疾病，或者运用内服外治相结合的治疗方法。这就是很多内科书籍中有很多外科病论述；内科医生中有很多长于治疗外科病的好医师的缘故。如肠痈病（阑尾炎）的辨治方药收载于《金匮要略·疮痈肠痈浸淫病脉证》中，外科学家华佗又长于治疗内、妇、儿、外各科病证。

与中医不同的西医外科是以"还原论"作为基本理论，以"解剖学"作基础，在以化学药物止痛，抗感染的支持下对外科病灶进行手术治疗。手术治疗外科疾病，是西医学科学先进，发展较快，成果较多的领域，所以西医学也尽可能让手术治疗向内科延伸，支持或取代一些内科病的治疗。相比之下，手术外科中医无法匹比，近百年西医一路领先。然而，在疮疡感染，皮肤病以及那些不适合手术治疗，而要依靠抗生素、激素、维生素类药物内服外治的病种，西医外科就相对力不从心，而临床就没什么优势可言了。相反，中医则可以在这一隅空间大有所为。

三、中医保守治疗病案举隅

一般情况下，遇到还没有出现手术指征的外科病证，无论是病人或医生都愿意采取保守治疗，而不是急于盲目手术干预。而同意病人采用保守治疗的外科大夫，其临床治疗措施多半都首选西医内科用药。如一旦治疗失败或治疗中手术指征突出时，定然马上停止治疗观察，立即施行手术，以免延误治疗时机，失却痊愈机会；但是，如前面章节所述，一旦遇到的是那些多病因，或病因不明；多系统发病，或多脏器损害；对抗感染药有过敏史，或有耐药性等情况时，即时或侧重应用中医药介入实施保守治疗，应当是一种严肃负责而又积极有效的抉择。

（一）误食异物治疗病例

邱林，男，5岁，四川泸州市人，1972年10月30日初诊。

1972年10月27日午时，患孩误食"跑马机"筹码金属币一枚。是时，不知孩子是恐是痛，哭啼不停，家人急送某医学院附属医院诊治。医院斟酌再三后考虑采用手术取币。当时，为确定钱币所在部位，用X光机（当时医院尚无B超）透视寻找；但苦寻 3 日全无影像踪迹,大便两次也未见异物。主治医师曾怀疑小儿是否真的吞下过钱币,经患孩奶奶证明亲见食入无误后,医院决定继续观察并寻找钱币的准确停留部位以待机手术。

10 月 30 日,患孩奶奶禹太,因听说笔者有一治疗误食异物方剂,故特上门求之。

经问清楚情况与过程后,笔者即处《伤寒论》小承气汤(大黄 6g,厚朴 3g,枳实 6g)1 剂。令水煎,分早中晚三次分服。每服必须见泻,见物则停。

次日,禹太欣喜来报,服用上方后,泄泻 3 次,至晚饭时分,患孩急泻时,听得"当"的一声响,一枚钱币应声落入便盆之中。当时,同室病友又惊又奇,皆大欢喜,争相传抄此方数张。

小承气汤,乃张仲景用治阳明腑实,有谵语、便硬、潮热、"腹大满不通"等症时,用此方泄热通便,除满消痞,小儿应用此方,"微和胃气",泻下不伤正气。用现代医学的观点,本方可使胃肠分泌增加,促进肠道蠕动加大,有利钱币离开死角翻滚向下而随便泻出。余用此方治疗小儿误食异物 50 余例,用必中的,无有不应手取效者。

细议此案,其实十分平常。现代医学用先进的影像机具透视探寻体内异物,之后再行手术取之,不能不说科学有效;但是,能用中医此等巧思小技,解大困于顷刻,显四两拨千斤之力,确实彰显了中医的效廉便捷之特色。

(二)肠粘连伴梗阻(肠痈)治疗病例

王佑森(化名),男,25 岁,四川泸州市人,1977 年 5 月 2 日初诊。

患者曾于 1975 年患急性阑尾炎,经非手术治疗无效后,行阑尾切除术。7 个月后,该员又因术部周围组织粘连合并腹膜炎,再次做手术分离治疗。4 日前,患者体育运动后,右下腹呈剧烈持续性疼痛,之后又有恶心呕吐、低热(38.5℃)、大便不通等症,立即入住某医学院附属医院。经检查诊断:阑尾结肠粘连伴梗阻。经医院 3 天抗炎、对症等非手术治疗,病情未见好转。

最后院方下决心通知次日上午实施手术治疗。由于家人经历了两次手术过程,还心有余悸,对非手术治疗始终寄托一线希望,于是通过单位领导请余诊治。

初见患者,呻吟不断,转侧不宁;痛苦病容,面青汗出;少腹胀痞,腹痛难忍;时有呕恶,食饮艰难;大便 3 日未行,小便尚可自调;舌苔黄厚,脉象弦紧。

中医诊断:肠痈。此乃患者多次手术,气血亏虚;手术后瘀血凝滞,腹部变生积邪。加之饮食不节,起居不慎,剧烈运动,耗气动血,故而引发腑气不通,血行不畅,郁结成痈,不通则痛。治宜清热解毒,排脓止痛,通里攻下,行气活血。方用大黄牡丹汤合四逆散加味:丹皮 10g,桃仁 10g,冬瓜仁 30g,苡仁 30g,红藤 20g,败酱草 20g,柴胡 10g,赤芍 30g,枳实 10g,甘草 10g,大黄 20g,芒硝 40g。

上方用水煎熬 3 次,每次煎 20 分钟,将 3 次药液混合后,分 4 次服用。方中大黄、芒硝另用沸水浸泡,取适量清液兑入煎剂中同服,剂量以泻出蓄粪为度。

药液煎成后,于下午 2 时许服用第一次,以后每 4 小时服 1 次。用药 4 次后至 5 月 3 日凌晨 5 时许,大泻 1 次。泻出蓄便五六枚并黏液垢粪,异臭难闻。是时,患者腹痛腹胀顿止。须臾,感觉腹中饥楚,试饮糖水少许已无呕恶,半小时后患者渐渐平静入睡。是日 8 时医院上班后,主管医师见大便通,腹胀除,病人转危为安,遂取消预期手术安排同意中药配合治疗。

5 月 3 日 10 时二诊。上方去大黄、芒硝,嘱其继续服用 1 周。5 月 10 日病人痊愈出院。出院后,以补气养血、解毒祛瘀之方调治半月后停药告痊。

本例病愈后,追访 32 年身体强健,腹部疾病再未复发。

急性阑尾炎是临床最常见的急腹症。西医直至 19 世纪后半叶才对急性阑尾炎有较详细的认识,1886 年才正式定名称"阑尾炎",直到本世纪初才确定以手术为主的治疗原则。阑尾炎属中医"肠痈"范畴,而肠痈包括了西医称谓的多种腹腔内化脓性炎症。肠痈分大肠痈与小肠痈,大肠痈即指急性阑尾炎。大肠痈在《黄帝内经》中早有记载,汉代张仲景在《金匮要略》中总结了汉朝以前治疗肠痈的经验,并订制了诊治法则与方剂,有效地应用于古今临床。以后隋朝的巢元方所著《诸病源候论》与明朝陈实功所著《外科正宗》又从病因病机等方面有进一步发挥和研究。新中国成立以后,中医传承创新,开展了以中医为主的内服外用保守治疗,为非手术治疗阑尾炎翻开了新的一页,取得了较好的治疗效果。

以上病案只是笔者一个典型病例,其实,40 余年的临床,治疗本病上百例,都有立竿见影之效,收简便效廉之功。一般说来,除少数因贻误治疗时机而造成穿孔的病例急需手术外,大多数病例都可以由中医非手术治疗。

(三)颅脑损伤(头部内伤)治疗病例

罗德福(化名),女,64 岁,四川泸州市人,2006 年 8 月 7 日初诊。

2008 年 8 月 1 日凌晨,患者因摔伤头部后出现呕吐、昏迷,3 个多小时呼之不应后入住某医学院附属医院,"入院时神志呈浅昏迷,呼之无反应,不能睁眼,刺痛定位,GCS 评分 7~8 分,左瞳散大固定,右侧瞳孔 3mm,光反射(+),右侧肢体刺痛,反应明显差于左侧,深浅反射消失,病理区左(+)、右(-)。诊断为左侧特急性硬膜下血肿,右枕骨骨折,右枕头皮血肿。于 8 月 1 日上午 9 时行左额顶颞部硬膜下血肿清除术。"

手术后患者神志渐清,可小声说话,能少量进食饮品,生命体征向好转变;但是,到术后第三天,病情出现反复,以上诸症加重,生命体征不稳定。至 8 月 6 日开始出现浅昏迷,经脑 CT 检查显示,颅内出现较多脑积液。又经一天多的脱水补液对症治疗,病情有逐渐加深趋势,遂决定 8 月 8 日上午行第二次颅脑手术。

由于对再次手术的不确定后果的畏惧,在亲友的建议下,病家毅然决定在手术之前抢服中药,企望转机出现。8 月 7 日笔者介入治疗。

初见患者,神智蒙昧不清,面目肿胀变形,色泽黛黑郁晦,舌苔厚腻水湿。小便稍利,大便未行,脉象濡缓沉细。中医诊断:头部创伤,血瘀血肿。此因跌仆损伤头部,颅内经脉破损,血溢颅腔内积,压迫颅脑各部,蒙蔽头部关窍,损毁、危及生命。治宜凉血止血,利水消胀,逐瘀通窍。方用《医宗金鉴》桃红四物汤加味:当归10g,川芎10g,赤芍药30,生地10g,桃仁10g,红花10g,连翘10g,赤小豆20g,茯苓10g,猪苓10g,泽泻10g,薄荷10g,石菖蒲10g,远志10g,大黄3g,甘草10g。水煎服,每沸20分钟后煎1次,1剂药煎3次,混合后频服(可用胃管鼻饲)。嘱其务必足量。8月7日服完1剂,未见好转迹象。按原计划安排,8月8日上午应作第二次颅脑手术。但是因供电设施障碍,当日手术无法进行,决定顺延一日手术。但当中药服到8月8日下午后,奇迹发生了——患者神志开始慢慢清醒,大便通,肿渐消。8月9日术前查房,医师们见状,大喜,于是决定取消第二次手术,继续脱水补液治疗。8月10日二诊时,患者神志清,面部微肿,稍能进食,可以小声说话。但语速缓慢,言轻声低,身心疲惫,语不连续。大便通,小便利,舌苔厚,脉濡弱。上方去大黄、薄荷,嘱服1周。8月19日三诊时,患者诸症均有较大好转。从三诊开始转为以八珍汤为主,加活血祛瘀、开窍醒脑之方药继续每日1剂,巩固治疗。

8月22日患者住院治疗共21天,医院见"患者神清,进食少,大小便正常,双瞳等大形圆,$\Phi 3mm$,光反应(++),四肢活动自如,肌张力正常,肌力Ⅲ～Ⅲ级,一般生命体征平稳",遂同意出院治疗。

出院后继续中药调养。随访至今,头脑清醒,活动正常,生活自理,病无反复,病愈停药。

外伤性颅内血肿的现代医学治疗,以往认为都必须手术,近年也有采用利水剂和激素治疗慢性硬脑膜下血肿获得成功的报告。笔者认为,西医在治疗脑血肿时,用脱水补液减压等对症用药治疗,理论上是正确的;但是,闭合性出血,脱水补液治疗往往实际效应不对称,甚至可能抵消或减小治疗效果。血肿、水肿不能同时消退,颅内压也可能增高,内出血也还会加大。这就是为什么西医脑手术后,常出现脑积液、出现病情反复、出现第二次、第三次手术的原因。近年,国内中西医学者按头部内伤理论,以活血化瘀为主,由治疗慢性硬脑膜下血肿扩大到某些亚急性甚至急性血肿,单纯应用中医药都能取得较为满意的效果。

笔者临床介入治疗外伤性颅内血肿不少于20例,认为新伤血肿不能以活血化瘀为主治疗。新伤血肿是闭合性损伤性出血,出血与血肿呈因果伴生关系,是两大主要矛盾:出血后形成血肿,血肿的挤压又反过来导致更多出血。对新伤血肿而言,瘀血不是主要矛盾,因此主张用凉血止血法,止血快,不留瘀。水与血共生,用利水消肿法,凝血快,无隐患。治颅内血肿有清窍蒙蔽者,才当辅以逐瘀通窍。应用本方介入亚急性甚至急性血肿病例都能收获西医想象不到的疗效。对于慢性内伤性血肿,才应当以气血双补、活血化瘀之法治疗。医者诚能如是辨治,新伤血肿的疗效将有更大提高空间。

第二节 手术后遗留疾病的中医用武之地

很多外科疾病,通过手术治疗后,病灶切除了,伤损修复了,生命抢救了,外科治疗告一段落,病人可以痊愈出院了。那么,是否可以认为病人就平安无事了呢? 当然不是。人们常有"治标不治本"的说法,就是指哪些表面的、急重性质的体征得到缓解或解除后,而另外一些隐性的、潜藏较深的,或治疗负效应所导致的遗留性病证还会作祟为患,导致疾病反复或继发。这一术后遗留疾病领域,就是临床上称的术后综合征或后遗症。一般说来,主病治愈后,所留下的一群临床症状,病程历3个月以上不愈者,可称术后综合征。如果留下的是单一的或局部的症状,一般就叫后遗症。对病人而言,手术治疗出院后,不管是恢复过程,还是综合征、后遗症,只要病没有好利索,都属于遗留性疾病范畴。对这一领域内的疾病,西医多半都嘱咐病人自我休息调养。其实,这是西医一个治疗力度达不到的领域。所谓自我调养只是一种孤立的、无奈的、被治疗消极放弃的生命过程。中医则不这么处置。中医主张善后治疗,以求彻底,不留隐患;主张在调节生活起居、合理膳食的同时,积极用药激发机体组织的潜能以利恢复;主张调动一切有利元素为"病"的痊愈服务。对于手术后的遗留性疾患,当然就不能等待观察3个月的恢复时限了。主张又快又好又及时地积极主动用药介入治疗。这样一来,手术后的大片"弃耕区"就成了中医的又一大用武之地。

一、手术后遗留疾病的形成

手术治疗是一项组织十分严密,各方面必须协调一致,采用一系列综合配套措施的集体协同工作。手术治疗的全过程中,严格的消毒和灭菌,术前的准备过程,药物的选择应用,营养的补充维持和液体的对症疗法等,都要求有一个同心协力、密切合作、对伤病员能高度负责的团体集体实施完成。其中每一个环节都要做好,才能顺利圆满完成一次手术治疗。然而,要求达到完全满意谈何容易啊!实事求是地讲,那只能是一种可求不可即的愿望和要求。在临床治疗中,严格地说,"外科手术只能做得更好,不能做到最好。"

手术圆满是医患双方的共同愿望,不出医疗事故和遗留问题也是医生们的毕生努力与追求。然而,在治疗过程中,程序环节多,患者的个体差异,手术设备、环境条件的局限和影响,治疗团队的临床素质以及一些不可避免的突发因素,都可能造成手术出现一些遗憾——人们不情愿看到的手术事故或某种差错。而这些事故与差错就是造成手术遗留性疾病的一个直接原因。

手术是以维护伤病人员的切身利益为出发点,以达到治愈疾病为终极目标。所以,在确定采用某种手术的前后,都必须慎重权衡利弊,全面掌握,认真检查患者的全身情况与局部病变程度,妥善掌握手术治疗的适应证,充分利用手术治疗的积极因素,克服不利干扰,争取治疗的主动权,以求把手术做得更好;但是,毕竟手术本身也是一种人为的对机体的创伤,虽说两害相权取其轻,也不容忽视手术创损,流血失血对人体身心的损害及麻醉药物、抗生素给身体带来的诸多副作用。这些负面效应是手术模式与生俱来的,是一柄利剑的双刃,是一个硬币的正负两面。怎样才能克服负面影响,发扬光大治疗效应,这是现代医学正倾心追求的课题。遗憾的是,现代医学至今尚无一个完满的答案。由此,也就不可避免地衍生出一个特殊病区——手术后遗留疾病。

如前所述,采用手术治疗都是在保守治疗无效时,为了抢救伤病员的生命所采用的一种近乎极端的解决主要矛盾的治疗抉择。这种方法的好处是见效迅速,立竿见影,生命健康往往就系于那一刀之下。不足的是,主要矛盾可能解决了,但次要矛盾却并未迎刃而解。相反的是,手术后恰恰还有很多次要矛盾——合并症群没有解决。甚至可以说,根本不能再用手术刀解决。归根结底还有很多问题要留给术后非手术治疗来解决。

另外,尚有一些疾病,致病时机体就因受到多方面的损害,即使手术治疗非常成功,同样也会出现疾病自身引发的多种术后遗留疾病,比如脑外伤后综合征。在脑损伤早期,由于有心理方面损害和损伤所致的颅脑及有关组织损害,从而会导致某些结构功能失调。手术之后,患者可以延续 3 个月以上存留各种主观不适症状,而神经系统检查无阳性体征,主要表现为植物神经功能失调和癔病样发作:头痛、头晕、精神不振、乏力、耳鸣、多汗、失眠、心悸、情绪不稳、记忆减退等。这些症状,就不能用手术去解决了。凡属这类术后的、非手术引发的遗留疾病也都是非手术治疗或者说是中医治疗的适应范围。

总的说来,手术治疗的医疗模式,实施手术的多环节配合,手术干预的单一性效应,都会在手术之后可能形成一些不能重复用手术解决问题的疾病。这就是我们所指的手术后遗留性疾病。

二、手术后遗留疾病的中医破解之法

中医善于治疗多病因、多脏器、多功能损伤类疾病,同时还长于调治慢性、虚损性、非感染性类疾病。手术后的遗留病群,基本上都属于以上范畴内的病证。所以,中医介入这一领域疾病的治疗,称得上是老马识途,轻车熟路,临床多能收到较为满意的效果。以下,就中医破解本领域疾病的治疗方法作一简要评述。

(一)祛瘀疗法

在手术治疗过程中,任何手术行为,如切开、扩创、穿刺、摘除、修补、剥离、引流等都会因创口出血而形成血瘀。不管术前是否为出血疾病,手术后都会在机体组织内留下瘀血隐患。从病因病理角度看,瘀血既是一种病理产物,同时又是一种致病因素。因为创面出血,离经之血阻滞于组织、经脉之间,瘀血不去,则血难循经,肿胀、疼痛、出血、瘀塞会成恶性循环。瘀血不除,机体难以推陈致新,病因不除,往往还会变生他证。所以,手术后的遗留疾病群中,瘀血为患最为常见。

以祛除瘀血、恢复血行为目的的治法称祛瘀法。祛瘀法属中医理血法的范畴,它适用于一切因瘀血阻滞机体各部脏腑、组织、器官、脉络而导致的疾患。手术后形成的瘀阻证是其中一大类型。

1. 活血祛瘀法:即指具有活血化瘀作用,适用于瘀血阻滞的治疗方法。如《医林改错》血府逐瘀汤。

2. 行血祛瘀法:凡指具有行气活血化瘀作用,适用于血瘀气滞证的治疗方法。如《医林改错》膈下逐瘀汤。

3. 破血逐瘀法:是运用虫类等峻猛的方药破血化瘀,适用于血瘀重症的治疗方法。如《金匮要略》大黄䗪虫丸。

4. 攻下逐瘀法:是活血化瘀与攻下药并用,为攻逐瘀血的治疗方法。如《伤寒论》桃核承气汤。

5. 和营行瘀法:是养血和营药与活血化瘀药并用,适用于血虚挟瘀证的治疗方法。如《金匮要略》温经汤。

6. 消热化瘀法：是指清热药与化瘀药并用，适用于血瘀化热证、血热瘀滞证的治疗方法。如《医学发明》复元活血汤。

7. 凉血化瘀法：是运用具有清热凉血、活血化瘀作用，适用于血热瘀滞证的治疗方法。如《医宗金鉴》桃红四物汤。

8. 化瘀消积法：是用虫类等峻猛力药破血化瘀，以消除癥积，适用于血瘀所致的癥积肿块的治疗方法。如《金匮要略》鳖甲煎丸。

9. 祛瘀生新法：是通过活血化瘀而促进新生，适用于血瘀兼血虚证的治疗方法。如《景岳全书》生化汤。

10. 祛瘀通络法：是具有活血化瘀、疏通经络作用，适用于血瘀阻络证的治疗方法。如《卫生鸿宝》大活络丹。

11. 祛瘀养血法：是活血祛瘀药与补血药并用，适用于血虚挟瘀证的治疗方法。如《血证论》小温经汤。

12. 化瘀利水法：是活血化瘀药与利水渗湿药并用，适用于瘀血水停证的治疗方法。如《医学入门》散血消肿汤。

13. 化瘀消肿法：是通过活血化瘀以散结消肿，适用于新创血肿之类病症的治疗方法。如笔者经验方"三苓桃红四物汤"。

14. 消散瘀血法：是通过活血化瘀以散结消瘀，适用于血肿瘀斑之类病症的治疗方法。如《良方集腋》七厘散。

15. 祛瘀舒筋法：是运用活血化瘀药与舒筋通络药，治疗血瘀筋脉不利所致病症的方法。如《圣济总录》小活络丹。

16. 益气祛瘀法：是运用益气药和活血祛瘀药同用，用于气虚血瘀所致的中风半身不遂等病症的治疗方法。如《医林改错》补阳还五汤。

17. 消癥止痛法：是通过活血化瘀，以消除癥积而止痛，适用于血瘀所致癥积疼痛的治疗方法。《医学衷中参西录》活络效灵丹。

18. 化瘀止血法：是通过活血化瘀以达止血目的，适用于血瘀出血证的治疗方法。如《傅青主女科》生化汤。

19. 化瘀通痹法：是通过活血化瘀，达到宣通痹阻的目的，适用于血瘀所致痹病类疾病，如成都中医学院加减瓜蒌薤白汤。

20. 化瘀通脑法：通过活血化瘀以疏通脑络，适用于瘀阻脑络证的治疗方法。如《医林改错》通窍活血汤。

21. 化瘀宣肺法：通过活血化瘀以宣通肺气，适用于瘀阻肺络证的治疗方法。如《千金要方》千金苇茎汤。

22. 化瘀和胃法：通过活血化瘀以和胃宽中，适用于瘀阻胃络证的治疗方法。如《万氏家抄方》沉香定痛丸。

23. 化瘀养胃法：是活血化瘀药与养胃和中药并用，适用于胃虚血瘀证的治疗方法。如《何氏济生论》川归汤。

24. 化瘀疏肝法：通过活血化瘀以疏肝和络，适用于肝血瘀阻的治疗方法。如《丹台玉案》疏肝散瘀汤。

25. 化瘀养肝法：活血化瘀药与补血养肝药并用，适用于肝虚血瘀证的治疗方法。如《万氏家传保命歌括》加味小柴胡合四物汤。

26. 化瘀理脾法：通过活血化瘀以健脾和中，适用于脾经血瘀证的治疗方法。如《杂症会心录》救元饮。

27. 化瘀宽胸法：通过活血化瘀以宽胸利膈，适用于瘀阻胸膈证、瘀阻胸胁证的治疗方法。如《医学发明》复元活血汤。

28. 化瘀宽心法：通过活血化瘀以疏通心脉，适用于心血瘀阻证的治疗方法。《时方歌括》丹参饮。

祛瘀法是治疗血瘀性疾病和手术后遗留性疾病的首选治法。在中医理论治疗下，治法的单一应用几率不高，一般都是根据病因、病机、病证选择相应的治法进行搭配，组成新的组合治法，以求更大程度地达到减毒增效目的。由于多种治法的协调组合，在一法为主的前提下，往往又衍生出更多有效方法，以满足复杂多变的临床治疗需求。因此，笔者在祛瘀法基础上，简介了二十余则复合治法，由此可见中医临床思路的丰富多彩以及可供发挥的空间。

（二）调气疗法

调气疗法，又称理气法。在本类疾病治疗中，是仅次于祛瘀法的又一重要治疗方法。

"气"这一概念，中西医有不同的理解。有关中医对气的认识前面四章三节"气为何物"中也有介绍，这里就不再重复。在中医理论体系中，气血都是人体生命重要的物质，是生命的基础，是人体"生命硬币"的两面。《素问·调经论》曰："人之所有者，血与气耳。"人体与气血的密切关系，《景岳全书·血证》进一步指出："人有阴阳，即为血气。阳主气，故气全则神旺；阴主血，故血盛而形强。人生所赖，唯此而已。"气与血之间的不可分离关系又主要体现在两个方面：一是气血互根，永不分离；一是气血互生，相互转化。具体到功能关系方面，体现为气能生血，气能行血，气能摄血，简称气为血帅；血能载气，气血同源，简称为血为气母。由于人体对气血的依赖性和气与血的不可分离性，因此，凡出血性疾患、血瘀性疾患，气血的同时调治都十分重要，现将气血调治之法简介于后。

1. **疏肝养血法**：是理气药与补血药并用，适用于肝郁血虚证的治疗方法。如《太平惠民和剂局方》逍遥散。

2. **疏肝化瘀法**：是疏肝理气药与活血化瘀药并用，适用于肝郁血瘀证的治疗方法。如《傅青主女科》平肝开郁止血汤。

3. **疏肝利胆法**：是具有疏肝理气利胆作用，适用于肝胆瘀滞所致病症的治疗方法。如《陕西中医杂志》降脂复肝汤。

4. **理气通络法**：是以理气行滞为主，兼以活血通络，适用于气滞兼有血瘀证的治疗方法。如《马培之外科医案》清肝活络汤。

5. **理气化瘀法**：是理气行滞药与活血化瘀药并用，适用于气滞血瘀证的治疗方法。如《医略六书》通瘀煎。

6. **行气破血法**，是行气导滞药与破血化瘀药并用，适用于气滞血瘀重证的治疗方法。如《镐京直指医方》大黄䗪虫丸。

中医治病，除了从病因、病源、病症、病候进行辨证论治外，还力图从恢复激发机体的功能,多方兼筹并顾获取疗效。这是一种积极的治疗思路,也是中医学的一大特色。调气治法介入本类病证的治疗,不但对消除术后血瘀有很大的推动作用,同时还能更大地激发和提高人体生命各种功能,这对手术后遗病灶的消失和病后恢复都是十分有利的。

(三)利水消肿疗法

本法属祛湿法范畴。在治疗出血性疾病的临床应用中,一般只能作为一种辅助疗法,故多不为医家重视。其实,作为消除人体内液(水液、血液、脓液)积聚类病灶,合理应用本法和其他治法组合用药,往往都能收到事半功倍的作用。因此特立此条介绍,谨供大家探讨。

《灵枢·决气篇》曰:"谷入气满,淖泽注于骨,骨属屈伸,泄泽,补益脑髓,皮肤润泽是为液。中焦受气取汁,变化而赤,是谓血。"由此可见,古代中医文献认为"血"与"液"是两种物质。一直到民国年间的《中国医学大辞典》中也只列出一条"血",而没有"血液"这个称谓。至1926年谢利恒引进现代学说后称:"血为人体流质之一种,灌注经脉之中,营养身体各部,且能排泄废物之液体,其色鲜红或暗赤,比水浓重,有臭气,味咸,性能凝结,在血管心脏中者,周流全身,谓之血液循环,由赤血球、白血球及血浆组成。"之后才算把"血"与"液"统一称为血液。现代医学测定血液中水分占91%~92%。虽然中西医对血液的理解有不同,但血液中含有大量水液是共同的。这一认识为出血性疾病应用利水治法提供了生理病理依据。

前面祛瘀法中介绍的"化瘀利水"与"化瘀消肿"都属于利水法与祛瘀法的组合应用。下面再介绍几种利水法在出血病证中的应用。

1. 利水逐瘀法:即用行气利水、破血逐瘀功用的药物组合,适用于心腹臌胀、胁肋刺痛病证的治法。如《圣济总录》寸金丸。

2. 利水化瘀法:即用行气利水、化瘀散结功用的药物组合,适用于血膨、腹大坚满、脉络怒张病证的治法。如《普济方》硇砂丸。

3. 利水祛瘀法:即用行气利水、活血祛瘀功用的药物组合,适用于妇人血蛊腋下如鼓病证的治法。如《活人心统》消瘀塌血汤。

4. 利水通瘀法:即用利水通便、化瘀消积功用的药物组合,适用于内有积聚坚硬如石病证的治法。如《济阳纲目》棱术溃坚汤。

5. 利水祛瘀法:即用通经行水、活血祛瘀功用药物组合,适用于肚大紫筋、腿足血缕病证的治法。如《症因脉治》红花桃仁汤。

6. 利水通络法:即用行气利水、杀虫通络的药物组合,适用于虫膨大,腋皮胀急病证的治法。如《医略六书》打虫丸。

利水祛瘀与祛瘀消肿,都具有利水消肿和祛除瘀血的双重目的,是利水渗湿法与活血化瘀类法的组合应用。不尽相同的是,前者是以利水为主辅以祛瘀,力图达到水去瘀除的目的;后者则是以祛瘀为主辅以利水,力图达到瘀散肿消的效果。从内涵而论,两法组合的主次审量,一方面有因果关系,另一方面还有主次之分,切不可视之为文字游戏而舍弃了实质和内涵,影响临床疗效的发挥。

以上只介绍了三类用于手术后遗留疾病的治疗法则。其实为了提高临床疗效还常有补气法、养血法、清热法、解毒法、温里法、收敛法、生肌法等适时参与组合治疗,以求相兼并顾充分发挥中医治法的组合效应,更快更好地应对复杂多变的手术后遗留性疾病的治疗。

三、手术后遗留病证病案举隅

(一)产后粘连(血胀)治疗病例

杨珍(化名),女,25 岁,四川泸州市人,1983 年 4 月 2 日初诊。

半月之前,患者行剖腹产后,大便秘结不通 3 日。有医嘱其服用番泻叶、元明粉通便。药后大便小通不畅,便黑腹胀。第 4 日出现小便不利,点滴淋漓,且恶露不行。又急延中医频投五苓、承气之剂渗利泻下。经反复误治 2 周,病情日渐向恶,故急寻余诊治。

初见患者,腹部胀满疼痛难支,拒按拒拂,虽宽衣解带亦不能转侧。心性烦躁,神思迷忘。漱水不咽,微有呕恶。小便淋涩,大便黑坚,恶露不行。舌苔厚腻,脉象弦涩。西医诊断:产后粘连。

此乃剖宫产后,患者气血俱虚,瘀血积于腹腔,复用苦寒之药通下有误,致气血水湿瘀积互结,聚阻肠道,胁迫膀胱,阻闭经路,使小便、恶露、积粪不能顺利外排,腹部气、血、水液运行不畅,最终引发以上诸症。中医诊断:血胀。治宜祛瘀消胀,缓急止痛,行气通闭。方用《太平惠民和剂局方》失笑散合《伤寒论》芍药甘草汤加味:蒲黄 10g,五灵脂 10g,白芍药 30g,甘草 10g,厚朴 15g,枳壳 12g,香附 10g,木香 10g,藿香 10g,延胡索 12g。用清水煎服,每日 1 剂,频饮频服。患者服用方药 4 小时后,腹痛微有减轻,呕恶已止。26 小时后,阴道下紫黑色黏液及瘀块近 100ml。之后 4 小时又缓排酱色分泌物 2 次。至此唯有大小便排泄尚无变化。第 2 次复诊在上方基础上加泽泻 10g,猪苓 12g,酒大黄粉 5g 冲服。服第二方 5 小时后,排酱黄色大便两次,小便通畅,腹部胀痛基本解除,患者已能起坐与转侧。同时有饥饿感,并可服用少量菜粥。第三诊时血胀也消,病情向愈,用八珍汤加味双补气血扶正以善其后。半月后痊愈。

以上基本方用失笑散活血行瘀,散结止痛,为加强止痛作用又加上芍药甘草汤组合成方。两方合用后,对产后血瘀、恶露不行、小便急痛等证有独特疗效。再加上厚朴、枳壳、香附、木香,加强宽肠理气作用。如此配方,旨在气、血、水、积互动而下腹通调,痛止,瘀除,效若桴鼓。

（二）脑挫裂伤（头部瘀阻）治疗病例

廖宏（化名），男，10岁，四川泸州市人，1982年3月4日初诊。

25日前，因偶然事故致患孩头部受到重创，当即呕吐伴20多分钟昏迷，经某医学院附属医院诊断：脑挫裂伤。即行开放性颅脑损伤清创术，对症住院治疗3周后，生命体征稳定。但尚有轻度运动障碍、言语不利、视物模糊等症。经医院同意出院调治。出院仅2日，患者出现继发性血肿或脑水肿征兆——症状和体征渐有加重。按西医的意见应当行第二次颅脑手术。当时患者父母决意选择了中医保守治疗。

初见患者，面色晦暗，眼泡浮肿，表情呆滞，言语謇涩，瞳孔散大，双目复视，下肢不用，二便失禁，舌色红绛，脉象细涩。中医诊断：头部瘀阻。

此乃髓海重创，气闭血瘀，瘀阻于上，升降失司，瘀塞机窍，变生上证。治宜逐瘀通窍，养血益脑。方用当归补血汤合桃红四物汤化裁加味：黄芪50g，当归10g，桃仁10g，红花10g，川芎10g，赤芍15g，大血藤30g，补骨脂15g，骨碎补10g，续断10g，茯苓10g，川牛膝10g，桔梗10g。加清水煎服，每日1剂，频饮频服。本方服用2周后，以上诸症均有转机。尔后，以上方为基础，或活血化瘀、或补气养血，或开窍通用，或升降气机。每周1诊，随症加减，治疗3月余后，诸症若失。继后，又以补脾益肾方药调治善后年余，未出现反复及任何后遗症。之后恢复上学，学成后顺利走上工作岗位。

综观全方，取当归补血汤养血，合桃红四物汤用大血藤易生地活血逐瘀，用补骨脂、骨碎补、川续断补肾益脑，以黄芪配茯苓利水消肿，投桔梗、川牛膝升降气机，共同组合成祛瘀、消肿、补血、益脑、升降气机之方药，十分契合本案病机，收到了中药组合效应，故能在较短时间内获满意疗效。

（三）前列腺术后疼痛（血淋）治疗病例

罗应志（化名），男，65岁，四川泸州人。2004年6月4日初诊。

半月前,患者行前列腺增生部分切除术后,下腹部、阴茎、睾丸部出现下坠、发胀、疼痛、小便不畅等症,医院对症治疗2周无明显效果。近几天以来,剧烈疼痛,通宵达旦,逐日加重,无有宁时。虽注射杜冷丁其止痛效果也不理想。经多位内外科专家会诊也未作出明确诊断。初步认为乃阴茎痉挛所致,估计对症治疗3个月后方有可能好转。患者因不堪剧烈苦痛与长时间等待,曾经3次轻生未遂,家人急求中医治疗。

初见患者痛苦病容,呻吟不断,小便淋漓,溺色绛红,睾丸胀坠,阴茎剧痛,口纳无味,舌色红赤,脉象弦紧。中医诊断:血淋。此乃术后瘀血聚阻脉络,积于下腹,闭塞尿路,不通则痛。治宜逐瘀消积,启闭通淋。方用自拟逐瘀通淋汤:桃仁10g,红花10g,丹参30g,赤芍30g,三棱10g,莪术10g,甲珠5g,延胡索30g,路路通10g,王不留行10g,茯苓10g,猪苓10g,泽泻10g,甘草10g。上方加清水煎服,1日服4次,每日1剂。药至3剂时,病情开始有所缓解,守方治疗一周后,尿通、胀消、痛止、病愈,众人皆大惊喜。

上方集大队祛瘀破积通脉畅络药物为主,加以淡渗利水、畅通膀胱尿道为辅。本方量大力专,以通为用,通则痛消,故收显效。

前面曾多次提到,西医外科学是以还原论与解剖学为基础实施手术外治的一门医学学科。外科手术结束后,治疗不能继续延伸,所遗留的一些病证,应顺延给西医内科接治;但是,西医内科只长于抗炎杀菌、支持对症等治疗,而对机体内部功能改变类的治疗没有太大作用。这样一来,西医外科与内科治疗的结合部多不能有效契合,必然铸成了手术后临床治疗阶段的一大薄弱环节——术后遗留性疾病。正好,中医长于从人体内部着眼,从整治机体内创功能入手,创造了众多治疗法则和方剂药物去改变机体内部病理态势,激发人体多种功能恢复,从而促进术后遗留性疾病的康复。因此,手术后的这一大薄弱环节,便顺理成章地成为中医临床的又一大用武之地。

第三节　非手术类外科疾病的中医治疗

外科病中有一部分是不需要手术治疗或不依靠手术治疗的疾病。这类病可以称作非手术类外科病,如疮疡感染,皮肤病,泌尿、男性生殖系统疾病及肛门、眼科、耳鼻咽喉、口腔等科部分疾病都属这一范围。这类疾病不用手术治疗,直接用药物内服外用配合治疗。

中医治疗本类疾病历史悠久,分科有序,治法实用,疗效肯定,临床完全可以有所作为。

一、中医内科治疗的延伸

中医外科学历史悠久,内容丰富,范围广泛,分科有序。历代医著浩如烟海,为后世积累了丰富的学术理论与临床实践经验。中医外科是在中医内科的基础上细化分科创立的,汪机在《外科理例》中提出"治外必本诸内"的原则即可说明。在这种思路指导下,外科疾病的致病因素也是宗"三因学说"——内因、外因、不内外因三因。外因即外感六淫邪毒——风寒暑湿燥火;内因即七情内伤——喜怒忧思悲恐惊;不内外因即饮食不慎,劳倦过度,房事不节,金刃跌仆,虫兽所伤。发病机理也是从人体阴阳失调,脏腑经络气血凝滞,营气不化、经络阻塞以及功能失调来辨析病机。辨证也守四诊八纲准绳,施治不离理法方药原则。尤其是内治法的方药应用,决不脱离内科制方窠臼。

由于中医基础理论奠定了中医内科学的强势地位,必然会为薄弱的中医手术治疗以学术支持。因此,中医外科必然用内科的理法方药,辨证施治等原则构建治疗平台,形成以内治法为主治疗外科疾病的总体格局。从这一角度去审视外科的内涵,会得出这样一个结论——中医外科是中医内科的延伸。这一理论也为中医外科治疗非手术外科病的巨大作为提供了有力依据。

二、丰富多彩的外科病治法

外科病的治法,总体分为内治法和外治法两大类。一般而言,如证情轻浅,皮患小恙,单用外治法即可。而大多数病证都必须内外同治,表里兼顾。同时,还需根据临证实际内外并重或主次结合。总之,具体到临床时,都必须根据患者体质,病情缓急,发病部位,病因病机,确定治则、巧用方药才能获得较好预期。

(一)外科内治法简介

中医外科内治法,尽管是内科治法的延伸;但除从整体观念、辨证施治着手外,还须依据外科疾病的特点,创立外科治疗原则,这即是与内科治法的不同之处。中医依据外科疾病有初病、成脓、溃后三个发展阶段,创立了消、托、补三大治疗法则。然后,循此治则确立治法和方药,因证施治,有的放矢。

1.解表法,属消则范畴,指用解表发汗药物,使邪从汗解之法。如《温病条辨》银翘散。适用于疮疡初起之外感风热之证。

2.通里法,属消则范畴,指用泻下药物,使蓄积在脏腑内的毒邪疏排出外之法。如《伤寒论》大承气汤。运用于表证已罢、热毒入腑、内结不散之外科实热阳证。

3.清热法,属消则范畴,指用寒凉药物,清除内蕴热毒,是治疗热毒蕴结的主要治法。如《医宗金鉴》五味消毒饮。应用于红肿热痛的实热阳证。

4.温通法,属消则范畴,指用温经通络、散寒化痰之药,驱散阴寒凝滞,为治疗寒证的主要法则。如《外科全生集》阳和汤。适用于体虚寒痰内阻筋骨内寒痰结证。

5.祛痰法,属消则范畴,指用咸寒化痰软坚的药物,消散痰聚肿块之法。如《疡科心得集》牛蒡解肌汤。应用于风热夹痰之证。

6.理湿法,属消则范畴,指用燥湿或淡渗药物以祛除湿邪的治法。如《丹溪心法》二妙散。应用于外科疾病有湿阻胸腹之证。

7.行气法，属消则范畴，指用理气的药物，畅气机和气血而消肿散坚之法。如《太平惠民和剂局方》逍遥散。应用于气机郁滞所致之坚硬肿块之证。

8.和营法，属消则范畴，指用调和营血的药物，疏通经络，调畅血脉，使疮疡肿消痛止之法。如《医宗金鉴》桃红四物汤。应用于经络阻隔、瘀血凝滞而致的肿疡，溃后肿块之证。

9.内托法，属托则范畴，指用透托和补托的药物，使毒邪移深就浅，从而达到脓出毒泄、肿痛消退之法。如《金匮要略》薏苡附子败酱散。应用于肿疡已成、毒盛内阻溃疡不畅之证。

10.补益法，属补法范畴，指用补虚扶正药物，补充气血，恢复正气，助养新生，愈合疮口之法。如《正体类要》八珍汤。应用于气血虚弱成脓延缓或溃久不敛等证。

以上十法只是内治法的主要代表治法。十法之外，还可依据总的治疗原则结合临床病证的复杂变化进行多治法组合，使临症时方药能更加贴近病变本质，更能增加减毒增效，创造最好的治疗效应。

（二）外科外治法简介

外治法即是直接对外科病人体表某部或病变部位实施干预的一种治疗方法。它包括器械手术治疗，外用药物治疗及特殊治疗三种治法。中医外科虽然依托内治配合提高疗效；但是也十分重视外治法发挥作用。如《医学源流》就说："外科之法，最重外治。"所以，在手术以外创造了其他两类治疗方法以增强外科疾病各个阶段的治疗效果，这是中医外科与西医外科的不同之处，也正是中医积极治疗思想特色和扬长避短努力作为的临床实践体现。

中医外科外治法的理论基础与内治法基本一致，不同的只是相对的内外之治而已。如《理瀹骈文》说："外治之理，即内治之理，外治之药，即内治之药，所异者法耳。"在这一种学术思想主导下，中医外科在外治法上下了很大工夫，才创造了独具特色的外科疾病治疗方法。

1.药物疗法:即用药物制成不同的剂型,施用于病创处,使药效直达病所,产生治疗作用。本疗法有膏药、油膏、箍围药、掺药等剂型。

(1)膏药,即将方药煎熬成胶黏状浓汁,将其附着在定型的纸、布、皮面上,用以敷贴患处,保护溃疡创面,直接传递药力,发挥其逐毒驱邪,消肿止痛,疏通气血,祛腐生肌等治疗作用。适用于一切外科病症初起、已成、溃后各个阶段,是一种简捷易行、方便有效的治疗剂型。

(2)油膏,即将方药与油类煎熬或捣匀成浓稠状,直接涂敷到有凹陷折缝的病灶,或大面积的溃疡面上,以达治疗目的。

(3)箍围药,即用具有箍集围聚,收敛疮毒作用的药料,敷贴于外科病灶上,促使出气,肿疮消散,痰形缩小,截灭毒邪,以达治疗目的。

(4)掺药,即将方药研成粉末,用时直接掺撒在膏剂上或病变部位上发挥治疗作用。临床上根据药粉的不同性能和疗效分别有:具有渗透和消散作用的消散药;具有提脓去腐作用的腐蚀溃烂组织的提脓去腐药;具有腐蚀溃烂组织的腐蚀平胬药;具有收涩凝血作用的止血药;具有清热收涩止痒作用的清热收涩药及酊剂药等。若能用得其所,便可各收全功。

2.手术疗法:即运用各种器械和手法操作来进行治疗的方法。它不能与西医外科手术相比较,但在很多病种中确是必不可少的,并在外科治疗中占有一定位置。中医的手术疗法也是多手法的:用手术刀切开的切开法;用针和烙器加热后刺激患部的烙法;用三棱针或刀锋刺激疮疡处泄毒放血的砭镰法;用药线挂断瘘管或窦道的挂线法;用线的张力对患部进行结扎阻断分离的结扎法等。只要对症施行,收效肯定。

3.外科外治法:本法一般可概括为"导引吐纳,碱灸膏摩"。本法除以上两类疗法外,尚有另外一些治疗方法称为特殊外治疗法。它们有:用药线、药条、导管打创引流排脓的引流法;用棉花或纱布衬垫疮部的垫棉法;用拔筒吸取脓毒恶血的拔筒法;用燃烧灸条烧烤患部的灸法;用燃烧药物,引烟上熏患部的熏法等,在不同的病情、不同的部位、不同的时机适当运用,都能收到神奇的效果。

以上简略地介绍了中医治疗外科疾病的内外治法,这些治法从学术理论到临床实践都经历了历史时空的检验,虽然手术治法不能如西医一样大型;但是,在药物治疗方面和非药物治疗方面,其丰富多彩的治法,用到恰到好时,相比西医的较单一的手术功夫,又还有一片更宽更广的空间去发扬光大。

三、非手术治疗外科疾病病案举隅

(一)脓疱型银屑病(松皮癣)治疗病例

田栋良(化名),男,4月,四川泸州市人,1995年10月10日初诊。

患孩初出生时,头、颈、顶部皮肤即欠光嫩,好似皮垢不净。头常摆动似摩擦状。心烦躁扰,常发热,未引起家长重视。延月余后,患儿全身皮肤多处扁平丘疹有聚集倾向,皮色呈淡褐色,有干燥鳞状皮屑,表面发亮,有明显瘙痒表现。用皮炎膏外用未见好转。又过月余,全身丘疹增多,且又有融合成片之势。小儿躁扰不安,哭啼不宁,发热增多,于是送医院诊治。做病理检查后诊断:银屑病。用西药内服外用又延半月,开始反反复复,之后病情急速加重。全身出现无数处浅表脓疱,皮肤成大片"松皮化",经某医学院附属医院诊断:脓疱型银屑病。立即住院治疗。经用免疫抑制药物、皮质类固醇激素、维生素等药治疗月余,症状未能控制,病情日趋严重。医院建议送华西医大治疗。家长忧心如焚,急寻中医诊疗。

初见患儿,家长用黑衣黑布包裹其全身,蒙头掩面,只露眼睛。掀开衣布时,见遍体丘疹,肥厚累累,融合成片,密集相连处皮肤呈松树皮状,压破之处脓液涌流。丘疹交界处,皮损、潮红、糜烂、湿润、血痂重叠,抓痕累累。数十名候诊者见状,尽皆目不忍睹。舌苔黄腻,小便黄,大便溏。

此乃母亲妊娠期间,因从事有毒工作,祸及胎儿所致。辨证诊断:松皮癣(风热湿滞型)。治宜疏风清热,利湿祛脓。基本方药:苍术、黄柏、蝉蜕、僵蚕、地肤子、白鲜皮、甘草各3g,薏苡仁、冬瓜仁、皂角刺、野菊花各6g。水煎服,频服频饮。另用黄柏、土苓、地肤子、白鲜皮、黄连各50g浓煎取汁外搽,一日数次,徐徐涂之。以上方为基础加减用药40余日,松皮集聚状明显改善,皮损及丘疹块结合部脓液已净。患孩舌红苔黄,大小便黄。拟清热凉血,疏风解毒方药治之:生地、玄参、紫草、连翘、银花、大青叶、地肤子、白鲜皮、白花蛇舌草各3g内服。每日1剂,频服频饮。另以之前外用方药煎水后加入玄明粉50g兑水洗澡。以第二方为基础加减治疗,致1996年3月病痊愈,停服中药。

2001年2月,偶用青霉素抗炎治疗,当日诱发旧疾。家长即停用西药送我处治疗。经用清热解毒、疏风凉血之剂治疗,一周后痊愈。以后犯病,再不敢使用西药。追访至今,孩子银屑病痊愈,皮肤光洁无痕,病无复发,身体健康。

本病例其病因为胎毒诱发,乃由内向外透发之疾病,主要矛盾在里,故用内治为主、外治为辅的治疗法则。

(二)慢性溃疡(臁疮)治疗病例

谭应怀(化名),男,55岁,云南威信县人,1996年8月22日初诊。患者既往有下肢静脉曲张病史。5年前不慎碰伤小腿踝骨上端外侧部,因累治失当迁延而成一大臁疮。入县人民医院诊治,西医诊断为小腿慢性溃疡。经中西医结合多方治疗无效,近年病情日趋严重,有医生警告应防止发生癌变,故远道来泸寻治。

初见病人,双下肢静脉曲张。自述左小腿似有水气流动共鸣声与紧束感。左腿外侧踝跟之间有一大约35mm×40mm溃疡。疮口凹陷,边缘凸起,形如缸口。疮内有菜花状小突起组织。疮面肉色灰暗,灰黑色秽臭脓水外溢。溃疡四周肤色暗紫,微肿伴有湿疹。患者面色黑黄,形体瘦弱,腰疼腿软,夜尿频多,舌体不大,舌苔灰白,脉象沉细。中医诊断:臁疮。

此病因患者长久负重,损伤气血;湿热下迫,下肢经脉瘀滞不畅;气滞血瘀,脉络受损而成。再细查本病迁延 5 年不愈,视其腐肉烂肌,知其脾为湿困,虚损不能长肉;观察其脓臭疮黑,证明肾精已亏,精伤不能益血。治疗必须内治外治并重方能收获全功。

内治法拟除湿醒脾,补肾益血。方药:苍术、黄柏、茯苓、猪苓、泽泻、萆薢、补骨脂、熟地黄、鹿角胶、五加皮、鸡血藤、甘草各10g,薏苡仁 30g。煎水服用,每日 1 剂,日服 4 次。

外治法用掺药尘粉掺膏药外用。掺药,用等量珍珠末、鹿角霜,共为尘粉,取适量掺于膏药或疮面之上即可。膏药,用紫草、金银花、红花等量置于 4 倍沸腾的猪油中,见焦立即捞出药渣,待药油冷却后即为"金红膏"。取膏适量,摊于消毒纱方块上,再掺上"珠霜粉"即可外用。

用上法治疗半月后,疮面肉色较红,脓水减少,臭气减轻,水气共鸣声消失,疮面菜花状组织物消散。治疗初见成效,以外用药不变,内服基础方加减变化治疗 3 月后,病痊愈,追访 3 年未见复发。

臁疮的治疗,业内认为一般仅用外治即可收功。其实,已成臁疮的病患者,多为气血虚弱之机体,仅用外治效果一般都不够理想,只有采用内外并重的治法方能契合病机,收获较好疗效。本病案正是一个内外并重治法的典型案例。

(三)脚气感染(黄水疮)治疗病例

黄晓初(化名),男,14 岁,四川泸州市人,1984 年 7 月 19 日初诊。

患者因"脚气"瘙痒治疗不当,又肆意搔抓后引发足指疼痛。继之足丫间出现很多小水疱,奇痒难忍,溃破后黄水淋漓延及足背并有向上发展趋势。红肿已经蔓延过踝部,全身开始发低热,于是,急送医院诊治。医院诊断:脚气感染。经用抗生素等药对症治疗后,红肿热痛消失,唯瘙痒依旧,水疱溃破,黄水淋漓,水肿不减。住院治疗 3 周余,内外用药未见进展,于是寻中医治疗。

初见患者体质尚可,痛苦病容。但见从双小腿下三分之一处开始出现红肿热痛,并下延至足部。足丫之间及其他部位均满布水疱,奇痒无比,抓破者居多。溃破疱疹黄水溢流不止,其水浑黄,未闻及异臭。黄水浸淫溢出,再行引发疱疹。双足肿胀,痒痛难忍,心烦意乱,不得安宁。舌红苔微黄,小便黄浊,大便滞下,脉象滑数。中医诊断:黄水疮。

此乃患者湿热下注,毒邪蕴结,皮肤破损,毒邪流注经脉所致。治宜解毒利湿,敛清别浊,化腐生肌,内外同治。内服药方:苍术、茯苓、猪苓、泽泻、黄柏、萆薢各 10g,薏苡仁、土苓各 30g。煎水内服,每日 1 剂。经服本方 1 周未见显效,跟速外治配合,外用药方:熟石膏 100g,煅龙骨 50g,煅牡蛎 50g,枯矾 10g,鹿角霜 25g。将以上 5 味药共为极细末即为"收敛生肌散"。治疗时用 5% 元明粉水液冲洗患部,再取适量收敛生肌散掺于病灶处。每日洗换药 1 次,并以消毒纱布保护疮面。经外用内服治疗 1 周后,瘙痒、红肿、疼痛、渗水均有好转。在外用不变、内服随证加减的治疗方案下,经 5 周治疗,病痊愈,之后未闻复发。

本病患者因体质不虚,病灶局部治疗虽以内治外治结合收功,然而以外治为主内治为辅其实才是本案的治法特色。

中医学以内服用药治病见长。然而,为了开拓外科疾病治疗空间,在中医系统理论指导下,成功地把内治法理念与实践延伸到外科临床治疗中。同时,还巧妙地创新了很多丰富多彩的外治方法,完美了中医的外科学治疗法则,极大地拓宽了中医学的临床空间,让中医学能在那些"弱势领域"也能扬长避短,有所作为。

后 记

《非常中医》脱稿了，我如释重负。为什么写这本书，令一些人不解。即便我已经在自序中有所表述，但是未必大家都认同。是呵，老暮之年，一介庶医，一不图写书赚钱致富，二不谋著述升职晋级，有无必要内耗？我在几十年的临床工作中对中医药有许多感悟和体会，同时又有很多热爱中医的民众和关爱我的亲人多次敦促我为中医写点东西，这是我萌生写书的第一原因。当时我还是有些踌躇，让我最后下决心的原因还有以下两个情结：

诊余之时，我时常思忖：今之学人，为吃为穿，为名为利者众，除此之外，难道不可以有更高尚的追求吗？古之圣贤不应该仿效学习？

忆宋代医家李东垣著《脾胃论》，书成于 1249 年，病故于1251 年，即成书后两年而逝。明代医家李时珍著《本草纲目》，脱稿于 1580 年，刻板刊印于 1594 年，辞世于 1593 年，逝于巨著刊印前一年。清代医家王清任著《医林改错》，刻印于 1830 年，逝世于 1831 年，于该书刊印后一年故去……

历史上还有很多先辈，他们为了把毕生的医学积累留在人间，把那份对生命的激情释放出来，让中医学说的精华传承发展，不羡功利，舍生忘死，"精力衰耗，书成而死"，体现了"有益于人民而生，有益于人民而死"的高尚人生观。正是有了他们这种生命价值观念，才有中华文明的伟大，才有中医学五千年来的发展和辉煌；正是有了对先贤们的那份敬仰和尊崇，对中医学的那份不解情结，才让我下决心写作。

当前，中医要传承创新，民间中医是一支不可忽视的重要力量。然而，现今民间，这些人年龄已老，人数减少，如他们能把学养积累释放出来，保留下来，传承下来，将是中医学的、国家社会不可多得的宝贵财富。我著《非常中医》，意在抛砖引玉。

传承发扬中华医学是"为天地立心,为生民立命,为往圣继绝学,为万事开太平"的大事、好事。当今之时,国家力挺,人民拥护,振兴中医已成社会共识。中医人者,自当"外逐荣势,内忘身命",为中医学光华世界尽绵薄之力,若能如此,也是我等之本分,人生之一大幸事。

　　美国当代著名思想家塞缪尔·亨廷顿博士说:"如果一个学者没有什么新东西的话,他就应该保持沉默。"我特赞成这个观点。如果不能立"说",又何必著书呢? 因此我在以临床实践为基础的前提下,尽量将自己几十年对中医学的领会感悟、奉献给大家。其中有些观点与教科书,专家学者们的见解多有相悖之处,亦难免舛谬差讹遗漏,恳请纠偏改误,批评斧正。

　　最后,我特别感谢家人全力的支持,感谢同道挚友的帮助和同学朋友的激励。如果此书对中医学对社会能产生有益效应,希望同大家共享,并记谢大家的恩情。故,以此为记。

李时昌
己丑年立春记于四川泸州